U0188784

孕前三月宜与忌

YUNQIAN SANYUE YI YU JI

主编 张勋

中国科学技术出版社

北京

图书在版编目（CIP）数据

孕前三月宜与忌 / 张勋主编 . 一北京：中国科学技术出版社，2018.5
ISBN 978-7-5046-7965-9

Ⅰ . ①孕… Ⅱ . ①张… ②张… Ⅲ . ①优生优育－基本知识 Ⅳ . ① R169.1

中国版本图书馆 CIP 数据核字（2018）第 028618 号

策划编辑	焦健姿　王久红
责任编辑	黄维佳
装帧设计	华图文轩
责任校对	龚利霞
责任印制	李晓霖

出　　版	中国科学技术出版社
发　　行	中国科学技术出版社发行部
地　　址	北京市海淀区中关村南大街 16 号
邮　　编	100081
发行电话	010-62173865
传　　真	010-62173081
网　　址	http：//www.cspbooks.com.cn

开　　本	720mm×1000mm　1/16
字　　数	265 千字
印　　张	17.5
版、印次	2018 年 5 月第 1 版第 1 次印刷
印刷公司	北京威远印刷有限公司
书　　号	ISBN 978-7-5046-7965-9/R·2214
定　　价	39.80 元

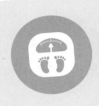

编著者名单

主　审　张湖德
主　编　张　勋
编　者　张　煜　马烈光　王铁林　曹启富
　　　　宋一川　童宣文　王　俊　杨凤玲
　　　　张宝祥　朱　君　刘福奇　任晓燕
　　　　张　红

内容提要

　　这是一本专为准备怀孕的夫妇编写的医学科普读物，详细介绍了怀孕前3个月应了解的相关知识和方法，包括优生知识、性生活知识、受孕知识，孕前身体、心理、营养准备，准爸爸和准妈妈优生宜知，以及孕前日常保健和疾病防治等；以宜与忌的方式阐述注意事项，并说明其中的科学道理。全书内容丰富，融知识性、可读性与实用性于一体，对指导孕前准备和优生优育具有重要参考价值，适合育龄夫妇和妇育保健人员阅读参考。

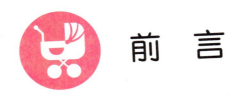

前　言

　　《孕前三月宜与忌》属于女性生殖健康和孕育常识大课题。众所周知，生殖健康是近年提出的，说明生育相关问题的一个新概念。国际人口发展大会将生殖健康写入行动纲领，提出了"人人享有生殖健康服务"的目标。本书即是根据这一目标而编写的，主要论述孕前一定要注意和了解的基本知识，对近年来有关孕前保健的新理论、新知识、新方法和读者关心的有关内容进行了重点阐述。希望这些优生知识能够令准爸爸、准妈妈从中获得有益的知识和方法，在孕前要做好各种准备，特别是怀孕前3个月，尽早在思想、物质、心理、身体上做好准备，从而心满意足地得到一个可爱的小宝宝。

　　书中如有错漏不当之处，欢迎读者指正。

中央人民广播电台医学顾问　张湖德

于北京中医药大学养生室

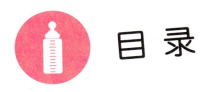

目 录

一　孕前宜知的优生知识

二 孕前性生活知识

三 宜了解什么是受孕

四 孕前忌不重视身体条件的准备

五 孕前心理准备宜与忌

六　孕前宜加强营养准备

七　准爸爸优生宜知

八　准妈妈优生宜知

九 孕前宜养肾

十 孕前日常保健宜与忌

十一 孕前疾病防治宜与忌

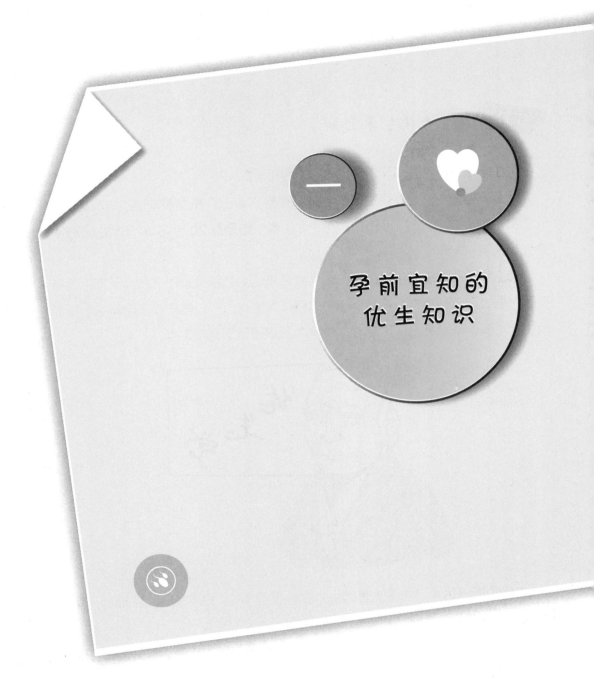

一

孕前宜知的
优生知识

001 优生与优生学宜知

优生学是一门自然科学，又是一门社会科学。

什么叫"优生"呢？就是指"生健康的孩子"。这个概念最先是由达尔文的堂兄弟高尔顿于1883年提出来的，而"优生学"则是在20世纪20年代由周建人通过小说第一次介绍到我国来的。

优生学是在达尔文学说的启发下创立起来的。达尔文提出"物竞天择，适者生存"后，高尔顿首先意识到，人类本身作为生物之一，同样受大自然的选择而进化，经多少年的遗传、变异，"不适者"被毫不留情地淘汰掉。

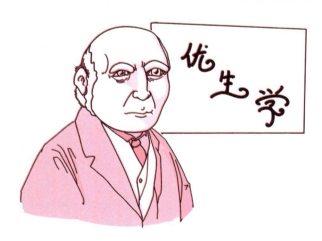

优生学

古代的斯巴达人，由于注意优生，曾是很强大的。日本采取优生措施，使身材普遍有了提高。

优生是一个社会问题，实行优生是每一个公民应尽的义务。据美国调查局统计，先天性盲、聋的人达200多万，有3%的人智力障碍。如按3%的比例推算，我国则有3000多万人智力不良。这个数量是相当可观的。有的地方甚至出现"三无"村（无合格应征入伍者、无合格会计、无合格拖拉机手），给群众带来痛苦，给国家造成负担。

为了提高下一代的智力水平，以利于四化建设对科技人才的需求，需要制定优生法，建立产前诊断，制定出绝育手术的规范，普及医学遗传学等科学知识。

002 为什么人工流产后过早怀孕不利优生

有的女青年，由于某种原因，做了人工流产，但流产后 3 ~ 4 个月或更短时间内，却又急于怀孕。殊不知，这样做不利优生。

美国耶鲁大学医学院的一个专家小组，曾对 286 名经过一次人工流产后再怀孕所生的婴儿进行了分组对照调查研究。调查结果发现：母亲在人工流产后，间隔不到 6 个月怀孕分娩出的婴儿平均体重比人工流产后间隔 6 个月以上怀孕分娩的婴儿轻 145.3 克；同时，前者发生出生低体重的危险性是后者的 3.15 倍。可见，人工流产后过早怀孕会使婴儿的平均出生体重下降，同时出生低体重（小于 2500 克）的发生率也大大增加，不利于优生。

因此，有关专家指出，人工流产后再怀孕，至少应间隔半年以上，以尽可能减少婴儿出生低体重的危险，有利于优生。

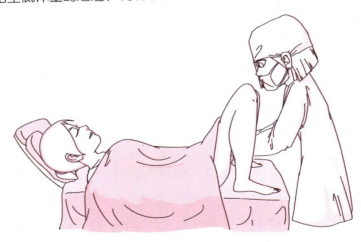

003 孕前宜进行遗传病咨询

虽然在我国的现行法律中，还没有明确规定哪些遗传病不能生育或限制生育。但按照优生学原则，患有下列遗传病的患者，所生子女发病危险性大于 10%，在医学遗传学上属于高发危险人群，故不宜生育。

1. 常染色体显性遗传病 如骨骼发育不全、成骨不全、马方综合征、视网膜母细胞瘤、多发性家族性结肠息肉、黑色素斑、胃肠息肉瘤综合征、先天性肌强直、进行性肌营养不良等，这类遗传病的显性致病基因在常染色体上，患者的家族中，每一代都可以出现相同病患者，且发病与性别无关，男女都可发病。患者与正常人婚配，所生子女的发病危险性为 50%，故不宜生育。

2. X 连锁显性遗传病 由于患者的显性致病基因在 X 染色体上，患者中女性多于男性。女性患者的后代，不论儿子还是女儿，均有 50% 的发病危险性，并成为相同病患者，故不宜生育。而男性患者的后代，女儿百分之百患病，儿子正常，因而可生育男孩子，限制女胎。

3. 多基因遗传病 精神分裂症、躁狂抑郁性精神病、重症先天性心脏病和原发性癫痫等基因遗传病，发病机制复杂，遗传性较高，危害严重，患者不论男女，后代的发病危险性大大超过 10%，均不宜生育。

4. 染色体病 唐氏综合征、杜氏综合征等染色体病患者，所生子女发病危险率超过 50%；同源染色体易位携带者和复杂性染色体易位患者所生后代均为染色体病患者，都不宜生育。

5. 常染色体隐性遗传病 夫妇双方均患有相同的严重常染色体隐性遗传病，如先天性聋哑、苯丙酮尿症、白化病、半乳糖血症、肝豆状核变性等，不宜生育，因为其所生子女肯定为同病患者。

6. X 连锁隐性遗传病 如血友病 A、血友病 B 和进行性肌营养不良（假肥大型）等。由于隐性致病基因位于 X 染色体上，患者多为男性。男性患者与正常女性结婚，所生男孩全部正常，但女儿均为隐性致病基因携带者。若女性携带者与正常男性结婚，所生子女中，儿子有 50％的危险率成为患者，女儿全部正常，因此须限制男胎，只生女儿。

由于遗传病种类繁多、遗传方式多样，对后代的影响也不同；因此遗传病患者在考虑生育问题时，应该进行遗传咨询，在医生指导和帮助下，做出明智而理想的选择。

004 宜了解什么是出生缺陷

出生缺陷是指胎儿在子宫内就发生的发育异常和身体某些部位的缺陷，包括以下几种。

1. 体表形态异常 婴儿出生后身体表面肉眼可见的异常，如无脑畸形、唇裂和四肢畸形等。

2. 心脏形态异常 在手术中或尸体解剖时发现的异常，如先天性心脏病、先天性消化道闭锁等。

3. 细胞或细胞内异常 即体表形态无明显异常，出生数月后逐渐出现特殊面容、智力低下等。经特殊检查，可发现细胞、染色体、蛋白质分子异常，如先天性白血病、唐氏综合征、苯丙酮尿症等。

有些出生缺陷是轻微的，对身体影响不大；有些则很严重，可以导致死亡或造成终生残疾。常见的出生缺陷只影响身体的某一部分，称为单发性缺陷；如果累及身体多处，则称为综合征。

005 预防胎儿脊柱裂和无脑畸形宜采取的措施

脊柱裂和无脑畸形是很严重、发生率较高的出生缺陷，是一种中枢神经系统的发育障碍。中枢神经系统的发育在胚胎发育的第 1 个月就开始了，在胚胎发育第 2 周时，背侧形成了神经板。神经板两侧凸起，中间凹陷，两侧的凸起部分逐渐在顶部连接闭合，并在胚胎发育的第 3 ~ 4 周形成神经管。神经管的最前端约在胚胎发育的第 24 天闭合，然后经过反复分化和分裂，最终形成大脑、神经管的尾端后神经孔的闭合发生于胚胎发育的第 27 天，最终分化、发育成脊椎的腰骶部。如果神经管闭合在胚胎发育的早期被阻断，则可造成覆盖中枢神经系统的骨质或皮肤的缺损。神经管及其覆盖物在闭合过程中出现的异常称为神经管闭合不全。神经管闭合不全最多发生在神经管的两端，但也可能发生在中间的任何部位。若发生在前端，则头颅裂开，脑组织被破坏，形成无脑畸形。若发生在尾端，则脊柱出现裂口，脊髓可完全暴露在外，也可能膨出在一个囊内，称为脊柱裂。

大部分脊柱裂和无脑畸形都是可以预防的。大量研究表明，怀孕早期母体缺乏叶酸是引起脊柱裂和无脑畸形的主要原因。英国和匈牙利曾对计划怀孕的妇女采取服用富含叶酸的维生素增补剂的措施，然后观察她们所生孩子中发生脊柱裂和无脑畸形的情况。结果表明，如果妇女在孕前 1 个月到孕后 3 个月内每天服用 1 粒叶酸补充剂，则可以减少大约 70% 的脊柱裂和无脑畸形的发生。北京医科大学中国妇婴保健中心的研究结果表明，如果育龄妇女每天服用 0.4 毫克叶酸增补剂，2 周后，体内血清叶酸水平可显著升高；4 周后，红细胞内的叶酸也可达到较高水平，这时，体内叶酸的储存量已经充足。总之，补充叶酸是预防脊柱裂和无脑畸形的有效方法，因此建议育龄妇女每天应摄入 0.4 毫克的叶酸。

006 宜了解什么是怀孕

要怀孕，必须具备 3 个基本条件。第一，必须能够正常排卵；第二，您的丈夫必须在恰当的时间里，将足够数量的精子排入您体内适当的部位；第三，您的生殖道必须能够使精子与卵子相遇。

1. 什么是排卵　每个女性都有两个产生卵子的卵巢。在成年妇女的两个卵巢中约有 10 万个卵子，但通常每个月仅成熟 1 个。因此，妇女一生中总共只有约

400 个卵子成熟。每一个卵子开始时是 1 个单细胞，叫作卵细胞，卵细胞被其他细胞所围绕叫作卵泡。卵泡完全成熟时很像一个极小的鸡蛋，卵子就像其中的蛋黄。在排卵时，卵子被释放出来以便与精子结合而受孕。卵泡仍留在卵巢中并产生女性激素，即雌激素和孕激素。雌激素的作用是调节月经周期，孕激素的作用是使子宫为妊娠做好准备，以及在妊娠间阻止月经来潮。

2. 精子和卵子是怎样相遇的　卵子在排出后，由于输卵管末端开口处的一些指状突起的扫动作用，卵子被扫入输卵管内。一旦卵子进入了输卵管末端，它就可能被受精。如果在适当的时候精子进入阴道，它们就将在女性生殖道内向上游动。虽然有数以千万计的精子进入阴道，但只有几十万个精子进入子宫，能够到达输卵管的仅有几千个，而在最后抵达卵子周围的精子大约有 100 个。尽管精子具有游动能力，但是它们通过女性生殖道时仍需要借助于生殖道分泌液的流动。

3. 一次射精必须有多少精子　成年男子一次射精量平均 3 毫升，每毫升精液里约含有 6000 万个精子。因此，一般每次射入阴道内的精子数量近 2 亿个。然而，只需有 1 个精子便能使卵子受精。所以，精液量较少、精子数稍低一些，仍有可能导致怀孕。但如果精子数低到每毫升 2000 万个以下，那么受孕的机会就明显减少。

4. 什么时候性交最容易受孕　由于精子在女性生殖道内能生存 48 ~ 72 小时之久，所以在月经周期中容易受孕的时间内每隔 1 天性交 1 次比较适宜。又由于卵子被排出后仅在 12 ~ 24 小时有受孕能力。因此，在卵子到达输卵管的中段外侧时，就有精子在那里等待。所以，在即将排卵时性交，时间是比较恰当的。在一个妇女的 28 天月经周期中，这个时间是月经周期的第 10 ~ 15 天，超过这个时间，要想怀孕就太晚了。

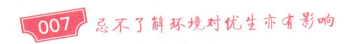
007 忌不了解环境对优生亦有影响

环境因素对家庭、生活的影响，真是无处不有。最近报道的英国一个"生女村"，就是新的例证。

在威尔士北部的名叫里黛姆韦恩的村镇里，过去 2 年出生的婴儿共有 12 个，全都是女婴。村民们因此而感到焦急，担心村镇的前途受到了威胁。

这是一种偶然现象吗？科学家认为，偶然的东西里包含着某种必然性。生物学家李斯特过去曾在印度进行过动物实验，发现给小鼠和猪喂了一定量的镉以后，它们生出的后代中，雄性出生率就明显下降。现在他认真调查了里黛姆韦恩村的周围环境，发现环境中镉的成分增高了。经过检测，原来附近的一个旧锌矿中，含有较多的镉，并且逐渐污染了村镇的水源，使得村镇里近年的饮用水中，增高了镉的含量。李斯特最后指出：村里新生婴儿的男女性比例失调，其中一个重要的原因就是镉对饮用水的污染。从而，初步揭开了这个"生女村"的谜，并采取了相应的环境治理措施。

008 忌不重视性健康对优生的影响

所谓性健康，是指从胚胎到老年的性的发育过程相应的性生理、性心理正常，两性交会和性行为和谐，夫妻性生活协调并不受性病危胁。

健康，是人生的第一需要，其中也包含了性健康。性，这是自然界生命的普遍现象，对于人类至关重要。人类性活动在社会化的长河中，经历过对性器官、性行为和生殖的崇拜，继之有了必要的约束，以至禁忌和禁锢。人类的性爱和情爱活动，始终充满着神圣与邪恶、忠诚与背叛、节制与放纵、开放与禁锢的矛盾和斗争。任何民族都存在一部笼罩着朝云暮雨、迷雾漫漫的性文化。

科学无国界。文化则不然，性文化与每个民族的经济、政治、历史、文化传统密切相关。性文化的核心是性伦理，它决定了人们对性行为的价值观念，即性道德。合理的性道德有利于性文化和性科学的发展，有益于个体和群体的心身健康与家庭和睦、稳定、幸福及社会的安宁祥和、民族的兴旺昌盛、国家的繁荣富强。

反之，则如著名社会学家费孝通教授所说过的："性可以扰乱社会结构，破坏社会身份，解散社会团体。"在"性解放"对世界性文化形成破坏性冲击的今天，西方的"性革命"已经从冲击封建、宗教的性愚昧和性禁锢走向自身的反面，不仅造成诸多严重的社会后果，而且还招致了对人类具有毁灭性威胁的艾滋病和多种性病的大流行。这是对性放纵、性乱的惩罚，不但危及个体健康和生命，甚至会绝灭那些性乱的族群。因此，我们必须重视性健康，大力提倡性健康，千万不可等闲视之。

009 优生要忌"性解放"

世界上任何事物都是"物极必反"，性问题亦是如此；性压抑、性禁锢的后果则是性解放，这同样是不符合性道德的。

在资本主义社会建立初期，资产阶级法律废除了一夫多妻制，实行一夫一妻制；但是，随着资本主义政治、经济的发展，资产阶级深感一夫一妻制束缚了人性，压抑了性欲，希望出现一种松散的婚姻制度。

14世纪开始，欧洲掀起了文艺复兴运动，其斗争矛头之一是指向天主教会以禁欲主义为中心的世界观。他们宣称：人的自然欲望不是需要加以抑制的罪恶，而是应该予以满足的正当要求，男女之间的爱情也不是需要加以隐讳的丑事，而是值得加以歌颂的高尚情感。从此，出现了"性解放"思潮。

19世纪末20世纪初，"性解放"以理论形式反映出来，代表人物是英国医学家霭理斯。他指出："性交的行为是一件生理的事实，为男子如此，为女子也未尝不如此，它也是一件精神的事实，但不是一件社会的事实，社会要过问的话，不是横加干涉，便是多管闲事。"后来，哲学家罗素又提出，试婚、私通和男女性平等主张，认为未婚男女因为互相爱慕而发生性关系，不是道德错误，而是纯属政府不该过问的私事；试婚制是向正确的方向迈进了一步，而且会产生许多好处。偶然的私通不一定成为离婚的理由，不应把通奸看得特别严重。罗素的上述观点，代表了资产阶级"性解放"理论的基本思想。

西方性解放，性自由思潮的出现不是偶然的。在美国，一些社会学家发现，由于避孕药物有效，人们习以为常的把性行为区分为生育性和娱乐性的两种，因此，同居成为普遍的现象。性解放思潮产生的经济根源则要归之于资本主义制度生产的无政府状态了。生产的无政府状态必然反映出两性关系的无政府状态。资本主义是生产资料私有制发展到最高阶段，使人的个人主义也发展到恶性膨胀阶段。尔虞我诈从社会潜入到两性关系上，放纵的性欲取代爱情，性欲永远得不到满足，以性的生物性取代社会性，不愿再组织家庭，只顾个人欢乐而不愿承担社会责任，不愿生孩子。在性行为上鲜明地打上了资本主义的烙印。

资产阶级的性学家们提出的"性解放"主要包含3个方面的内容：其一，是破除性的神秘感，提倡性平等，提倡对人们进行性的知识教育。其二，是防止性痛苦，提高性快感，要使人们从性生活中得到最大的乐趣，并把夫妻性生活看成是家庭中最主要的内容。其三，认为爱情不仅是精神的也应是肉体的，相爱就同居。因为肉体是属于自己的，愿意和谁发生性关系，任何人无权干涉和过问。

尽管，性解放比起封建性观念还有它合理的成分，如破除了性神秘感、普及性知识、重视夫妻性生活调适等。但资产阶级性学家们，从无限度满足人的性欲的立场出发，要求性行为具有绝对的自由，主张自然冲动的尽情抒发，以为凭着资产者个人的自发调节，就能维持社会中两性关系的平衡。其结果事与愿违，一时的性自由，换来的是终生的不自由；短时的"性解放"，造成的是长期的社会恶果。其主要表现如下。

1. 大量少女母亲出现 以美国为例，1976年就有3万多名14岁以下的女孩怀孕、有60多万18岁以下的少女母亲。这些"孩子的孩子"身长与体重，都比成年妇女所生的婴儿低。少女母亲的失学率与失业率、孕产期的死亡率以及婚后障碍率与离婚率等都很高。

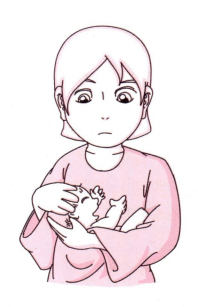

2. **性犯罪大幅度增加**　一些性学家曾经断言：性违法犯罪的案件的发生，主要是性无知和性压抑造成的。随着"性解放"的发展，性违法犯罪案件不仅没有减少，反而日益上升。美国每 7 分钟发生一起强奸案，每 10 万人中有 36 人犯强奸罪，是欧洲国家的 7 倍。性器官成了商品，随着"性解放"运动的兴起，五花八门的"性服务"应运而生。从此，两性这一生殖器官与情感交流器官，又从完整的人性中分离出来，变成具有使用价值的商品，所以，出卖阴茎与阴道就成了天经地义的事情。正如柏忠言所说："一些妇女也许会感觉到，她用不着承担照顾丈夫和家庭的责任，也同样能够得到性满足和经济上的安全。"可见，"性解放"又给嫖娼卖淫这一丑恶现象，披上了合法的面纱，似乎可以永世长存了。

3. **对于性解放的危害**　不少西方人已经醒悟过来，觉得性解放并不能给人带来真正的幸福，又重新提出了"回到家庭中去"的口号，不少妇女都表示愿意婚前是处女，愿意正式结婚，做一个贤妻良母，开始对婚姻生活持较为严肃的态度。

010　宜了解什么是"优生法"

"优生法"指的是优生的"立法"，而不是指优生的"方法"。因为，优生措施有不少是在社会群体中强制推行的。例如禁止某些人之间的通婚等，所以必须作为国家的法律来加以规定。

1907 年，美国印第安纳州颁布了世界历史上第一部优生法，此后，美国大部分州都相继立法，禁止患有某些疾病者结婚、生育。日本现行的"优生保护法"

乃是 1948 年由参议员、妇产科教授谷口弥三郎提出并由国会通过公布的，经过几次修改，至今仍通行。

我国婚姻法中有的条文是优生性质的，例如现行婚姻法规定："有下列情形之一的，禁止结婚：一、直系血亲和三代以内的旁系血亲；二、患麻风病未经治愈或其他在医学上认为不应当结婚的疾病。"然而只有这样个别的条文是不够的，需要有优生法来全面地规定，哪些疾病的患者不能结婚（这类病很少），哪些疾病的患者必须强制性绝育才能结婚（这类病较多），哪些疾病患者在治愈以前必须强制性避孕等，才能有效地制止或大幅度地降低严重出生缺陷儿的诞生。

011　宜了解基因决定人的各种特性

人体的生物学特性数以万计，各种特性的表现都离不开蛋白质，而蛋白质分子的氨基酸的排列顺序则是由基因的核苷酸排列顺序决定的。例如镰刀形红细胞性贫血症的病人，其细胞在缺氧时呈镰刀状。正常人的血红蛋白分子是由四条多肽链组成，其中两条 α 链，每条有 141 个氨基酸；两条 β 链，每条有 146 个氨基酸。而镰刀形细胞贫血症患者的 β 链从氨基酸开始的一端数起的第 6 位上由不带电荷的缬氨酸取代了正常人的带电荷的谷氨酸。

这种血红蛋白，在不与氧结合时，分子就有规律地聚合起来，成为长 170 埃的长纤维。由于这种聚合，使红细胞变形呈镰刀状，致使红细胞寿命缩短，引起溶血性贫血。这里在血红蛋白的四条多肽链的 574 个氨基酸中，只是 β 链的同一位置上的两个氨基酸的改变，就表现了十分明显的遗传特性的差别。看来，虽然基因分子 DNA 的结构里并没有携带红细胞的外形及贫血症等形态生理特性，只是带有由核苷酸顺序所记录的合成有关蛋白质的遗传信息。信息变了，译制出来的蛋白质结构也就改变了，由此引起蛋白质的构成和功能的改变，从而破坏了人体正常生理活动，造成病理变化。这里告诉我们，父母遗传给子女的，并不是一个具体的器官，一个具体的病，一个具体的特性，而是一条条的染色体。组成染色体的基因物质——DNA，由 DNA 分子的核苷酸顺序所携带的遗传信息，基因通过授制蛋白质或酶的合成，通过不同蛋白质（或酶）所表现的特性差异来显示出其遗传特点。

012 宜了解人的性别是如何决定的

人体是由细胞构成的。从性生殖和遗传的观点来看，可以把数以百万计的人体细胞分为两大类：一类叫"体细胞"，就是构成人体的骨骼、肌肉、血液、皮肤、脑、脊髓以及其他脏器的细胞，它是人体细胞的绝大部分，是维持人体生命活动所必不可少的；另一类叫性细胞，又称生殖细胞，只包括男性的"精子"和女性的"卵子"这两种细胞，它们是专门传宗接代的细胞。体细胞和性细胞在结构上最重要的一个差别，就是它们所包含的染色体的数目不一样。

成熟的性细胞，与体细胞不同，染色体只有 23 条（22 条常染色体加上 1 条性染色体）。在卵子中，都是 22 条常染色体加上一条性染色体 X。在精子中，有一半精子是 22 条常染色体加一条性染色体 X，另一半精子则是 22 条常染色体加一条性染色体 Y。当精子和卵子结合，发生"受精"，形成"合子"（受精卵）时，染色体便又重新组合为 46 条。假如卵子（含性染色体 X）和含有性染色体 X 的精子发生受精，合子便是 XX 型，胎儿便是女性；假如卵子和含有性染色体 Y 的精子发生受精，合子便是 XY 型，胎儿便是男性。这便是遗传上的性分化。由此可见，胎儿的性别取决于带有何种性染色体的精子（X 型精子还是 Y 型精子）进入到卵子。因此，旧日将生男生女的责任推给女方，这显然是毫无科学根据的偏见。当然，懂得了男女性别决定的科学道理，也不是要把责任推给男方。因为，在一次射精，精子数目多达几亿个之多，究竟是哪一个精子进入到卵子，这完全是偶然的，既不可能为男方或女方所感知，也不可能随男方或女方的主观想法来决定。因此，生男还是生女，根本不存在哪一方负责任的问题。

013 近亲结婚不能优生

现已知道，近亲结婚所发生的遗传性疾病有几十种，其中最常见的有白化病、先天性聋哑、苯丙酮尿症、先天性痴呆症、兔唇、腭裂、先天性青光眼、遗传性高度近视、遗传性糖尿病、遗传性粗皮病、先天性鱼鳞癣和全色盲等。

近亲结婚所生的子女，为什么容易患遗传病呢？这是因为近亲之间容易有相同病态基因。基因是遗传的基础，它能够把父母亲的各种特征和性状遗传给后代，这就是子女像父母的简单道理。人体内有许许多多的基因，这些基因一半来自父体，一半来自母体。在这么多的基因中，常常会有一些病态基因。不过，只要父体和母体中没有相同的病态基因，就不会形成遗传病。但如果父母是近亲，有相同病态基因的机会就多，因而子女就容易发生遗传性疾病。根据研究，父母和子女之间，有 1/2 的基因是相同的；堂表兄弟姐妹之间，有 1/8 的基因是相同的。这就是近亲结婚容易发生遗传病的道理。有人统计，近亲结婚发生遗传病的机会要比非近亲结婚高出 150 倍。

同姓有没有亲缘关系？同姓可不可以结婚呢？我国姓氏种类繁多，据记载原有五千多个。古代把姓氏作为家族的标志，春秋战国时代曾有"男女同姓，其生不繁"的说法，并明文规定同姓不得结婚。从姓氏发展的历史来看，这种规定是有一定道理的。因为，当时一个氏族多为同姓，内部通婚常有亲缘关系。但是，如此众多之姓，经过几千年的变化，加上战争造成的人口迁移，同姓的亲缘关系早已被打破，大城市中尤其如此。但在交通闭塞的山区和偏僻乡村，有的整个村庄的居民都是同姓，而且世代内部通婚，遗传性疾病很常见。在这种情况下，同姓是有亲缘关系的，同姓结婚，实际就是近亲结婚。因此，在恋爱之初就应互相了解家族史，若三代内没有亲缘关系，即使同姓也是可以结婚的。

总之，近亲是不宜结婚的。如果已经结婚的，在怀孕后应当去医院做产前诊断检查，发现胎儿有问题，及时做人工流产或引产手术，避免畸形儿出生。如果已经生过一个有遗传病的孩子，以后再生遗传病患儿的机会极大，应该尽早做绝育手术。

014　只有少生才能优生

距陋室不远，是一所幼儿园。每天早晨，那边的广播里会准时传来一阵阵欢快、活泼的少儿歌声，那纯真的音色，伴随清风入室，好听极了。从楼上再往下瞅，嗬，绿茵茵的草坪上，五彩缤纷的孩子们，一队队，一排排，晃着小脑袋，拍着小巴掌，美极了。孩子们金色的童年，常令我们这些过来人羡慕不已。同时，在满怀欣慰之余，也平添出几分感慨来：贫困的往昔，我们没有积木，没有苹果，只能在沙滩上堆满我们儿时的欢乐……

与今天的孩子们相比，我们确实望尘莫及，失去过不少的东西。失去的原因固然很多，但除了时代和环境的因素以外，我们几乎谁都无法回避这样一个最基本的事实：家庭人口太多。

人口太多，对于一个家庭来说，不利因素很多。特别是由于经济拮据、家庭生活困难，使孩子们很难有一个真正意义上的童年。而这，对于年幼无知的生命来说，那是一种多么残酷的折磨！诚如人们常说的，顾了这个，就顾不了那个，能够吃饱、穿暖，就已相当不错了，哪还敢想别的！

家庭人口多，首先，无疑降低了孩子们的生存质量，而这又必将影响和妨碍到他们的前程，这是人所共知的事实。其次，过多的人口也给国家带来了沉重的人口压力，不仅影响国民经济的发展，也妨碍社会的进步。人口太多，是造成我国目前经济上仍然贫穷落后的主要原因。在这个意义上，与其说是我们这一辈做父母的给独子独女们创造了金色的童年，倒不如说正是孩子们今天美好的存在，才让我们更加明确地认识到了我们的昨天人多的危害。

因此，作为人父，作为人母，我们应该彻底抛弃"多子多福"及"不孝有三、无后为大"等陈腐观念的束缚，牢记只有少生，才能优生——没有数量的减少，就不会有质量的提高，这样一种最简单的道理。专心一意地为我们的独子、独女的健康成长创造物质和精神条件，让他们在明媚的阳光下、在甘甜的雨露中长大成人。

015 宜择优而生

所谓"择优而生"，就是指怀孕过程中健康的胚胎能生存，而一些发育不健康的胚胎在怀孕初期就会自然而然地被淘汰掉。统计资料表明，有60％～70％的受精卵不能完成发育过程而被"丢失"；而另外那些受精卵中一部分有缺陷者，则被以流产的形式自然淘汰。母体的这种自然选择能力并非人类独有，在动物和植物中也存在。

其奥秘何在呢？据报道，美国在1988年对孕妇进行了一项调查，发现孕妇中有31％的流产率；而且有连续自然流产史的妇女，其丈夫往往有相似的遗传性缺陷。这样的胎儿从亲代那里继承了缺陷基因，因而患遗传病的可能性是正常胎儿的2倍。据此，医学家们认为，母体内的生物化学敏感性也许可以辨别胎儿的遗传缺陷，因而可自然流掉不合格的胎儿。

据研究，生物选择后代是积极主动的，但并不是有意识的。有关专家曾提出两种假说来解释这种现象。一种假说是"选择性流产"，即生物以某种方式识别自己体内有缺陷的受精卵，从而"择优汰劣"。另一种假说是"未雨绸缪"理论，即认为生物生存于一个年复一年波动起伏的复杂环境中，它们要在最适宜的时机，"生产"可以存活的受精卵，而时机和环境不佳时就减少产卵。

016　忌不了解优生的物质基础是"精气"

医学认为"精气"是生命的本原，是先身而生，具有遗传特性的一种特殊的精微物质。古人认为，人体最初就是由精气的变化而形成的。如《庄子》说："气变而有形，形变而有生。"《素问·金匮真言论》说："夫精者，身之本也。"俞嘉言《医门法律》又说："气聚则形成，气散则形亡。"古人以唯物论的观点论述了生命的本源起于物质，即"精气"是构成人体的最基本的物质。

精气形成具有生命的形质体，是通过生殖功能，由父母媾和之精来形成的。即由父体和母体的阴阳二气相互搏击、合二而一，而变成初具形质的"精"（即胚胎），在母体胞宫内受母血滋养、发育，再分化成形体的各个部分。如《内经》说："两神相搏，合而成形，常先身生，是谓精"；"故生之来谓之精，两精相搏谓之神。"元代朱震亨《格致余论》说："父精母血，因感而合……阴阳受媾；胎孕乃凝，所藏之处，名曰子宫。"父母之精结合，形成胚胎发育的原始物质，这里的"精"，是指禀受于父母的精气，亦称为"先天之精"。《内经》又说："人始生，先成精，精成而脑髓生，骨为干，脉为营，筋为刚，肉为墙，皮肤坚而毛发长……人之始生，以母为基，以父为楯……血气已和，营卫已通，五脏已成，神气合心，魂魄毕具，乃成为人。"这些都概括地论述了男女媾精之后，胚胎在母体内生长发育直至成为人的过程。

017　优生宜要有好的遗传因素

颜面美与不美，首先与遗传有关。子女与父母相肖，子女又与父母相异，这里有遗传，也有变异，人类由此延续、进化和发展。

中医学里虽然没有"遗传"这个词，但却有许多有关遗传问题的论述。如《幼科发挥》说："父母强者，生子亦强；父母弱者，生子亦弱。所以肥瘦长短，大小妍媸，皆肖父母也，儿受父母之精血以生。"这就说明了人体的身体强弱、体型、美丑都与先天的遗传有关。《寿世保元》说："小儿禀受之气不足，颅囟开解，肌肉消瘦，腹大面肿，语迟行迟，手足如筒，神色昏慢，牙齿生迟。"说明小儿畸形与先天肾气不足有密切关系。

现代研究证明，人类的发育缺陷和智力低下，因遗传因素所导致的约占20％。主要分为三大类，这里主要谈与颜面部有关的一类。

（1）单基因遗传的生理缺陷：牙齿缺少或排列不齐，下颌骨发育不良合并外耳畸形，小头畸形，无眼畸形。

（2）多因遗传的生理缺陷：无脑儿，唇裂，腭裂。

（3）染色体异常遗传的生理缺陷：特殊面貌，如眼裂小、齿不齐、唇裂或腭裂、小下颌、口角下陷等。

由上可知，遗传对于颜面美的影响是至关重要的，要做到颜面美，必须优生。

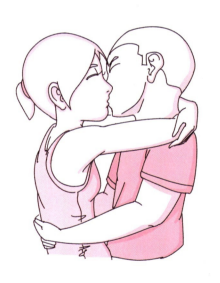

018 孕前不宜与哪些人接吻

接吻，是一种感情交流的方式，在西方国家中作为一种礼节非常盛行。不可忽视的是，它也是一种传播疾病的途径，是诱发、加重疾病的因素之一。所以，在日常生活中要学会节制，社交活动中不要盲目地模仿。

接吻时，人体交感神经兴奋性增强，能使心跳加强、加快及小动脉收缩、外周阻力增加，故血压明显升高。因此，有下列疾病的患者应忌接吻：脑出血、脑血栓形成恢复期不足1个月者；高血压（Ⅱ、Ⅲ期）；心肌梗死恢复期与心绞痛频繁发作期的病人；严重的期前收缩、心房纤颤、心动过速、心肌炎及各种心脏病而导致心功能不全者。

　　因接吻能使膀胱内的括约肌收缩,因而阻止排尿,故尿潴留的患者,更应禁忌。

　　接吻能使妊娠子宫收缩，故孕妇在 3 个月内及 8 个月后当忌接吻，以免引起流产或早产。

　　患某些传染病，通过接吻和接触可成为传播途径，故在未痊愈之前或带菌期内，亦不宜接吻。如肠炎、细菌性痢疾、病毒性肝炎、慢性乙型肝炎表面抗原阳性伴有 e 抗原阳性者、流行性感冒、流行性腮腺炎、肺结核、急性出血性结膜炎（红眼病）、白喉、百日咳、流行性出血热、淋病等。

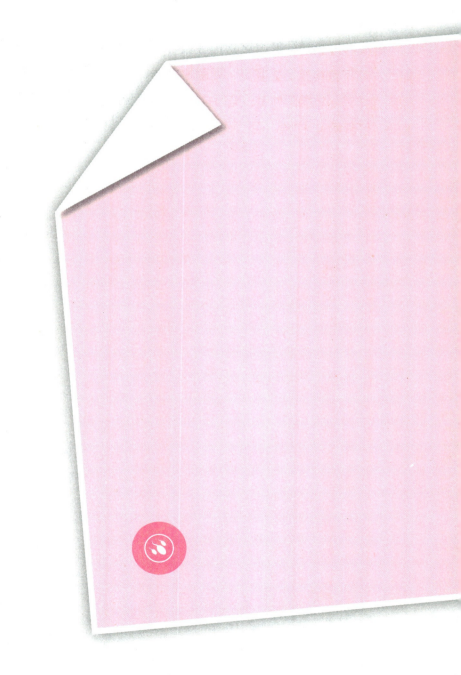

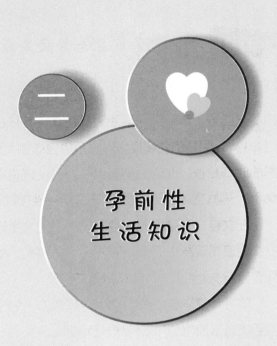

二

孕前性
生活知识

019 孕前宜了解男女性反应周期

1. 兴奋期 兴奋期内人体会发生许多生理变化，如心率加快、肌肉紧张、生殖器充血等，年轻男子可使阴茎在 3 ~ 5 秒由松弛状态到完全性勃起。而年龄超过 50 岁，阴茎的勃起反应时间至少要增加 1 倍，而且年龄越大，达到完全勃起所需的时间越长。此外，年轻男子为延长兴奋期，阴茎的勃起还可以多次消退。而老年人在阴茎完全勃起后，若使其不经射精而松弛，要想再勃起就十分困难。

在女性，生殖器充血会使阴道渗出大量液体，起到润滑阴道的作用，而老年妇女阴道润滑发生的速度和水平均会下降。大阴唇的伸展，在年轻女性反应显著，而老年妇女此种反应一般均不存在。

此外，性兴奋时，男女双方共有的一个特征是肌肉紧张，这种由性兴奋引起的肌肉紧张通常随年龄的增长而减弱。

2. 持续期 此期是在兴奋期的基础上，许多性生理反应呈持续和发展的阶段。此期，年轻女性阴道外 1/3 发生显著的充血，而老年女性阴道外 1/3 充血减弱，收缩能力下降。乳晕充血在老年妇女虽可出现，但反应的强度减弱。

大多数女性和极少数男性，在兴奋性晚期和持续期可发生麻疹样的疹子，称之为"性红晕"；但在老年女性，此反应较少发生。

3. 高潮期 是性反应历程中最短暂的一个阶段，大约只持续几秒钟，女性的性高潮以阴道下部、子宫的节律性收缩为特征。但绝经 5 ~ 10 年后的女性，性高潮时的子宫收缩几乎消失。年轻男子排精射程一般为 30 ~ 60 厘米，而老年男性因肌肉收缩力减弱，排精的射程一般只有 15 ~ 30 厘米。

4. 消退期 本期发生的解剖学和生理学上的变化，是兴奋期和持续期变化的相反过程。男女两性在消退期内的生理反应差异是：男性存在一个不应期，即性高潮过后，对生殖器进行刺激不能再引起性唤起，不应期的长短因年龄而异，青年男性往往只有几分钟，而高龄男性往往需要几个小时。

020　孕前要注意增加夫妻间的情爱

人的性行为是根植在爱的沃土上，人的性选择不仅是本能而且是在有意识监督下进行的。具有一定规范和规则制约的性行为，是人的一种高尚健康的行为。在这里，爱应该是一切的基础和出发点。由爱之外的因素代替和强迫进行的性行为，将导致许多悲剧的结局。正如恩格斯所论述："现代的性爱，同单纯的性欲，同古代的爱，是根本不同的。第一，它是以所爱者的互爱为前提的；第二，性爱常常达到这样强烈和持久的程度，如果不能结合和彼此分离，对对方来说即使不是一个最大的不幸，也是一个大不幸。"性行为只有直接体现男女双方相互拥有的一种亲密、亲爱而真实的情感，才符合人性的要求；否则，有违人性的原则。

那么，夫妻之间又怎样不断增进情爱呢？

1. 每日交流　夫妻需相互交谈使其心心相印。即使你回到家里感到疲惫不堪，也要相互交流一下一天的苦与乐，不要询问些鸡毛蒜皮的小事情。

2. 交流共同感兴趣的话题　如回想一下孩子出生前双方共同爱好，谈及双方共同感兴趣的事情，如书法、烹饪、跳舞等，可以增添生活的情绪。

3. 挖掘机会　夫妻往往太走极端，他们总是有许多事情要做，根本没有闲心聊天。殊不知，他们让许多可利用的时机白白溜掉，如在削土豆或洗车时随随便便的聊天，便可增进相互的亲昵感。此外，当妻子梳妆、丈夫刮脸时，两人可以闲聊一阵，彼此聊了些什么并不重要，重要的是分享快乐。如果可能的话，可走出家门，离开孩子，排除外来一切干扰，散步或外出吃饭会使两人觉得充满柔情蜜意。

4. 避免让对方产生抵触情绪　夫妇双方忌讳说："你总是……"之类的话，应以"我"为开头语，使对方排除消极的情绪。当妻子提议谈谈时，丈夫常常以为又要数落自己的毛病。男人们最惧怕听到他们应该做些什么或不应该做些什么之类的喋喋不休的教训。

021 夫妻性欲偏离时宜采取的措施

所谓"性欲偏离"是指夫妇中，一方性欲较强，而另一方性欲较差。在他们中间，性欲高的一方对性活动频度的要求，常远远超过对方的愿望。结果使性欲低的一方认为对方要求过高或过于自私，只对自己的满足感兴趣。于是情感交流也受到影响，久而久之，性欲高的一方就会感到受了冷落，或被剥夺了什么，这样夫妇双方的感情会越来越疏远和淡漠。特别是当性欲低的一方是女性时，这种情况更常见。

那么，又如何处理"性欲偏离"的问题呢？

（1）要考虑躯体有无疾病或服了什么药物引起的：若是躯体疾病所致性欲偏离，就要积极治疗原发的疾病。若是和药物有关，就要考虑是否能换一下另外一种有同样作用、但又不影响性欲的药物。

（2）要考虑是否有影响性生活的错误观念：如认为性欲是犯罪的、不道德的等。

（3）可考虑使用一些性和谐的方法：如延长爱抚阶段的时间，照顾对方的性需要，选择对方都愿意的时间和地点进行性交等。其目的在于帮助性欲水平低的一方提高对性生活的兴趣；亦可以使性欲水平高的一方减少性交次数后并不感到失望。

（4）其他：可采取其他一些增进感情的方法，来减低其性欲偏离，如共同散步、听音乐、聊天、下棋、一起做家务等。

022 防治龟头红肿宜采取的措施

龟头包皮红肿常见于男性，其防治措施主要如下。

1. 固定药疹所致　如口服巴比妥类药、磺胺药、解热止痛药后 1 日内发生，其症状主要是龟头处出现一个圆形或椭圆形的斑块，大小不定，中央呈紫色肿胀，周围色红，局部有痒或者灼热感。严重的，中央迅速发展成为水疱，破溃后形成糜烂面，经十多天才能愈合。一旦发病，应立即停服过敏药物，轻者可外用抗生素软膏，内服抗过敏药物，重者要及早就医。

　　2. 血管性水肿所致　是龟头对食物、药物或者昆虫叮咬所引起的急性过敏反应。发病时可见龟头处包皮高度水肿而发亮。如同大水泡，但并不影响排尿，本病常于夜间发生，数日后可自行消退，其治疗简单，在局部病变处注意保持清洁、干燥，必要时可用 1 ：5000 高锰酸钾溶液冲洗，若合并全身荨麻疹，可口服氯苯那敏（扑尔敏）治疗。

　　3. 龟头皮包炎　症见龟头和包皮表面水肿、充血、尿道口周围发红，并出现创面、糜烂，可发展成浅表的溃疡，有脓性分泌物流出，其治疗局部可用 1 ：5000 的高锰酸钾溶液浸泡龟头，早晚各 1 次；或用棉签蘸 1 ：1000 的新洁尔阴溶液轻拭，有全身反应者可用抗生素治疗。

023　处理性交后出血宜采取的措施

　　一些妇女在每次性生活之后，会有少量出血，其原因是宫颈口上长了"息肉"。息肉常为多发，一般均较小，一个或数个不等，状如舌头，直径在 1 厘米以下，也有达数厘米者，有蒂，随着生长，可突出于宫颈口外，质软，呈亮红色或暗紫色，较脆弱，触之极易出血，故易发生感染而形成溃疡或坏疽。

　　息肉一般来自子宫颈管黏膜，为颈管黏膜的堆集，并多认为炎症是息肉形成的因素。

　　小息肉可用血管钳即可钳除，稍加压迫止血，或在颈口处塞消毒纱布 1 块，24 小时后取出。若息肉较大，蒂较粗者，摘除后基底断端可烧灼止血，如为多发性，可稍扩张颈管后，彻底搔刮之；同时，做诊断刮宫，所有标本做病理检查，确定是否需进一步治疗，术后酌用抗感染性药物，并注意有无出血。

024 安全套破裂后应采取哪些措施

使用安全套避孕失败的一个重要原因是由于安全套破裂。若在性生活中出现安全套破裂，可立即把避孕药膏挤入阴道内，以杀死漏在阴道内的精子。同时于12小时内，口服左旋 18- 甲基炔诺酮避孕药 2 片；或每天服己烯雌酚避孕药 50 毫克，连服 5 天，失败率为 2.4% 左右，如能提早用药，则效果还能提高。其原因是，本药可使子宫内膜发生改变，使受精的卵子不易在子宫内生长，也可改变子宫颈黏液的黏度，不利于精子穿透，还可抑制排卵，从而达到避孕目的。

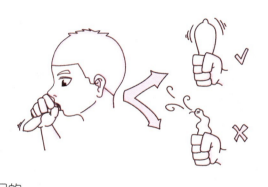

此外，为了避免安全套破裂，在房事前应检查安全套有无破损，方法是吹气进入安全套后，立即用手挤压，观察有无漏气。凡出现漏气的安全套，就不能使用。

025 性生活出汗症宜采取的防治措施

性反应的生理规律说明，性交时必然会产生情绪亢奋现象，如心跳加快、呼吸急促、肌肉挛缩、皮肤潮红、血压升高等；汗腺系统也同样有反应，可出现大汗淋漓。大汗现象一般有两种原因：一种是体质问题，如体弱多病、营养不良，即使不是性交，稍事动作也会大汗淋漓；另一种是心理问题，常见于激动、紧张、恐惧、担心情况，特别是那些有性功能障碍的年轻丈夫，每次做爱都有抑制不住的焦虑情绪，担心阴茎不能勃起，或唯恐提早射精。由于精神过度紧张，性兴奋不能集中于局部，面向全身扩张，则必然导致出汗。

治疗上述情况所致的大汗淋漓，针对病因治疗。如疲劳多病的，要抓紧时间治疗慢性疾病，注意不要太疲劳。属心理因素所致出汗的，要注意及时调整自己的情绪，避免在性交时情绪过于激动和紧张。

026 性生活宜注意顺应四时

性生活和人体其他生理功能一样，是受着自然界季节气候变化规律的制约和影响的，因而无疑也是养生研究的重要内容之一。

1. 春　一年四季，岁首为春，万物复苏，气象更新。随着春季的到来，天气逐渐转暖，和煦的东风吹临大地，树绿草青，飞花点翠，到处一派盎然生机。此时，天地间生气发动，万物蓬蓬勃勃，欣欣向荣。在这个季节里，人们也和万物一样，务必使思想意志和身体的活动充满活泼的生机，应让其充分地生发，使身心舒展畅达。对于性生活也可随着春温和升发的阳气，较冬日逐渐有所增加，而不要过分加以制约。这样，不仅有利于封藏于体内的阳气，从春阳再度发越而顺其生发之性，更有助于促进机体再度发越而顺其生发之性，更有助于促进机体各个组织器官的代谢活动并增强其生命活力，此所谓："春时主生，皆以应夫春而尽养生之道也。"

2. 夏　春天过后，夏日来临，正是"五月榴花照眼红""摘尽枇杷一树金"的"蕃秀"季节。此时天地之气交合，到处展现着万物开花结果景象。人们应该心情愉快，并像有花苞的植物成熟一样，使体内阳气能不受任何阻碍地向外宣通发泄。

性生活也不例外，应与机体的其他生命活动一样，顺从夏季阳气开郁发泄的特点，顺其自然，不可强行遏抑，使阳气阻塞而不能顺畅地向外宣泄透达。故当夏日"阳气浮长"、"欲其疏泄"之时，"养生者，必顺天时"。

3. 秋　暑消秋立，天气秋凉，阴气上升，阳气下降。所谓："金风瑟瑟，寒蝉凄切，红藕始之香残，而满地黄花了。"这时人们就该宁静神志，收敛精气，不再像夏天那样兴奋发泄，性生活应加以收敛，要克制欲望，减少次数，使体内的阳气不再过多地发泄，能够更好地聚敛收摄，为抵御冬天的严寒准备充足的条件。

4. 冬　严冬之际，水冰地坼，雪虐风饕，百虫蛰伏，禽兽潜踪，到处尽现出阳气闭藏封固之象。这时人们既要"去寒就温"，让情志像埋藏般地安静，又不要任意扰动体内阳气，严格控制性生活，力求封藏于体内的阳气不致因此而受到侵扰外泄。否则，如果"不知持满，不时御神，务快其心，逆于生乐"，屡屡恣情，不仅会使体内阳气伤伐，也必累及阴精。两虚之体，虽在冬天免遭于病，来年春天，必将生发无由，极大地影响健康。

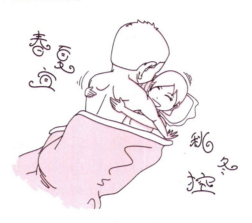

027 孕前宜注意预防性欲低下

1. 结婚不要太晚　由于性欲在很大程度上取决于性激素水平，要回答晚婚对性欲的影响，就必须探讨血中性激素与年龄之间的关系。一般来讲，性激素在青春期到来后将迅速上升，然后要持续维持几十年的高水平。当然，男女性激素的水平有各自变化规律，如男孩在 18 岁左右达到性激素水平的高峰，这时的性欲最强，到 20 岁以后，性激素水平将持续以缓慢的速度下降。女孩子的性激素则呈相对缓慢的速度上升，到 30 岁以后才达到顶峰，然后再缓慢下降，到更年期会呈突然下降的趋势。由此看来，结婚不宜太晚，一些人往往拖到 35 岁，甚至 40 岁以后，在婚前有过很长的性压抑时间，这对男女双方的性欲和性能力将产生一些不利影响，很可能出现性欲抑制和各种性心理问题。因此，晚婚也要有个限度。

2. 要及时消除夫妻之间的紧张状态　众所周知，夫妻之间彼此有冲突时，则相互的性吸引力很容易削弱，也可能在他们的相互关系中还存在其他问题，使性活动的动力降低。有时可明显看到，夫妇一方有意或无意地把缺乏性生活接受能力作为处罚其配偶的一种手段。因此，应及时采取有效措施，建立和谐夫妻关系。

3. 要排除生活中的压力　如思想压力大时常常性欲降低，其中部分原因可能是血中睾酮水平发生变化的缘故。但主要原因是患者在克服思想压力时耗费了巨大精力。所以，失业者在奔波劳碌谋求新工作时其性欲可能显著降低。同样，孩子重病给父母增添了压力，这会使他们对性活动的兴趣显然减少。因此，将适度减弱生活压力作为提升性欲的措施。

028　宜积极寻找妻子性冷淡的原因

女性之性冷淡一般是指对性交没有兴趣、厌恶或拒绝性交。显而易见，性冷淡是导致夫妻感情不协调直至破裂的重要原因。

我国有关专家对 700 对离婚夫妇进行调查，因性冷淡为直接原因者达 15%。性冷淡给家庭罩上一团难以消散的阴云。

其实，妻子对自己的性冷淡也很苦恼，她们并不希望如此，但是问题已经发生了，心里也不是滋味，故常产生抑郁、焦虑、厌烦、愤怒等不良情绪，进而导致某些身心疾病。一个有性冷淡的妻子，自己也不可能有性高潮，即使维持着夫妻关系，彼此间都缺乏温馨感、幸福感，可称为"缺陷型家庭"。因此，全面分析女性之性冷淡原因，并针对原因采取对策，就显然是很重要的事情了。国内专家对 5000 例妇女调查，分析性冷淡原因大致有如下几个方面。

1. 心理因素　①夫妻感情不和，经常吵架斗嘴，特别是妻子讨厌丈夫时，可发生顽固的性冷淡。②妻子情绪不佳时，丈夫要求性交，搞得妻子心烦意乱，有一次这种经历，妻子已经不悦，如多次如此，必会导致性冷淡。若事业、工作、学习受到挫折，或与同事关系紧张，都会使之情绪不佳，此时丈夫要求性交，似乎有"苦中作乐"之感，逐渐失去兴趣。③数代人同居一室，害怕性交动作被发现，心理负担重。④家庭生活困难，白天为生计奔波劳累，夜里对性生活不感兴趣。⑤害怕妊娠，每次性生活都提心吊胆；或者已采取避孕措施，但失败了，这时的顾虑更大，害怕妊娠，每次性生活都有这个"阴影"，易于导致性冷淡。⑥其他问题，如同性恋、妻子曾被强奸，心灵受到创伤等。

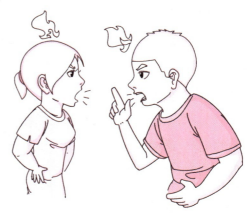

2. 生活因素　①妻子酗酒；②妻子过量吸烟；③妻子长期服用镇静药、降压药、抗过敏药等；④丈夫有性功能障碍，不能满意进行性交，使妻子讨厌性生活；⑤丈夫性行为粗暴，不能给妻子带来快慰，却带来负担，每次性交等于"受一次罪"。

3. 女性疾病因素　①性交痛，可能存在内生殖器炎症。一次性交痛足以留下"难忘的记忆"，惧怕性交；②妻子患有各种慢性病，如糖尿病、心脏病、甲状腺功能低下等；③神经衰弱；④精神分裂症；⑤阴道干燥症等。

4. 性知识缺乏　①丈夫在性交前没有爱抚，没有性前戏；②妻子疲倦，丈夫强人所难；③完成任务式性生活；④丈夫缺乏性技巧，甚至性愚昧。

5. 性教育不够　①认为性交是污秽、下流的事情；②认为性行为是淫荡的、可耻的事情；③母亲性冷淡，女儿接受其偏见。

综上可知，性冷淡原因多种多样，出现性冷淡一定要分析属于哪方面的原因。最好夫妻双方共同坐下来探讨，必要时到医生处咨询。

029　夫妻敌意易导致性冷淡

用现代医学的观点看，性冷淡的原因比较复杂。有的是因为病理方面的原因，如生殖器官的炎症或肿瘤等；有的是由于受封建思想的影响，对性生活缺乏正确的认识，只是被动地尽义务。根据弗洛伊德的精神分析理论，部分人的性冷淡则根源于童年的创伤性经历。除去上述原因，性冷淡往往是因夫妻敌意而导致的。

所谓夫妻敌意，指的是对伴侣的不满、厌恶、怨恨，甚至仇视的态度。

这种敌意有时是呈隐蔽状态的，就连自己都可能浑然不觉。

前些日子，一位朋友找我倾诉苦恼。他对性生活失去欲望有 1 年多了，这期间虽然也有床上性生活之事，但无法提起热情，只是想尽丈夫的义务而已，妻子对他也很不满意，对此双方都感到苦恼，可又找不出什么原因和办法。经进一步交谈了解到，原来 1 年前，他妻子与上司有性关系的事被他发现。他妻子苦苦哀求，请他原谅，并保证今后不再与任何外人发生这种事。当时，他很大度地原谅了妻子，心里虽然挺痛苦，可依然对妻子体贴如初。后来他妻子也果然说到做到。两人也都从不再提起曾发生的事。难道这两件事只是时间上有些巧合而已吗？显然不是。接下来他承认，从那以后，在与妻子同床之时，总不由自主地在脑中幻想起妻子与别人发生性关系的图像，心里便产生一种说不清的滋味。其实，这种说不清的滋味正是一种以厌恶和怨恨为主的敌意。表面上他原谅了妻子，主观上他也真的想原谅妻子，但事实上，痛苦并未从他心里消除，而是埋在了心底。因此，这种痛苦产生的敌意就通过性冷淡表现出来。

有一个中学教师，他的故事则是另一番情况。他结婚已有 3 年多的时间了。在婚后半年左右，他妻子出现了性冷淡现象。他根据某书推荐的方法，把卧室布置得充满温馨气氛，每次用多种调情技巧，结果他妻子依然"冷冰冰"。为此，他感到夫妻生活很乏味，曾不止一次动过离婚的念头。征得他同意后，我与他妻子谈了一次话。谈话避开了性冷淡问题，是从其他方面入手的。我问她："他有哪些优点是你很喜欢的？"她答道："我喜欢他事业心强，正直诚实，真心对我"。我又问："你有没有不喜欢他的地方？"她说："他太武断，太自尊，办什么事都不注意尊重我的意愿，也听不得不同意见，不论大事小事都没有商量的习惯。另外，家务也总是推给我做。"我又问："你没设法改变他吗？"她说："也试过多次，但都无效，他从小就那样，恐怕谁都没办法。"我又问："你有没有想过要适应他？"她说："适应我做不到，只不过不愿总为这类事跟他争吵，把气憋在肚子里就是了。"我接着问："这种事常发生吗？"她答："隔三岔五总有。"谈话后，我提示那位教师，应多注意尊重太太的意愿，遇事多商量，适当多做些家务。半年后，他高兴地告诉我，他妻子的病已不治而愈了。

不少类似的事例都告诉我们，夫妻间出现性冷淡现象，其原因往往不在性因素本身。应先从消除夫妻敌意入手，可能会收到意想不到的效果。

030 红斑狼疮患者不宜怀孕

红斑狼疮是一种自体免疫性免疫复合体病，除有皮肤损害外，还累及肾、肝、心等内脏，且常伴有发热、关节酸痛等全身症状。临床上好发于女性，尤其好发于育龄期。据有关资料统计，红斑狼疮患者怀孕后，有25%的患者出现妊娠高血压综合征，自然流产率为10%，早产率达22%。红斑狼疮患者在妊娠后期或分娩后期有20%发生狼疮性肾炎，易招致肾功能衰竭而死亡。综上所述，妇女患系统性红斑狼疮，不论病情是否已控制或缓解，绝不应怀孕。如果合并妊娠，在妊娠期或产褥期对自身及胎儿都是有危险的；况且红斑狼疮有遗传的倾向，母方患红斑狼疮者子女有可能同患此病。因此，妊娠早期进行人工流产，对红斑狼疮患者来说是一种预防性和安全性措施。如果妊娠已经超过5个月，或因其他原因不适于人工流产，同时症状也逐渐加剧，应立即适当增加泼尼松用量，泼尼松用量必须由医生决定，其量以控制临床症状为度。但此药并不能防止早产和死胎的发生，也不能保证胎儿的正常发育，因大剂量激素易使胎儿发生畸形。另外，已婚的红斑狼疮女性患者，不宜采用口服避孕药避孕，因长期口服避孕药可以诱发或加重红斑狼疮，所以应改用其他方法避孕，如放置宫内节育环、男方采用安全套等。

031 甲亢患者的孕育宜采取的方法

甲状腺功能亢进（简称甲亢）是一种常见的内分泌疾病，多发于20—40岁的妇女。此病是由某些原因使甲状腺产生过多的甲状腺素引起的。由于甲状腺素具有维持人体新陈代谢的功能，所以甲亢患者会出现代谢紊乱、心跳快、饭量增、人消瘦、脾气急、眼球突出等症状。患甲亢的男子还可出现少精、阳痿。女子可有月经少、无排卵月经或闭经。因此生育能力降低，即使怀孕，也容易发生流产、早产或死胎。

那么，甲亢妇女如何怀孕生育呢？在一般情况下，甲亢患者可以怀孕生育。但因甲亢本身以及抗甲状腺药物会对胎儿产生不良影响，故应等病情平稳、用药量较小时，才考虑怀孕。一旦怀孕，则应采取以下保护措施。

1. 用最小的维持药量继续治疗　在治疗时，禁用放射碘治疗。抗甲状腺药物中以丙硫氧嘧啶最合适；若同时用小剂量甲状腺素片，则可减少呆小症和新生儿甲状腺肿大的发生。由于抗甲状腺药物可以通过胎盘到达胎儿体内，引起胎儿甲状腺肿大和甲状腺功能减退。因此，禁用大剂量药物治疗。

2. 应避免手术治疗　只有长期用药效果不佳，或病人难以配合用药时，方可考虑在怀孕 4～6 个月间做甲状腺手术。

3. 注意营养和休息　应比平时多吃些含蛋白质高的食物及新鲜蔬菜和水果，不宜多吃海带、紫菜等含碘多的食物。

4. 保持良好的情绪　甲亢病人往往情绪急躁，多愁易怒，患者本人要注意控制，亲友也应予以体贴谅解。因为，情绪波动不但对康复不利，对胎儿的生长发育也有影响。

5. 婴儿母乳喂养　由于抗甲状腺药物可通过乳汁进入婴儿体内，因此产后宜人工喂养。

032　孕前精神病患者宜采取的治疗方法有哪些

健全的大脑负责指挥全身各个器官的正常工作，使它们彼此配合得很好，活动起来有条不紊。精神病是由于内外原因引起了大脑功能紊乱，使它不能完善地、正确地执行任务，机体与外界环境的统一性即被破坏，行动和语言便有许多失常现象。如有的精神病病人不吃饭、不睡觉，整天胡言乱语、疑神疑鬼、手舞足蹈、日夜不安，或者不语不动、状若聋哑。又有一些病人在发作时，往往突然全身紧张，牙关紧闭，口吐白沫，一会儿蹦跳，一会儿说唱，一会儿醒来。问他发病时的情况，他全不知道。而且在发病时，大多不承认自己有病，反而认为自己很正常，不肯主动找医生看病，有时甚至拒绝治疗、服药。尽管精神病病人的症状千奇百怪，但它到底是一种病态，只要及时治疗，是可以恢复正常的。

怎样进行治疗呢？对于轻微的精神病患者，可以以说服教育、安慰为主，增强病人战胜疾病的自信心；然后配合必要的药物或其他疗法，就能收到较好的效果。另外改善患者的生活环境，在健康人的伴随、护理下，走亲戚、旅行等，有时也能起到辅助医疗作用。但说服教育、劝慰等的精神治疗方法，对于重精神病病人，是无济于事的。他必须到精神病院先接受必要的治疗，如休克疗法、睡眠疗法、药物疗法、针灸疗法等；待获得一定效果而趋于康复时，再配合精神疗法或者两者同时进行，才能收到较好的效果。

033 孕前患肺结核病宜采取的康复方法有哪些

肺结核病是由结核杆菌所致的慢性传染病，现在一般采用药物治疗。常用的药物是异烟肼、链霉素、对氨水杨酸钠、氨硫脲、利福平及乙胺丁醇等。这些药物有杀死和抑制结核菌生长、繁殖的作用。

现在介绍一下药物治疗中的一般常识。

（1）在接受结核疾病药物治疗时，要遵守早期、规律、联用、适量、全程治疗原则。

①早期：就是第一次发现了肺结核病，确诊后必须要及早治疗、早期用药。

②规律：药物治疗成功的关键之一，就是要在规定的时间内，定量用药。如

链霉素每日注射 1 克，不能间断。

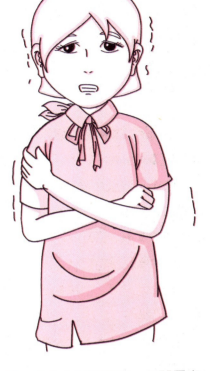

③联用：早期发现的肺结核病，根据病情的轻重，选用 2 种或 2 种以上的药物同时使用，以提高治疗效果，延缓和防止细菌耐药性的产生。

④适量：用药量要根据病人的年龄、体重确定。用量过大易产生不良反应，如对肝脏或对听神经产生损害；相反药量不足不但影响疗效，而且容易产生耐药性。

⑤全程：就是指病人患病开始到停止用药。常用的疗程最短为 1 年，不同的病情，时间可延长到 1.5 年，不应过长（复治病人除外）。

（2）通常药物的选择和平常药量的使用：新发现的病人首先要选择应用异烟肼、链霉素、对氨水杨酸钠和氨硫脲。利福平、乙胺丁醇对新发现病人暂不使用。卡那霉素、吡嗪酰胺等一般用于复治病人。

（3）主要药物的一般用量和注意事项如下。

①异烟肼：成人为每日 3 次，每次 100 毫克，精神病癫痫病人禁忌使用。

②链霉素：成人为每日 0.7 ~ 1 克，肌内注射，连续用药达 60 ~ 90 克。以后可改为隔日或每周注射 2 次。不良反应常有麻木感，注射中出现耳鸣、听力减退时要停止注射。

③对氨水杨酸钠：成人每日 3 ~ 4 次，每次 3 克，饭后服或吃饭中间服用。服用时配合适量碱性药物如苏打、胃舒平等，以中和胃酸。

④氨硫脲：成人每日 75 ~ 100 毫克，每日 3 次，每次 25 毫克。开始时服用剂量要小，逐步增量。

近年来临床实践证明,也可将每日 2 ~ 3 次用药方法改成 1 次服用,效果一样,方便病人。

034 宜了解心脏病患者的婚育

心脏病是比较常见的疾病,此病患者在处理婚姻和生育问题时要慎重,对妇女尤其重要。

首先是请医生确定心脏的功能。心脏功能一般可分 4 级:Ⅰ级,胜任一般体力活动,无心跳、气短症状;Ⅱ级,一般体力活动稍受限制,可有自觉症状,休息可好;Ⅲ级,活动明显受限,难以操持一般体力活动;Ⅳ级,难以做任何体力活动,休息时亦有症状。

一般情况下,心脏病人的性生活应进行节制,尽管如此,婚后心脏病妇女的怀孕也仍是一个严峻、甚至带有某种危险性的考验。

因为妊娠以后,血容量可增加 50%,心脏的负担增加,子宫增大,横膈上升,心脏左移,使心脏处于不利的条件下工作。此外孕妇的子宫增大、体重增加以及水肿等都使心脏处于紧张繁重的工作状态。平素心脏健康的孕妇,此时也会偶有心慌气短之感,而患有心脏病的孕妇则很容易发生心力衰竭。

反过来说,心脏病对妊娠也有影响,心脏病病人子宫淤血、氧气供应不足,胎儿生长发育迟缓、低体重,容易发生早产,有心力衰竭者早产率可达 42.9%。心脏病病人的胎儿死亡率也高于正常人。同时产后容易并发感染,其中严重的是急性或亚急性心内膜炎。

在妊娠合并心脏病的病例中,以风湿性心脏病占绝大多数,占 80% ~ 95%;其次是先天性心脏病（一般都较轻）;高血压性心脏病见于高龄孕妇。

根据上述情况,心脏病妇女在处理婚姻、生育问题上要慎重,并应得到爱人的关怀和体谅。

Ⅲ级和Ⅳ级的心脏病患者暂时不宜结婚,要纠正心力衰竭、改善心脏功能状况,待稳定后再考虑结婚。但患者难以负担妊娠和分娩，要严格避孕，最好做绝育手术。冒生命危险妊娠是不值得的。若一旦妊娠，不可犹豫或心存侥幸，应尽早施行人工流产。

Ⅰ级和Ⅱ级的心脏病妇女可以结婚，也可以怀孕；但必须加强孕期保护，减轻心脏负担，密切注意心脏功能情况。

035 孕前高血压患者宜采取的措施

高血压是一种内科血管疾病，即指平时动脉血压达到或超过 140/90mmHg（收缩压 140mmHg/ 舒张压 90mmHg）。高血压的病因目前还不十分清楚，可能是多因素长期作用的结果，也可能与遗传因素有关，所以在临床上常称为原发性高血压。

高血压是全身动脉的疾病，对心脏和脑血管（神经系统）都有一定影响，待发展到一定阶段，会给脑、心、肾等重要脏器的功能带来严重影响。临床上早期高血压通过休息和药物治疗可以治愈，中期高血压应系统地坚持治疗，以减少或减轻由高血压给全身各器官带来的影响。

有些妇女怀孕期间可伴发一种妊娠特发性疾病——妊娠高血压、水肿、蛋白尿综合征，临床上常称为妊高征。此病与高血压不同，它是因妊娠后才发病，中止妊娠后高血压、水肿、蛋白尿表现逐渐恢复正常。所以应与原发性高血压相区别。不过患高血压病的妇女妊娠可伴发妊高征，使临床表现和经过更复杂和凶险。

妊娠期间血压升高、血管阻力增大，对母儿都是不利的，对孕妇可产生脑血管意外，心衰、胎盘早剥、肾衰竭等危险，对胎儿可产生宫内缺氧，发育迟缓或停滞，严重时导致胎盘功能减退危及胎儿生命。

所以对早期高血压的妇女，虽能怀孕，但应注意孕期监护，注意休息，避免精神过度紧张，以免加重病情，酌情增加产前检查次数。必要时给予药物治疗或住院治疗，尽量维持妊娠到 36 周以后，以增加胎儿的安全性。

对中晚期高血压妇女，应尽量劝其先接受治疗，待血压得到稳定控制，各重要脏器的功能得到很好的纠正后再考虑孕育。

036 宜了解癫痫患者的婚育

癫痫是一种反复出现的慢性发作性疾病，可迁延数年、数十年之久，因而对患者的身体、精神、婚姻、经济社会地位等都会造成严重的影响，尤其是结婚生育，更是大家关心的问题。

1. 癫痫病人是否可以结婚　瑞典和日本等国家，从优生学的观点出发，专门制定法律，禁止原发性癫痫病人结婚。我国对此尚无明文规定。就目前的医学水平来讲，癫痫病人如能在医生指导下早期治疗，合理选药、用药，并长期坚持，预后还是比较好的，60%～80%的患者可以获得很好的疗效。据文献报道，成人患癫痫1年以上的缓解率为10%～70%，2年以上缓解率为33%，10年以上的缓解率为11%。

在漫长的人生旅途中，癫痫发作只不过是短暂的几个小站。癫痫发病得到控制并且智力正常的病人，是可以和健康人一样参与社会生活的，当然也可以结婚，过上幸福美满的家庭生活。

2. 癫痫女病人是否可生育，何时怀孕最好　这个问题主要取决于怀孕是否会使癫痫病人的病情加重以及癫痫对胎儿有什么影响。

（1）怀孕可使癫痫复发：怀孕前已患有癫痫、病情又未能完全控制的患者，孕后由于体内的变化；水钠潴留、电解质紊乱、情绪紧张、内分泌和呼吸方式改变等，都可以使癫痫发作次数增加；恶心呕吐等早孕反应，会妨碍抗癫痫药物吸收，使血浆中的药物浓度下降，促使癫痫复发。与此相似，孕期抗癫痫药物在体内的代谢也会发生变化，血浆清除率增加，血液浓度也会下降。有学者报道，孕期癫痫的复发率为45%；孕前9个月中癫痫发作不超过1次者，孕期内有25%的患者发作次数增加；孕前癫痫每月发作1次以上者，孕期60%以上的患者症状加重，并在孕期最初3个月即恶化。因此有些学者提出，癫痫病人在怀孕期间应该增加

1/3 量的抗癫痫药，以防止癫痫复发。但由于抗癫痫药物对胎儿的致畸作用，另一些学者则认为，增加药量应当慎重。

针对以上情况，癫痫女病人婚后若想生育，须提前认真做好准备。具体方法是：在连续系统服用抗癫痫药物治疗，保持 3 ~ 5 年无癫痫发作，脑电图正常后，先逐渐减量，直至停药（药物应在 6 ~ 14 个月内逐渐减量至完全停药），停药后达到完全缓解时再怀孕生育。这样做相对来说是比较安全的。

（2）癫痫可使妊娠并发症增加：临床发现，未完全控制的癫痫患者出现妊娠并发症的比正常孕妇高 2 倍；分娩时引产和使用产钳的机会多于正常产妇；新生儿的死亡率也较正常为高。

（3）抗癫痫药对胎儿有致畸作用：研究证明，抗癫痫药物引起婴儿先天性畸形的发生率为 2% ~ 13%，3 种以上抗癫痫药物联合使用时，胎儿发生畸形的危险性更大。常见的畸形主要有腭裂、兔唇和先天性心脏病。最容易使胎儿发生畸形的药物是苯妥英钠和三甲双酮。卡马西平到目前为止尚未发现有致畸形报道。丙戊酸钠偶尔可引起胎儿脊椎裂。因此癫痫女患者怀孕后一定要请医生帮助选择用药，应避免使用致畸危险性大的苯妥英钠、三甲双酮和扑痫酮。单一用药也可降低致畸率。尚未控制的癫痫患者怀孕一定不要停药放弃治疗，因为孕期中频繁的癫痫发作可致胎儿缺氧，影响胎儿大脑发育，对胎儿的危害更大。

（4）抗癫痫药可致新生儿出血：母亲长期使用苯妥英钠、苯巴比妥或三甲双酮后，可致胎儿血液中维生素 K 依赖的凝血因子浓度降低，使新生儿出生后 24 小时有出血危险。这类婴儿出生后，应该立即给予维生素 K 注射。

（5）原发性癫痫有遗传倾向：癫痫在普通人群中的发病率为 0.5%；在原发性癫痫病人的亲属中，癫痫的发病率为 3%；继发性癫痫亲属的癫痫发病率为 1%。由此可见，癫痫有一定的遗传倾向。此外癫痫的惊厥阈值也有一定的遗传倾向，癫痫病人子女的惊厥值低，受到刺激易发生惊厥。因此，原发性癫痫特别是父母都有癫痫者、癫痫女病人年龄在 35 岁以上或有并发症者、癫痫频繁发作的女病人，对生育问题应极为慎重。

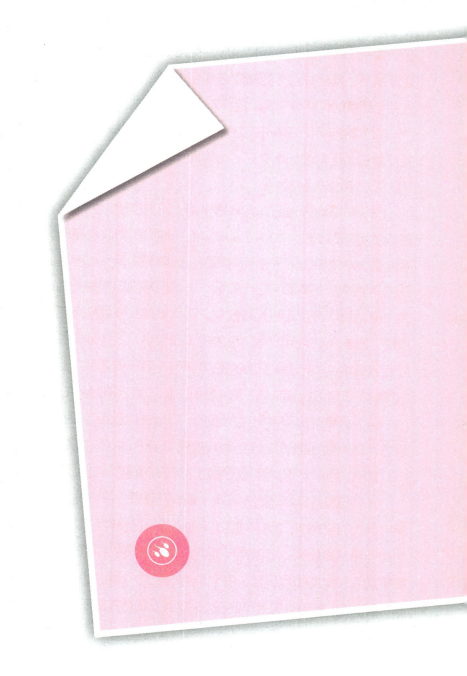

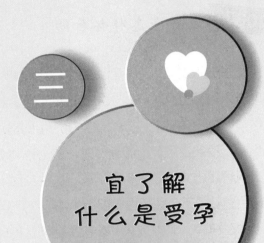

三

宜了解
什么是受孕

037 女子是怎样怀孕的

　　女子进入发育成熟期后，每个月经周期中排卵 1 次。成熟的卵细胞由卵巢排出后进入输卵管。男子进入发育成熟期后，睾丸能产生成熟的精子，精子随精液在射精时排出体外。精液为睾丸所产生的精子、分泌物和生殖管道腺体（附睾、前列腺、精囊、尿道附属腺体等）的分泌物合并而成。一次射精量 3 ~ 5 毫升，每次射精排出 1.2 亿 ~ 3 亿个精子。性交时，精液射入阴道后穹，大部分精子在酸性阴道液内不久即死亡，仅有小部分在阴道内继续向上游走，有 1% ~ 5% 的精子到达子宫腔，其中有数千个精子能到达输卵管。精子在输卵管的壶腹部如能与卵子相遇，只有一个精子进入卵子与卵细胞结合，这个过程称为受精。受精的卵子称受精卵。受精卵受输卵管壁纤毛的活动及管壁肌肉收缩，逐渐向子宫方向移动。在受精后 4 ~ 5 天到达子宫腔。受精卵在输卵管的移行中开始分裂,发育成囊胚，在到达子宫腔后，囊胚表面分泌一种能溶解子宫内膜的蛋白酶，侵蚀子宫内膜。子宫内膜表面的缺口迅速修复,把整个受精卵埋在子宫内膜中。这个过程称为着床。此后受精卵便逐渐发育，从胚膜长大成为胎儿。

038 受孕必须具备哪些条件

　　1. 必须有成熟的卵子和精子并在一定时间相遇　成熟卵子的寿命较短，卵子受精能力一般认为不超过 24 小时，而精子在女子阴道内的寿命也只有 8 小时。因此，必须在女方排卵前后，有男子的精子进入体内，否则即使有健康的精子和成熟的卵子，没有相遇的机会，也不可能受孕。

　　2. 子宫颈黏液的黏稠度必须适合精子的通过　子宫颈腺体分泌的黏液，受性激素水平影响而变化。在排卵前，子宫颈黏液的量增加而稀薄，利于精子通过。在排卵后期，子宫颈黏液量则少而稠，堵塞宫颈口，不利于精子通过。

3. 输送卵子和精子的通道（阴道、宫颈、子宫、输卵管、输精管）必须通畅
如果通道中有阻塞，或者输卵管管壁蠕动及纤毛活动异常，就会使精子和卵子无法相遇，或者会影响受精卵的正常迁移。

4. 子宫内膜必须发育良好　　正常的子宫内膜在卵巢排卵的前后，受女性激素的影响，会发生一系列的变化，有利于受精卵的着床和生长发育。如果子宫有病变或者宫腔内生长肿瘤或其他因素，使子宫腔内环境改变，即使有受精卵形成，也将因不能着床而被排出体外。

039　受孕时机是何时

一般来说，妊娠时间宜选择夏末秋初，此时气候适宜，新鲜蔬菜多，水果也丰富，有利于母体及胎儿的营养。分娩期在来年的春末夏初，气候及饮食条件均较佳，有利于母体产后机体的恢复及婴儿的喂养发育。同时也避免了严寒及酷暑季节。

中医学认为，性交时间与受孕有很大关系，《妙一斋医学正印种子编》说："交合有时。""夫天地生物，必有姻缊之时，万物化生，必有乐育之时。"这里的所谓"乐育之时"，即指排卵期。在女子排卵期，往往阴道分泌物突增，性感增强，这是排卵的征兆，卵子离开卵巢后，寿命一般是 1～2 天。精子在阴道酸性环境中至多能生存 8 小时，而进入子宫之后，则可生存 2～3 天，所以每个月经周期内仅在排卵前后 2 天内性交，才能有受孕的可能。如果性交过稀，则易失去受孕机会。同时性交过稀还能因精子在男性生殖道内积存过久，使活动能力衰退而影响受孕机会。一般认为，精子成熟后存活 28 天左右，故性交过稀者死精数目往往增多，影响受孕。反之，性交过频，也可使精子数量减少或精子发育不全而影响生育。

唐桐园指出："求子交合……自己情思清和，精神闲裕，不待择而天时之正，避日月电光之下。"此是关于受孕的时间、环境、情绪状态的论述，其中心意思是应该创造一个良好的受孕环境。天气、地点、双方情绪等，都应该是舒适、协调的。

此外，还要避免一些不利因素对受孕的影响。"酒后不入室"，是有一定道理的。酒精对生殖细胞的不良作用，使受精卵质量下降，这种孩子体力、智力低下，有"星期天婴儿"之称。对于这一点，中医在古代就已有认识。中医认为酒性酷烈，能助湿热，而湿热又是造成人体脏腑气血功能失调的一种为害甚大的病理因素，湿热能损伤肾精，遗毒给胎儿，导致不孕或先天畸形。

又因受孕必须以脏腑功能正常为前提，故情志与孕育有十分密切的关系。凡夫妇双方精神过度紧张或盼子心切、过度焦虑或所欲不得、脑力劳动过度等，皆可引起不孕。这种不育症，有的书中称为"精神性不孕症"。因为，人的精神状态的好坏可直接影响精子的产生和排卵功能，而且精神因素还往往会影响性感。这种情况在男子最为明显。

040 受孕宜选择良好的环境

良好的环境对怀孕妇女是一个良性刺激，在这期间受孕更有利于优生。最佳环境包括气候、周围的整洁清爽、空气清新。这有利于精卵结合着床和胎儿的发育成长。选择最佳环境条件，要求夫妻双方感情融洽，思想统一，步调一致，还要注意兼顾工作、学习等，在经济和物质方面做好必要的准备。良好的环境条件，不仅怀孕所必需，也有利于优养优教。

现代科学研究证实，任何生物体，从器官系统到组织、细胞及细胞内染色体等都存在着许多种的时间节律，即生物钟。人体生物钟中对人体的生理、心理影响最大的是"人体三节律"，即智力、情绪、体力。它们从人出生时起便分别以33天、28天、23天为周期，呈正弦曲线样变化。当人体智力、情绪、体力均处于高潮期时，人就感到精力充沛、情绪高涨、精神焕发、思维敏捷、办事得心应手，体细胞的各种功能和代谢活动均处于最佳状态。因此，选择夫妇双方智商最高、情绪高涨、精力饱满、体力充沛的最佳时机受孕，就可创造高质量的胚胎，从而孕育出健康、聪慧的优秀后代。

20世纪80年代初，在意大利的塞尔索市，一大批畸形儿降临人间，究其原因，与6年前当地的一次公害事件有关。那年该市一家除草剂厂的三氯苯酚反应罐破裂，喷出至少含有2千克二氧蒽的毒雾。它是一种剧毒物质，每克足以杀死2万人，仅很小很小的剂量就可使老鼠产生怪胎。当时有1万居民受到毒雾影响，其中5000人有中毒症状。由于二氧蒽有致畸作用，当局不得不动员受到污染的孕妇堕胎，并要求夫妇至少在半年内不得同居，以免新的畸形儿出生。在越南战争中，美国使用落叶剂也含有二氧蒽，污染区至今畸胎比例还很高。

科学研究已经证实，人类环境中有4种致畸因素：放射物、病毒、药物和化学污染物。在环境污染的影响下，正常细胞受到损坏和死亡都会导致胎儿畸变。化学污染物能直接殃及胚胎、胎儿和新生儿，也可间接地通过母体干扰胎盘和胎膜的正常生理功能。从而影响胚胎和胎儿。空气污染中的一氧化碳、氮氧化物、氢氰化物、乙烯基氯化物、多环芳族化合物等，都能抑制胎儿的中枢神经系统的正常发育，引起畸形。在各类化学污染物中，镉、汞、铜、镓、铅、砷等金属，能使胎儿中毒和畸形，威胁最大。

041　宜了解月经误期并非皆怀孕

月经周期是由复杂的神经内分泌调节的，其中包括中枢神经系统、垂体、卵巢及子宫，其中任何一个环节受到影响或出现病变，都可能影响到月经周期。常见的因素有：一是消耗性疾病或营养不良，如严重贫血、重度结核、精神性厌食症等；二是精神因素，如精神紧张、恐惧、忧虑、生活环境改变等；三是药物因素，如避孕药、吩噻嗪类镇静药等。

在上面导致月经误期的诸多因素中，精神因素是最常见的原因，甚至有的人因强烈渴望妊娠而造成一系列妊娠假象，如停经、恶心呕吐、喜食酸等。但此种停经一般不需治疗。

当月经误期后，判断是否怀孕的最好办法是去医院检查一下，以防万一。

042 忌不注意受精卵的危险去向

当发育成熟的精子进入女性阴道后穹处时，大部分精子会在酸性环境的阴道内死亡，只有少部分精子能够通过宫颈到达输卵管。如果在此能巧遇卵子，精卵结合就形成了受精卵。受精卵经 4 ~ 5 天从输卵管的壶腹部返抵宫腔，在这里分裂增殖而形成胚囊。胚囊外周是一层滋养层，这层细胞能分泌溶解子宫内膜的酵素，故能"侵入"子宫壁而"着床"。若不出现意外情况，受精卵将在宫腔内生长发育，直至"瓜熟蒂落"，这是受精卵的正常结局。

如果受精卵形成后不能顺利进入宫腔，而是停留在其他什么地方，则无论是对受精卵还是对母体都将是非常危险的。

1. 输卵管妊娠 受精卵在输卵管的运行过程中，若碰上道路受阻如输卵管炎或行动滞缓，就不能按时抵达宫腔。而孕卵着床有着一定的时间限制，时辰一到，它就只好走到哪里就在哪里"安家落户"了。"落户"位置在输卵管的壶腹部、峡部、间质部或伞部。开始由于孕卵很小，在狭窄的管腔内也还能相安无事，但随着孕卵的不断增大，管腔对它的禁锢力也不断加大。当双方力量失去平衡时就会出现或"鱼死"或"网破"或"鱼死网破"的结局。病人有突发的腹痛、心慌、乏力，甚至休克的急腹症表现。

2. 腹腔妊娠 多继发于输卵管妊娠，由于输卵管破裂，妊娠产物落入腹腔，"种植"在腹膜或其他脏器表面，继续生长发育而成。此时，受精卵"地处异域"，自然难以维持生计，故多数孕卵都是中途夭折。母亲也少不得要经历一场磨难。

3. 卵巢妊娠 比较少见，也多为继发性改变，孕卵种植在卵巢表面、间质或破裂的滤泡内。一般妊娠至 6 ~ 8 周胚胎死亡而且会引起母体严重的内出血，症状酷似输卵管妊娠破裂。

由此可见，受精卵除了在子宫腔内能正常"扎根、结果"以外，在任何"异域他乡"

都只能是"临时户口"，而且凶多吉少。

043 宜知为什么"儿子像妈妈，女儿像爸爸"

这是人们常说的一句话，是有一定道理的，但也不完全对。

遗传学规律告诉我们，有些基因位于性染色体上。X染色体比较大，它上面可以载有百余个基因，Y染色体很小，含有的基因也很少。既然基因是遗传物质或遗传信息，那么，伴随性染色体的某些遗传性状和特征，就和性别有关，这就是伴性遗传。因此，有些由母亲传给儿子，但不传给女儿；有些由父亲传给女儿，而不传给儿子，但也有和上述相反的情况。

但在多数伴性遗传中，前面的情况比较多，这就是"儿子像妈妈，女儿像爸爸"的道理。有些遗传病就是这样传递的。比如血友病，患者有严重的出血倾向，别人破一个小口很快就好了，这种人则出血不止，甚至出血而死。它是一种伴随X性染色体的遗传病。因此，这种病虽然可以在一个家族中一代代地传下去，但得病的都是男性。男子是XY，不正常的X便显现出来了；而女子是XX，那个不正常的X则被正常的X所"掩盖"，但她却可以是该病的传递者。这便是妈妈传递儿子得病，而女儿不得病的原因。如果有些性状的基因是在Y染色体上，因为，只有男子才有Y，所以这类性状只表现在儿子身上，可谓"传

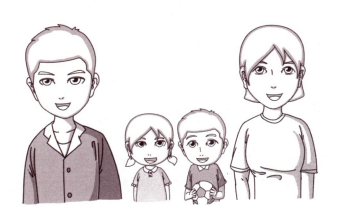

子不传女"。

遗传规律是很复杂的，遗传方式也是多样的。孩子像谁？比如，个子能否像爸爸那样高，眼睛能否像妈妈那样大，现在还无法去控制。

044 优生怀孕宜在性高潮时

美国著名的金赛性学中心的研究证实：性高潮对受孕有一定的积极影响。一般来说，女性受孕不一定必须有性高潮，但性高潮可以增加受孕机会。

一方面，从性生理的角度看，性高潮中子宫呈收缩状态，子宫内为正压，性高潮后子宫松弛，子宫内为负压，因而子宫内会产生吸引作用，有利于精子的游入。另外，在性兴奋中，阴道的内 2/3 段扩张、膨大，变成性交后的精液池，外 1/3 段收缩，减少精液外流，而且兴奋时子宫上提，消退期子宫下降，这也有利于精子流入子宫。再者，性兴奋中，阴道分泌碱性黏液，使平常呈酸性的阴道环境碱性增大，从而有利于精子的生存和活动（精液呈弱碱性）。

另一方面，从性心理的角度看，女性在性生活中达到性高潮，获得性满足，才能对性活动维持更长久的热情和动力，才能在每一次性活动中全身心地投入，婚姻关系也会更加稳固，从而形成良好的性循环，从生理到心理再到行为。相反，如果每次性生活都索然无味，女性就会逐渐丧失"性"趣，甚至逃避、厌恶性生活，而性活动的减少必然导致受孕率的降低。另外，不良的心态也会间接地影响女性生殖功能的正常发挥。

045 冬春季节易于优生

随着改革开放的不断深入，人们的生育观念发生了质的改变，步入 20 世纪 90 年代 98% 的青年夫妇已不再追求生育的数量，而是摆脱了"多子多福"的陈旧意识，从实际出发，讲究生育的质量。但由于现阶段青年人的结婚年龄普遍偏大，所以，在新婚宴尔之后，便迫不及待地踏上了"生儿育女"的征途，都希望能在短期内完成自己的"历史"使命，生一个聪明伶俐的"小宝宝"，集中优点，发挥优势，使其成为芸芸众生中的一个佼佼者。这是绝大多数新婚夫妇（特别是大龄青年）的普遍心态。岂不知"欲速则不达"，这种"急不择时"的行为正好摧残了下一代人的整体素质。

从中医学的优生角度来看，胎儿的质量与受孕的季节有着密切的联系。中医学将一年分为春、夏、长夏、秋、冬5个时令季节，而五季又与自然界的生、长、化、收、藏五化存在着内在的联系。五化又与"阳气"的转化息息相关。中医学认为，春天是阳气升发的阶段，所以自然界的万物便呈现出了一派生机蓬勃的景象。冬天是阳气潜藏的阶段，此时，自然界的万物便收敛了生机，将其营养物质和生长的动力蓄积起来，以便来春启用。人为适应自然界的变化而与之相适应。春天，人体的阳气不断地上升，发挥其"生化""长养"的特性，使各脏腑的功能不断充盛，特别可以促使肾中的阳气功能速发，阳旺则阴固，阴充则阳亦盛，肾精与阳气互充互用。"生殖之精"便不断得到完善，两性"逢期"交和，便可使"优良的种子"撒在"肥沃的土地"上生根发芽。胎儿的体内注入了春的信息，这注定是一个绝妙的抉择。

冬天，人体阳气内潜，使肾的功能得到催化。肾中精气日趋成熟，当其升华到一定阶段便可使"阳充阴固""阴平阳秘"；加之这个季节人体的阴液消耗较少，肾精自然固密，阳气内潜，得到阴精的充养便会不断的充盛。从而使阴阳达到协调平衡的状态，相应地，肾中的"天癸"（一种能够促进性腺成熟的精微物质）便促使两性情欲萌动、激情速发、"精安神固"、良嗣便成。因此，妻子最佳的受孕季节，应是冬春季。纵观古今，一些伟人的诞辰大多在秋冬季节，细心的人一算便知，个中缘由，不再细陈。

从营养学角度来说，冬、春时节，节假日较多，人们在改善生活过程中，营养相应地较平时要充足得多，加上冬春季节机体体能消耗较小，适宜的温度有利于生殖细胞的发生与成熟。在节假日，夫妻可以尽享天伦之乐，有利于双方情感的培养，从而使彼此的性高潮发生率明显增高。资料表明，当女性达到性高潮时，血液中的氨基酸和糖能够渗入阴道，使阴道中的精子存活时间延长、运动能力增强。同时，小阴唇充血肿胀，阴道变紧，阴道深部的皱褶伸展变宽，有利于精液的储存，平时坚硬闭锁的宫颈此时也松弛张开，使精子能够畅通无阻地进入子宫，便于精子激烈的竞争，从而使优秀的、带着高质量遗传基因的精子能与卵子结合，生育出高智商的子女。

另外，妻子怀孕后，时间不长便可进入新鲜蔬菜、水果上市的旺季，而这时恰巧赶上孕妇的择食期，可使其一饱"口福"。事实上在满足了口福之后的实际受益者是体内的"小精灵"，在各种必需的新鲜营养元素的"哺育"下，促进了胎儿的生长发育，肯定会使其成为一个超乎寻常的"优良品种"。

046 洞房之夜不宜怀孕

新婚之夜第一次性交时就受孕妊娠，这在旧的习俗中认为是好事，其实这时受孕对胎儿极为不利，其所生婴儿的智力发育迟缓，畸形儿、痴呆儿的发生率也很高。其原因为：①新婚夫妇连日的奔忙操劳，精神亦处于高度兴奋紧张之中，身体、精神均处于极为不佳状态，甚者竟达到难以支持的状态。此时受孕对受精卵的发育极为不利。②新婚之日新婚夫妇在酒席宴上难免开怀畅饮，而酒精是较常见致畸剂之一。酒精对胎儿的损害主要是损伤脑细胞，导致胎儿日后不同程

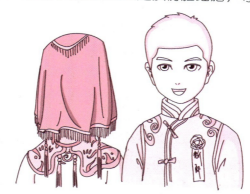

度的智力低下、发育不良，甚至出现畸形。所谓"胎儿酒精综合征"即源于此。③新婚之夜第一次性交时，夫妻双方均较兴奋、紧张，甚至胆怯、恐惧，以致不能相互配合。在这种状态下受孕显然不符合优生要求的条件，对胎儿的发育无疑会造成不良影响。

047 停服避孕药后不要急于受孕

口服避孕药中含有雌性激素和孕激素，这些激素从人体内排泄出来相当缓慢，口服避孕药1个月，体内的激素需要6个月才能排泄完；若在5个月以内受孕，体内的这些激素会影响胎儿的正常发育，甚至引起胎儿畸形。夫妇都想生育一个健康、活泼的宝宝，因此，在计划要孩子时，应在停止服避孕药半年后受孕，而不宜马上受孕。

048 出现哪些情况妇女不宜怀孕

实行计划生育，优生优育，人们对其重要性认识越来越深刻了。但从当前的研究工作发现，有许多不良因素对妇女怀孕有不利影响，怎样避免对准备怀孕的妇女的不良影响，使之处于最佳受孕状态，以期分娩出健康的婴儿，已成为人们非常关心的问题。下面就有关问题做一解释，供大家参考。

1. 长期服避孕药的妇女　最近有研究表明，避孕药中的雌、孕激素对胎儿性器官发育会产生一定的影响，因此刚刚停服避孕药者不可马上怀孕。那么，停服避孕药多长时间怀孕才安全呢？据药理研究，避孕药中的雌、孕激素从机体排泄出的速度十分缓慢，只要服用避孕药1个月，吸收进身体内的雌、孕激素需过6个月才能完全排泄掉。所以，最好是在停药6个月后再怀孕为宜。

2. 饮酒后的妇女　科学实验证实，酒精对生殖细胞有毒害作用。如果在孕前饮酒过量，会影响胎儿正常发育，出生的婴儿表现为多发畸形和智力低下。那么酒后多久受孕好呢？从卵细胞的成熟时间来看，卵子从初级卵细胞到成熟卵子约需 14 天，如果女子饮用了较多的酒，那么最好在停止饮酒 20 天后再受孕。

3. 接受过 X 线照射的妇女　X 线能穿透人体组织，使人体液和组织细胞产生物理与生物化学变化，引起不同程度的损伤。虽然医学 X 线对人体每次照射量很低，但却能杀伤人体内生殖细胞。即使是微量照射，也可使卵细胞的染色体发生畸形变化或基因突变。因此，为避免 X 线照射对后代的影响，专家们指出：接受过 X 线透视，尤其是腹腔下部及盆腔经 X 线照射的妇女，过 4 周后怀孕较安全。

4. 曾带宫内节育器的妇女　宫内节育器作为异物放在子宫腔内，无论放环时间长短，由何种材料制成，作为异物的宫内节育器或多或少地对子宫黏膜有一定的干扰。故在环取出后，为使子宫黏膜有一个恢复时间，从优生角度考虑，一般应等来过 2 ~ 3 次正常月经后再怀孕。

5. 早产及流产的妇女　妇女怀孕后机体各器官为适应新的需要都将发生相应的变化，以达到新的平衡。这一变化尤以生殖系统为甚。当发生早产或流产（包括人工流产）后，机体的这一平衡便突然中断，子宫等器官尚不能恢复正常。为了使子宫等各个器官组织得到充分的复原，恢复正常的功能，并为下一次妊娠提供良好的条件，早产及流产的妇女过 1 年再怀孕较为合适。

6. 有病而需长期服某种药品的妇女　应以疾病治疗为主，其病情及所使用药物对妊娠有何不良影响，以及是否适合妊娠则需由医生做出判断后决定。

049　患哪些病的男性宜选择胎儿性别

本来生男生女都是一样的，但由于有的男性患有伴性遗传疾病，所以妻子怀孕后需对胎儿的性别加以选择，以利于优生。

伴性遗传病就是随着父母患病不同伴随性别遗传的疾病。

目前人类共有 190 多种伴性遗传隐性疾病，如白发病、色盲、肾源性尿崩症等；

有 10 多种伴性遗传显性疾病，如佝偻病、遗传性慢性肾炎等。隐性遗传多数是母传子，显性遗传全为父传女。因此，要根据男性所患遗传病的种类来决定胎儿的性别。

例如血友病是伴性遗传隐性疾病，如果患病男性与正常女性结婚，则所生男孩正常，所生女孩为致病基因携带者，这样的夫妇应生男孩。与隐性遗传相反，患有遗传显性疾病的男性与正常的女性结婚，所生女孩有病，男孩正常，夫妇也要生男孩，不要生女孩。

可见，伴性遗传病的遗传是有规律可循的。为避免病儿出生，患有伴性遗传病的男性婚后想要孩子，应在医生指导下慎重选择胎儿的性别，以避免新的遗传病儿出生。

050　妇女忌婚后急于怀孕

有的年轻夫妻结婚不久，妻子就怀孕了，这可能出现很多事故，不能保证生一个健壮、聪明的好娃娃。

在结婚前后，夫妻双方都为婚事尽力操劳，休息不好、吃不好，精力消耗也很大，会觉得筋疲力尽。要想恢复双方的身体健康状况，确实需要在婚后一段相当长的时间内才能实现。如果婚后不久，身体还未恢复时就怀孕，对胎儿生长的先天条件将会产生不良影响。因为，从科学上看，夫妻的身体和精神状况，会明显地影响精子和卵子的质量，并影响到精子和卵子结合后的胚胎、胎儿。婚后急于怀孕对妇女本身也不利，操劳所造成的精力和身体不佳还未恢复，再很快怀孕，可谓雪上加霜，身体会更坏。

现在旅游结婚比较普遍，如果婚后急于怀孕，必然形成蜜月旅游怀孕。我们知道，在旅游时，生活无规律，心情紧张，精神及体力都很疲劳，机体抵抗力也会下降，这些都会影响精子和卵子质量。旅游中，从一地到另一地，各地气候差别很大，天气也会有各种变化，极易受凉感冒，加之疲劳、人群混杂、污染广泛等因素，会诱发各种疾病，特别是风疹等病毒感染，是胎儿畸形的重要诱因。旅游中难免缺乏良好的洗漱、淋浴设备，这就不易保持会阴部和性器官的清洁卫生，泌尿生殖系统感染也十分常见，这对怀孕也极为不利。旅游中吃住卫生条件也不尽好，有时会发生呼吸道或消化道感染，常需应用各种抗菌药物，无论感染还是所用药物，都对胎儿不利。所以，新婚夫妇不要在旅游中怀孕，否则就容易导致流产、死胎或胎儿畸形。美国有学者对 200 例蜜月旅游受孕的夫妇调查发现，先兆流产率达 20%、胎儿畸形率达 10%，均大大超过正常情况。

有的新婚夫妻在洞房第一次过性生活时就受孕，这也是必须忌讳的。新婚夫妇在结婚仪式上迎送亲朋好友，忙了一天，身体和精神状况都处于不佳状态，有的甚至达到了难以支持的程度，并感到十分缺觉，困倦难忍。这时受孕对生殖细胞极为不利，易出现痴呆儿。因为，这时人的精神处于最不佳时刻。在新婚宴席上，新郎新娘都要喝酒，甚至多喝几杯，我们知道，酒后受孕，对胎儿十分有害。还有一种说法，新婚夫妇初次性交，没有经验，精神紧张，很难达到性高潮，这也对胎儿无益。

医学家及遗传学家认为，受孕以安逸愉快的生活条件为宜。受孕前具备良好的生活条件和环境，保证夫妇双方身体健康、精力充沛、精神愉快，使情绪处于舒畅和轻松状态，并保证有充分的食物营养、睡眠和休息。因此，新婚夫妇不宜急于怀孕，因为这时的条件并不完全具备生个好娃娃。

051 专家建议婚后两年再要聪明宝宝

北京友谊医院妇产科专家建议，夫妇双方怀孕前应对自身的生理条件、心理准备及社会状况有足够的了解，做好生育的充分准备。一般情况下，生育的最佳年龄是青年夫妇结婚后 2 ~ 3 年。

专家建议，选择婚后这段时间受孕，不仅有利于控制人口的增长，对家庭和个人来说，也能使婚后有一个缓冲，更利于夫妇的健康、工作和学习，在经济上和精力上也不至于过分紧张。生理上女性生殖器官一般在 20 岁以后才逐渐发育成熟，骨骼发育成熟要到 23 岁左右，如在骨骼尚未发育成熟之前怀孕，母子就会互相竞争营养，从而影响母亲的骨骼发育。而孕妇年龄一旦超过 35 岁，生育时出现难产或胎儿先天性缺陷的发生率又会相对增加。因此，夫妇双方婚后一定要有计划，选择最佳的生育年龄。另外，应选择适宜的受孕时机。首先要考虑夫妇双方的身体健康状况，最好是将妊娠安排在工作或学习都不紧张的时期，特别要注意受孕前工作或生活的环境，是否接触过对胎儿有害的物质，如放射线、铅等。如果有接触，应与有害物质隔离一段时间再受孕。如服用避孕药，应先停服药物，半年后再受孕为宜。其次，是季节的选择。春天万物更新，夫妇双方精神饱满，精子和卵细胞的发育较好，怀孕后 3 个月内是胎儿大脑和神经系统形成的时期，此外，秋高气爽的时节，给孕妇带来精神上的愉快，多种多样的瓜果蔬菜更给孕妇提供了丰富的营养选择，为胎儿的发育创造了有利的条件。相反，冬末春初是各种病毒性疾病（如风疹、流感、腮腺炎等）好发的季节，孕妇一旦感染，很容易造成胎儿畸形，而且冬季受孕，分娩时正值夏季，天气的炎热会给孕妇和婴儿的生活带来许多不便。还有，家庭经济状况也是在怀孕前应考虑的问题之一，最好在家庭有了一定的积蓄后再计划怀孕。

现代医学表明，在出生缺陷的病因中，遗传因素约占 25％，环境因素约占 10％，更多的缺陷是发生在遗传和环境两种因素复杂的相互作用下。因此，育龄夫妇应主动进行孕前咨询，积极控制和消除诱发出生缺陷的不良因素，避免婴儿出生缺陷的发生。

052 计划受孕宜注意的问题

计划受孕应在良好的健康状态、融洽的夫妻感情、和谐的两性关系、安全舒适的周围环境以及宽松稳定的经济条件下进行，这样对胎儿的健康有利。

（1）养成良好的饮食起居习惯，注意体育锻炼。夫妻间加强感情交流，创造愉快的家庭氛围，以最佳心理状态准备受孕。

（2）计算排卵日期，选择理想的受孕日。

（3）在计划受孕日之前，应该有计划地减少性生活次数，以保证精子的数量和质量。

（4）要注意饮食营养，注意蛋白质、维生素和矿物质的摄入，避免各种食物污染，选择新鲜的绿色食品、水果、蔬菜要充分洗净、去皮，以防农药污染，少喝饮料，多喝白开水。

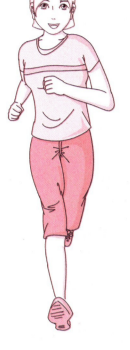

（5）不宜在身心极度疲劳情况下，如过度劳累、剧烈运动、长途旅行、连续工作、情绪激动等时候受孕。

（6）避免不良因素的影响。孕前 1 个月内避免 X 线及有毒化学物质，不宜服药及饮酒、吸烟。口服避孕药应停药半年再怀孕。若长期服某种药物，应请医生确定该药对受孕有无影响。

（7）孕前避免感冒或病毒感染，受孕前 3 个月内不做预防接种。

（8）工作及学习安排和家庭环境要做好充分准备，办理有关计划生育手续。

（9）增补叶酸。为预防胎儿发生神经管畸形，应从计划怀孕起到孕后 3 个月每日服用 400 微克叶酸补充剂。

夫妻任何一方若有不良嗜好，如吸烟、饮酒，最好戒烟、戒酒 3 个月以后再怀孕。

053 怀孕宜在何时

一对恩爱夫妻的美好愿望是，生个聪明、健康、可爱的孩子。但是，生育什么样的后代，这与很多因素有关，如遗传因素、各种环境因素等。此外，选择合适的时间怀孕，对优生也是很重要的。很多人是在新婚之夜受孕，然而，这不是受孕的最佳时期。因为，新婚期存在生活突变、身心疲劳、烟酒过度等诸多不利因素，此时怀孕，对后代会产生不良影响。最好婚后避孕 2～3 个月，生活趋于稳定，有了计划生育指标后再怀孕。

最佳生育年龄是 25—29 岁。25 岁以前，身体发育尚未完善。生育会对妇女的身体健康造成危害，而且生畸形儿的概率也大。再说，20 岁左右正是一个人学习和工作的最佳时期，如果生儿育女，背上沉重的生活担子，必然会影响学业和事业。所以，25 岁以前最好不要急于生育。过晚（35 岁以后），人的体质渐差，生育不正常的子代的概率随年龄的增长而加大。当然，并不是 35 岁以后便不能生育。如果因各种原因，生育计划推迟到 35 岁以后，则应该到医院去检查绒毛或羊水细胞的染色体，以诊断胎儿是否患染色体病（如唐氏综合征患儿），并且要在医院产科的严密监测下分娩。

054 不宜高龄怀孕

近年来，在各大医院的产科，高龄妈妈的身影非常多见。高龄产妇增多已成为全国乃至全世界的一种普遍的现象。

1. 高龄产妇增多的原因 造成高龄妈妈多起来的原因有很多，主要有以下几个方面。

第一种是"丁克"一族"顶"不住了。"丁克"（双职工不要孩子）是近年来比较流行的一种生活方式，年轻夫妻专注于两人世界，觉得如果有了孩子，大人的注意力就会转移到孩子身上，彼此对对方的爱就会减少，因此不愿要孩子。但是，两人世界也有趋于平淡的时候，年龄大些后，看到别人的孩子跑来跑去，非常可爱，特别羡慕。另外，父母的催促也会使他们的立场发生动摇，最终选择了要个孩子。

第二种是注重事业的女性开始考虑家庭的完整性。有些女性年轻时注重事业的发展，担心孩子会影响自己的职业生涯。年龄大了后才意识到再不抓紧机会就来不及了，于是纷纷怀孕生子。这些女性通常有较高的学历，以硕士、博士或留学回国者为多见。

第三种是计划生育政策无法顾及的人。在门诊接待产妇时，发现许多高龄产妇是生育过的。她们有一些是下岗买断工龄的人，在计划生育上没人管，于是要二胎；还有一些是有一定经济实力的人，比如一些私企人员，计划生育政策对她们也是形同虚设。

2. 高龄产子危险很多　在国外，30 岁就算高龄，而在中国，35 岁才算高龄。但不论国内还是国外，高龄怀孕都存在很多不利因素。

首先，高龄女性受孕概率较低。女性随着年龄增大，排卵越来越不规律，受孕机会就会减小。如果 30 岁以后受孕，肯定不如 25—26 岁时的怀孕概率高。不久前我们接待的一位高龄产妇，已经 37 岁了，年轻时因为工作繁忙没顾上要孩子，现在想要孩子却怀不上了。如果仅仅靠自然受孕，时间不等人，年龄越大，危险越多。我们最终决定为她采取体外受精的方式，然后将受精卵植入子宫，做了试管婴儿。

其次，大龄女性流产概率高。根据丹麦进行的一项研究，女性过了 35 岁，怀孕失败的概率就会大大增加。这项研究发现，女性到 35 岁时，由于流产、死产或子宫外孕等原因，怀孕失败概率达 20%。到 42 岁时，失败概率高达 50% 以上。在 22—24 岁，流产的概率是 8.9%，但到了 45 岁，此概率增加到 74.7%。发生子宫外孕的危险也会随着母亲年龄的增大而升高，从 21 岁时的 1.4% 增加到 44 岁时的 6.9%。

最后，高龄产妇胎儿致畸概率高。年龄大了，各部分器官开始出现老化，容易发生基因突变，生下先天愚型的孩子。这种胎儿生下来个头矮小、生长发育迟缓、智能低下、50% 有先天性心脏病，易患呼吸道感染；而且 20%～30% 在 1 岁之内死亡，50% 在 5 岁内死亡，轻者可生存到成年，但智能低下，此病治疗方法只能以教育和训练为主。

055　宜重视对宫外孕的防治

目前，临床上宫外孕的发生率呈明显上升趋势。在医院妇产科，几乎每天都会收治宫外孕患者，有时一天多达好几位。值得一提的是，这些患者普遍是因为腹痛才来就医的，并没有想到宫外孕的可能性以及危险性。因此，有必要提醒育龄妇女：如果近期有性生活史、月经又迟迟没来、阴道发生不规则出血，那么一旦出现腹痛，可一定要多个心眼儿，想到宫外孕的可能性，并及早到医院就医，以免延误救治甚至危及生命。

之所以专门提醒，是因为宫外孕的结果，几乎没有例外地要发生破裂，导致腹腔内大出血，而且发病又急又快。如果就医不及时延误救治，就可因失血过多而危及生命。某年秋天，一位20多岁的女青年因腹痛不止而由家人送到医院，当时病人已休克，经急诊检查确诊为宫外孕并且输卵管破裂大出血，当即急送手术室抢救。然而由于出血太多，年纪轻轻即丧生于自己并没有在意的"肚子痛"，实在可惜。据患者的家属介绍，这位女青年一天前就开始腹痛，但却没当回事，只是自己服了几次止痛药，而且还长时间与家人一起打牌，直到支撑不住才由家人送往医院，因而延误了抢救时间。这个典型的病例足以说明，宫外孕在患者看来像是"小毛病"，但实际上却十分危险，其可怕之处就在于抢救不及时。

宫外孕在医学上又称异位妊娠，是妇产科最常见的病症，大多发生于曾经生育过或者做过人工流产手术的年轻女性。宫外孕时，受精卵着床于子宫腔以外并开始发育，这是无法发育成熟的。所以，它的结局只能是流产或者发生破裂。

宫外孕的种类很多，其中最常见的是输卵管妊娠，在全部宫外孕患者中占95%～98%。这种类型的宫外孕在发生险情时，一个最典型的症状就是腹痛。那么在自我感觉方面一定要注意：如果输卵管破裂，其腹痛往往表现为一侧隐痛或坠痛；如果已发生流产或破裂，则下腹部一侧往往出现绞痛或撕裂样疼痛。而且，随着腹内出血的增多，患者会出现面色苍白、烦躁、脉搏加快、皮肤湿冷、血压下降等失血征象。患者必须立即去医院救治，千万不能拖延。

此外，对于期待怀孕生育的女性也应该多加小心，宫外孕也是一种怀孕，其一些反应往往与正常妊娠差不多，如停经、恶心、呕吐，孕检尿液也呈阳性反应；有时，还会出现阴道少量出血，好像是先兆流产。这就很容易造成错觉，必须请教医生加以鉴别诊断。曾接诊一位患者，出现了上述症状后没去医院确诊，而是听信亲友的话盲目服药保胎，结果差点发生危险。

由此看来，育龄妇女对宫外孕应该有所了解并提高警觉，在发生上述症状时，千万不能自作主张，一定要去医院明确诊断，以免延误救治而发生意外。

056 忌不注意下午5点最易受孕

最近，意大利科学家进行了一项受孕概率调查，结果发现，选择在下午 5—7 时过性生活，妻子最容易怀孕。

意大利卡尼奇博士和他的同事为了研究受孕的时间规律，请了 50 多名男性参加试验，每人提供两份精液样本，一份在上午 10 时 30 分提取，一份在下午 5 时 30 分提取。结果发现，下午男子精液中，精子数量特别多，而且快速运动的比例也比较大。这时候男性精子无论是数量还是质量，都会达到最高峰。

卡尼奇博士指出，科学研究早已发现，孕激素使大多数妇女在下午 3—7 时这段时间里的基础体温升高 0.3 ~ 0.5℃，从而能促使她们排卵。专家认为，将这两项研究合二为一，可以证明人类确实存在"性福时刻"，即下午 5—7 时，相信这对那些有生育问题的夫妇会有帮助。

057 春节期间不要怀孕

春节一到，普天同庆，老少亲朋，欢聚一堂，热闹非凡。然而，这时勿忘国家大事——优生优育。科学资料告诉我们，春节期间最好不要怀孕。前卫生部长兼医学专家钱信忠在《医学百科》中说："选择最有利于优生的时机受孕叫作'计划受孕'。"特别要注意避免一些不利因素对受孕及受精卵的影响。俗话说酒后不入室，是有一定道理的。酒精对生殖细胞有不良作用，使受精卵质量下降，生下的孩子体力弱、智力低下。

再说，精子的质与量，不仅关系到能否受孕，也影响受精卵的发育，甚至胎儿的健康成长。新春佳节之际，夫妻都忙忙碌碌，睡眠少，疲乏时多，若酒后同房，一旦受孕，胎儿畸形或智力低下者多。若女方也饮酒则更为可怕。法国图克曼及迪普莱报道：孕妇酗酒是胎儿先天性畸形、先天智力低下等缺陷的原因之一。专家们还发现，酗酒者比不酗酒者生出畸形儿高 2 倍。为此，1973 年"胎儿酒精中毒综合征（FAS）"被正式命名，通用世界各地。1968 年法国对母亲饮酒的 127 名儿童进行调查，发现这些儿童面部均有明显缺陷，并有明显的精神障碍。这被称为"胎儿酒精中毒综合征"。这些孩子身材矮小，体重不够标准，头围小、眼裂短、鼻梁低而短、内眼角有皱褶、鼻唇沟不明显、上唇狭窄、下巴偏小、上眼皮下垂，斜视，还多患先天性心脏病，并且反应迟缓，胆小怕事，呈白痴状态。触目惊心的科学调查提醒人们，春节期间，因饮酒频繁，切莫怀孕。

058 宜了解影响性和谐的疾病

影响性生活和谐的疾病五花八门，一般可分为全身性疾病和泌尿生殖器官疾病两大类。全身性疾病中最常见的有糖尿病、甲状腺功能亢进症、肾上腺疾病、脑垂体病变、肝硬化、肾功能不佳、各种精神系统疾病和严重营养不良等，涉及面广，这里不能一一赘述。泌尿生殖器官疾病引起性生活不和谐的机会更多，所以我们将作一些重点介绍。

1. 外阴炎和阴道炎　外阴炎包括大小阴唇、阴蒂、阴道口等部位发炎，会变红、肿胀、刺痛，如果勉强进行性生活会引起剧烈疼痛。阴道炎种类很多，有细菌性、寄生虫性等，都可造成阴道黏膜充血、水肿，性生活会出现疼痛；剧烈时，由于阴道肌肉发生强烈收缩，成为阴道痉挛而使性交困难。外阴炎和阴道炎的治疗原则是使用抗生素及以 1 ：5000 高锰酸钾溶液冲洗局部，在没有治愈前应暂停性生活。

2. 尿道炎和尿道口炎　尿道及尿道口有烧灼样疼痛或脓性分泌物，并出现尿频、尿急、尿痛现象，性生活可加重此类症状，并进一步促使炎症向膀胱、输尿管和肾脏蔓延。应立即停止性生活，采用抗菌药物治疗。

3. 尿道肉阜　生长在尿道口的一种良性息肉样组织，颜色鲜红，很脆软，一碰就出血，性生活时会引起出血。应该用电灼等方法治疗，也可用己烯雌酚0.5毫克，每晚1次塞入阴道内，连用10～20次，每隔3～4个月重复进行，可减轻症状。

4. 子宫颈糜烂　会造成性交出血不适。症状较重的应治愈后再过性生活。

5. 子宫颈癌　性生活出血是本病的一个重要症状，一旦检及本病应立即停止性生活，如进行手术后、阴道保留者仍可有性生活；如放射治疗，病情稳定前，不宜恢复性生活。

总之，明确是因疾病引起的性生活不和谐，就应针对病因进行治疗；同时夫妇双方必须互相体谅与协调，绝不能彼此责怪、讥笑和怨恨，更不能勉强行事。

059　孕前宜性和谐

性生活是人类的一种本能，是一种高级的、复杂的生理和心理活动。夫妻间的性和谐，直接或间接地影响着双方的感情，婚姻的美满。现实生活中，夫妻间因缺少性和谐导致感情破裂、离婚甚至婚外性行为者不乏其人。著名性学家富兰克·比奇说过："世界上没有别的东西能像性那样把人们的生理欲望和心理意识紧密地结合在一起。"

中国公开以"性生活不协调"为离异原因的占35%。俗话说："一日夫妻百日恩，百日夫妻似海深。"这里的"恩"和"深"是建立在夫妻"性和谐"基础之上的，如果夫妻性生活不和谐，这样的家庭无疑是有欠缺的。有人做过这样的调查，夫妻性生活（主要指25—45岁的中青年人）每月3次以下的占44.19%，而性交方式仅有一种的占40.5%；许多家庭有孩子同睡一室的占47.17%；房间隔音度差的和较差的占到70.60%。

夫妻和谐的性生活有益身心并具有防病保健作用。就连孔孟信徒，封建君子也曾留下文字证据。例如清朝袁枚在《小仓山房文集》中记载着："江令闻患病，延请名医徐灵胎诊治；徐灵胎诊脉察舌，望闻问切之后不开方，只是嘱其回家与妻子'阴阳交错'，商人不信，并认为自己经商在外，无欲则刚，正好蓄精养神去病，徐灵胎劝他回家试试无妨，商人抱着'试试'的心理回家，不出名医所料，他严重的自汗、张口喘气、彻夜不眠等'阳盛灼阴'症状竟不药而愈。"

科学研究证实，和谐的性生活对于男子的好处，主要是使内分泌得以调节，并使之维持正常的功能活动。例如，前列腺是男子分泌精液的腺体，若不发挥其生理功能则会栓塞不通，患前列腺癌的机会将大大增加，禁欲的僧侣就最容易患前列腺癌。此外，性快感兴奋男子的神经和血液循环，也使肾上腺、性腺退化速度减慢；相反，独身男子易患神经官能症、冠心病、溃疡病，甚至郁积成癌。

和谐的性生活对于女性来说，可缓解"经前综合征"。许多女性每次月经前有全身疲倦无力，乳房胀痛，烦躁头痛，忧郁失眠，腹痛腰痛，水肿等症状，而婚后和谐的性生活，这些症状减轻或逐渐消失。

由上可知，和谐的性生活的确可使家庭美满幸福，极有利于家庭稳定，而家庭是社会的细胞，家庭的稳定即可促进社会的稳定，安定团结，有利于现代化的建设。

但这里要说明的一点是，有些人为了达到性和谐而一味追求性高潮，特别是没有使女性达到性高潮就不认为是性和谐，这是一种误解。因为，科学调查表明，并非所有的男性，更非所有的女性在任何时候都能体验到性高潮。一些科普作品和文艺作品对性高潮的过分渲染，以致助长一些夫妻在性生活中一味追求性高潮的到来，反而加重了夫妻的性负担，影响了正常的夫妻生活。

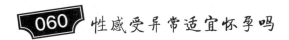

060 性感受异常适宜怀孕吗

所谓性感受异常是指性生活淡漠甚至厌恶，有性欲要求，但缺乏快感，或不能达到性欲高潮。性感受异常多发生于全身性疾病。如糖尿病、消耗性疾病及维生素缺乏等，也常见过度疲劳或盆腔局部病变造成性交疼痛引起的性感异常，这会使受孕机会减少。大多数患者经过矫正不适当的性交方法，注意改善环境的不利影响，学习科学的性知识，避免过度劳累和性生活过频，同时积极治疗局部病变，性感受异常很快能得到改善。性感恢复正常有助于增加受孕机会。因为性交能达到性欲高潮有利于精子上行、增加受孕机会。

061 夫妻性和谐忌缺锌

锌是一种人体不可缺少的微量元素。它具有多方面的药理作用，尤其对性功能和生育有重要的关系。故有人把锌誉为"夫妻和谐素"。

据医学研究，锌在健康人体内总含量为 2 ~ 4 克。含锌量最高的器官为男性生殖器，精子中含锌量高达 2‰。女性缺锌可引起第二性征发育不全，已婚妇女可出现阴冷和性冷淡；男性还可出现阳痿、早泄、精子数量减少和畸形精子数目增多。锌有增加血浆睾酮及精子数目，促进性腺分泌的作用，是维持性器官所必需的物质。

食物中含锌最高的是牡蛎，其次是瘦肉、核桃、花生、芝麻、紫菜、动物内脏、粗杂粮等。值得注意的是，经加工后的精米、精面锌含量损失达 80%，而精制白糖损失竟高达 98%。所以，日常膳食不要过于精细，也有利于锌的摄入。对锌缺乏的人尚可补充药物锌，如硫酸锌每 6 小时服 1 次，每次服 110 毫克；或 8 小时服 1 次，每次服 220 毫克。但药物锌最好在医师指导下使用。

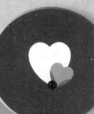

四

孕前忌不重视
身体条件
的准备

不久前，美国哥伦比亚电视公司的华裔新闻主播宗毓华女士，为了实现优生的愿望，向公司老板提出请准许休息3个月的"受孕假期"，不再主持"宗毓华周末有约"的节目。消息传出，反应强烈，舆论哗然，褒贬不一，引起一场轩然大波。

假期有多种多样的，但提出受孕假期者实属首例。乍听起来，宗女士似乎小题大做。对育龄妇女，受孕是再自然不过的事，何须为此休假？不过，认真斟酌，宗毓华绝非等闲之辈，受孕休假颇有道理。

世界上无论做什么事情，都应该有所准备，而且准备得越充分，事情做得越好。孕育一个新的生命，可谓人世间最为重要的事情了，当然更需要做好准备。科学研究和调查结果一致表明：经过充分准备的受孕与随机受孕相比，不仅有利于孕妇本人的健康，而且也有益于优生。

孕前需要做的准备有很多，但首先是身体条件的准备，即应该在夫妻双方身心健康的良好状态下受孕，包括：男女双方或一方未患急、慢性传染病及严重器质性疾病，男女双方均处于心情愉快、情绪饱满、精力充沛的最佳状态；双方均应避免在过度劳累、疲惫乏力、心绪不佳、精神忧郁或大量吸烟及饮酒后受孕。

这里需要特别提醒的是，身体健康状况不能只凭自我感觉。青年人抗病力强，往往在大病初起或患有某些遗传性疾病及潜匿性疾病时，可以不出现明显的自觉症状。因此，准备受孕的夫妇应该到医院进行一次系统的健康检查。

062 孕前宜要加强性保健

所谓性保健，就是根据人体的生理特点和生命规律，采取健康的性行为，以防病保健。性保健，古时称房事养生，它是一门新颖而又古老的学问。说它新颖，是因为它于近三四十年才受到国内外的重视和研究；说它古老，则是这门学问源远流长，随着人类文明的诞生，就有了性保健的萌芽。早在两千多年前就已成书的我国现存最早的医学经典著作《黄帝内经》里就明确指出了性保健的意义，如《素问·上古天真论》里说："以酒为浆，以妄为常，醉以入房，以欲竭其精，以耗散其真，不知持满，不时御神，务快其心，逆于生乐，起居无节，故半百而衰也。"这里的"半百而衰"即指衰老，而引起衰老的直接原因就是"醉以入房"，即不懂得性保健。

重视性保健，是我国古代养生学的一大特色，但由于古代受封建礼教的约束，特别是儒家思想的影响，对于性的知识认为淫秽败俗，不屑称道。即使有些医家受儒家思想的影响，对此也多讳莫如深。因此，在很长一段历史时期内，人类自身的性知识和学说并没有受到正确对待。有性方面疾病的人，常常羞于启齿，苦于无处就医。

人类的性行为除了受机体本身的影响外，还受社会环境、心理、遗传、疾病等因素的影响。大量事实表明，人们十分需要性保健，如何正确认识性生活，怎样过好性生活，才有益于身心健康。如何做好优生优育，提高人口素质，促进人类发展，这些问题越来越引起人们的兴趣和关注。这正如古代房事养生家所说："房中之事能生人，能煞人。譬如水火，知用之者，可以养生。不能用之者，立可尸矣。"由此可见，房事生活本是自然之道，避免损伤，需得其术，这是养生延寿不可缺少的内容，是健康长寿的基础。如果违背这个自然规律，就会给人体健康带来危害。

063　孕前宜注意哪些性生活习惯

性交的频度。苏联学者指出，已婚男子，20—30岁时一周进行2～3次；30—40岁为2次；40—50岁为1次；50—60岁为2～3周1次。一般来说，25—30岁的青年人，新婚伊始，性交比较频繁，数月后就降至每周1～2次，40岁以后，一般就1～2周1次。其原则是性交的频度以次日不感到疲劳、心情愉快和不影响健康为度。

如果性生活过于频繁则可以引起不育。因为一个精子在精曲小管（曲细精管）从诞生到成熟，需要 64 ～ 72 天时间。另外，精子在附睾内还要停留 19 ～ 25 天才能进一步成熟、获能，这时的精子才具有活动性和受精能力。所以，就一个精子的整个成熟过程大约需要 90 天的时间。我们明白了它的生成与发育时间，就应该注意掌握，如果用之过快，就会使精子供不应求，频频射精者，生精细胞还没有发育成熟，就被排出，当然女方不会受孕。

睾丸内的间质细胞是专门帮助人体显示男性特征的"角色"。因为长在曲细精管外的疏松间质组织里而得名。间质细胞能生产睾酮，人类的这种雄激素可以促进男性生殖器官的生长和发育，可促进睾丸制造精子，可以诱发和保持性欲望，是男性不可缺乏的激素。如果性交过频，常常会使睾酮分泌过低，也会出现供不应求，使精液质量下降。

从上述两方面看，都可造成精液量减少、精子密度降低、精子活动力和生存率都有可能下降，因此，可以造成不育。

064 包皮嵌顿宜采取的保健治疗方法

深夜一阵急促的敲门声，进来了一位新婚的男青年求诊，经检查确诊为"包皮嵌顿"。原来这位新郎缺乏必要的卫生知识，而发生与性生活有关的急症。

包皮嵌顿常见于有包茎或包皮过长的男青年。包皮是阴茎的外皮，儿童时期包皮不仅包裹阴茎体部，而且还覆盖阴茎头部。随着年龄的增长，包皮逐渐退缩，阴茎头就慢慢外露。如果到成年，包皮仍然遮盖整个阴茎头和尿道外口则称作包皮过长，多数用手很容易将包皮上翻而暴露尿道外口和整个阴茎头。如果包皮口狭小，使包皮难以上翻称包茎。新婚之夜，有的男青年由于包茎或包皮过长的原因，施行性行为时，包皮会向阴茎头后部硬性翻转而紧紧箍住阴茎龟头上，致使阴茎皮肤严重水肿。这种现象称包皮嵌顿。而且有的包皮不能上翻者，性交时还会产生疼痛，影响射精，不能得到快感。

同时，由于包皮强行向上退缩到龟头上方后，包皮外环便会落在龟头后冠状沟内，血液循环受阻而引起肿胀。若不及时处理，会导致包皮和阴茎发生溃烂，甚至坏死。所以，一旦发生包皮嵌顿，一定要及时处理。首先自己可轻柔按摩几下，试试能否复位；如能，复位动作要轻；若有阻力便应立即去医院就诊，医生只要在龟头和水肿的包皮上涂上消毒的液状石蜡，便大都能手法复位；严重嵌顿不能手法复位者，须进行手术复位。

不过自己在手法复位时，不要过分紧张，如动作粗暴、强行复位，损伤了包皮系带，就会发生阴茎龟头部疼痛和出血。如症状较轻，只要注意局部清洗，服用一些抗生素便可。出血多、症状严重者，切勿怕难为情，必须请医生诊治；否则延误治疗会产生严重后果，影响阴茎的正常勃起和日后的性生活。

防止包皮嵌顿，要做婚前检查。发现包茎或包皮过长，早期到医院进行手术矫正。这种手术较简单，门诊便可施行。

065　性生活时宜注意的卫生问题

每次性交前，男性除擦洗阴茎和阴囊表面外，同时要把阴茎包皮翻起使阴茎头完全暴露，再用水冲洗。因为，包皮和龟头之间有一些腺体分泌物和尿混合的污垢，如长期不清除这些污垢，会造成细菌繁殖引起发炎，使局部痒痛影响性交。性交后第二天早起应清洗外阴。女性的外生殖器皱襞较多，附近除汗腺、皮脂腺外，还有尿道、肛门，距离都很近，而宫颈和阴道分泌物均经过阴道口流出，局部污垢较多，易产生臭味，所以女性性器官的清洁更为重要。性交前仅冲洗外阴，阴道内不必冲洗。性交后第二天早晨也要冲洗外阴。平时可每日或隔日用温水清洗外阴 1 次，特别是经期更要注意保持局部清洁。有些妇女喜欢冲洗阴道，实际上一般不必要，因阴道内要经常维持一定的酸碱度，如经常冲洗反而破坏其酸碱环境，易引起细菌繁殖。

066 性生活前后不宜洗澡

有许许多多的夫妻皆喜欢在性生活前后痛痛快快洗个澡，这样能干净清洁地做爱。但是一些专家却指出：在性交前洗澡并不好，原因是沐浴后由于全身的血管充分扩张，就使得血液大量流向皮肤扩张的血管里，而在此时性交，可使性器官急剧充血，这样机体就必须紧急动员分布在皮肤等处扩张血管里的血液迅速去补充，全身血液的布局因此要求一个大变动，体内血液循环就会发生平衡失调，使得其他器官的供血量减少，这就容易发生头晕、乏力心悸的症状。有的人甚至可能发生血糖偏低，产生低血糖症。低血糖的产生是由于血管神经功能暂时失调，抑制肝脏中糖原的分解和异生的作用造成的。若原先有冠心病，在这一过程中就易发生心肌供血不足，甚至诱发心绞痛或心肌梗死。

同样，在性生活后也不应洗澡，原因是性交后立即去洗澡，必然会向皮肤和肌肉内增加供血，从而，引起其他重要器官的供血减少，若减少了心脏和大脑的供血，就会影响到它们正常的生理功能，出现一过性低血压和脑贫血症状。

067 妻子宜注意保护丈夫的性自尊

妻子对丈夫的伤害，恐怕没有哪种伤害比对丈夫性自尊的伤害更严重了。虽然在很多情况下，这并不是做妻子的本意，然而，这种不自觉的伤害，轻则让丈夫尴尬不已，重则引致丈夫性功能障碍，甚至造成婚姻破裂。

1. 相知不疑、保护好丈夫的性自尊　首先，要相信丈夫的人品和道德。相知不疑，彼此尊重，是夫妻相爱的基础。对一个忠于爱情、品行高尚的丈夫来说，如果遭妻子无端猜测，其所带来的伤害常常难以逆转。

张浩是一家单位的业务员，经常外出；妻子小菁则在机关坐班。张浩人长得英俊，社会交往能力强，这令小菁很不放心。于是，张浩每次出差前，小菁总是主动示爱，想把丈夫"喂饱"了再走，免得在外"觅食"；每次张浩出差回来，小菁更是迫不及待地要与丈夫云雨一番，以检验丈夫在外是否有不轨行为。如果哪次张浩回来表现欠佳，小菁的心里就直打鼓。其实，张浩是一个很珍视妻子、珍视家庭的好丈夫，根本用不着小菁费这番心计。可小菁就是屡试不怠，丝毫不敢放松警戒。

一次，张浩半夜三更才回来，坐了一天的火车，实在是累了。可小菁不肯放过即刻检验的机会，张浩疲惫不堪，不愿同房。小菁不满地说道："你一定是在外面有了相好的，才不要我！"张浩见妻子如此说话，想到自己一年到头在外奔波，还不是为了这个家，却遭无端猜测，顿时火冒三丈，两人唇枪舌剑，吵得不可开交。

经过这件事后，两口子半个月没有讲话，虽然以后小菁表示不再猜疑张浩。可不久又故态复萌，张浩不能忍受被人像贼一样防着，终于与小菁分道扬镳了。

2. 出言须慎，保护好丈夫的性自尊　要相信丈夫是一个正常人，他既不是性超人，也不是性无能。特别在丈夫表现失常时，要给予谅解和鼓励，万不可出言不逊，否则戏言成真、作茧自缚。

琼性格开朗，喜欢开玩笑。新婚之夜，她期待着能与夫君共享爱情之乐，可没想到初为人夫的小赵也许是太紧张，也许是太想表现自己，刚一接触就"一泻千里"了。琼多少有些不满，但一看到丈夫那副样子，顿觉好笑，一句"你这项目经理平常干得挺不错，没想到干这个'项目'却这么差劲"的玩笑话脱口而出，窘得丈夫满面绯红。在以后每次进行性生活时，琼的丈夫总会想起她讲的这句话，久而久之，他干这个"项目"还真的有些力不从心了。

其实，作为知识女性的琼，不是不明白新婚之夜丈夫出现情况的原因，然而就是这样一句玩笑话，却给丈夫造成了如此后果，也给自己的婚姻生活留下了阴影。琼后悔不迭。虽然经心理医生的治疗和琼的鼓励，小赵恢复了正常，但毕竟因琼的不慎给他们的夫妻生活带来过不应有的麻烦。

3. 性非罚单　如果妻子在丈夫的性生活附加太多感情以外的条件，把性当作对丈夫的奖惩，那既伤了丈夫的性自尊，也亵渎了性。

比如，有时丈夫"性"趣很高，此时妻子或许没有兴趣，于是就对丈夫提要求：明早给我打好洗脸水、明儿的早餐归你买了等。

又如，当夫妻俩相拥着准备进入状态时，可能此时丈夫一句不经意的话，或某个动作，令妻子顿感不悦，结果她便来个"急刹车"，头一甩，背一转，毫不通融地给丈夫留下一个冷冷的背影。碰到这种情况，激情如火的热血男儿会有突坠冰窟的通体冰凉之感。

以性作为对丈夫奖惩的现象，在男强女弱型夫妻和男弱女强型夫妻中较为严重。就前者而言，弱势的妻子想通过性这条途径来与丈夫一比高低：看你神气的，不也要拜倒在我的石榴裙下；至于后者，处于强者地位的妻子在内心深处本就有些瞧不起丈夫，更不会轻易让丈夫唾手可得了。

自古以来，男人被赋予了伟岸高大的形象，其实男人也有脆弱的一面，也有虚荣心理，因而更需要得到别人的理解和尊重，有时也渴望女人的"宠爱"。总之，保护丈夫的性自尊，不仅是维护丈夫尊严的需要，在一定意义上说，也是维护了夫妻的感情生活，做妻子的不可不注意。

068 宜尝试一下性幻想的训练与运用

性渴求的缺乏还有一种表现形式，即虽然有很强的性要求，但是激情不足、爱意不够，性生活简单枯燥没有意思。那就应该比"角色扮演训练"更进一步，合理地运用"幻想与复原操作"。

几乎每个人都幻想过，跟一个独特的对象过一种方式独特的性生活，获得独一无二的性感受。只不过男人有过的幻想多些，女人则少些；越年轻的越多，越年老的越少；而且每个人的幻想都是一个不雷同的独立宇宙。可是人们结婚了，幻想便随着新奇感一同逝去，各种生活负担都在磨损着我们的心灵动力，于是人们说："活着真累！"

幻想是不能缺少的。可惜许多人是在与对方有矛盾后才幻想，或者是在欲求而不可得时才幻想，结果是飘离了生活。幻想与复原操作的灵魂是在性生活准备期内开始，而且必须在性感受消退前结束。

学习这种操作的过程跟其他培训不一样，恰恰是从性生活中开始学习，而且第一步就是要求自己察觉到性高潮即将来临，并适时地展开幻想。

要知道，在性生活中做到这一点并不容易，因为需要对方极细腻地配合。在双方互相爱抚或者单独自我爱抚中，男性一般都能感觉到从脊椎中部、会阴部到阴茎顶端的某种动感或热感。女性则一般是在下部、乳头与胸部中间回荡或往复。因此，最好先从爱抚开始练习，动热之感一出现，就把一切外界感受器官都关闭（眼、耳、鼻、舌等）。开始集中精力调动自己的记忆，让过去最美好的幻想重新浮现出来，或者再加以自由发挥，使自己如鱼得水般地浸泡在里边。这时，性高潮就会来临，而且已是新的了。

幻想的内容往往是自己无法控制的，但最好能逐渐诱导自己向着比较"虚"的方向发展，注意体验幻想中的那种情绪、气氛、滋味，不要凝固在某些具体动作上。男性尤其要注意这一点。

爱抚中的幻想逐渐形成自觉行为后，就可以把它逐渐扩大到性生活的心理准

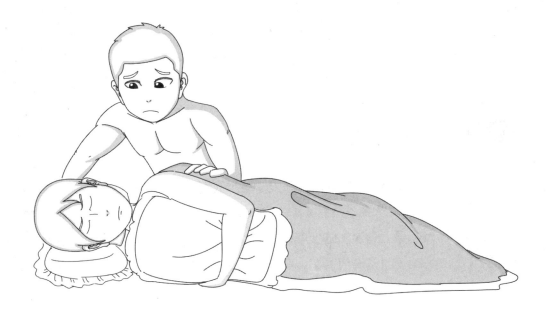

备阶段中去。这时就必须有夫妻的交流与互助。总有一方的幻想更丰富、更细腻，那就应该把它表达出来，以便形成对配偶的暗示和启发，促使对方也较快较好地焕发出幻想来。结婚较久、相处较好的夫妻，还可以共同设计某种场景，以利于双方幻想的趋同。情真意切的夫妻还可以坐在一起投入同一个幻想中去。即使是不大善于表达内心感受的夫妻，也可以通过表情和动作来暗示对方、推动对方。

性高潮过后，幻想就应该结束了。男性一般可以利用"不应期"的自然休息，使注意力回归自我和对方，最好是有意地做一些无关紧要的小事，例如喝点水、上厕所、整理床铺等。女性的幻想消退得慢一些，可以用闭目深呼吸、蹬腿勾紧脚趾、摊开式俯卧等形体动作来辅助，但最重要的是在心理上寻求和模仿出浴时的感觉。夫妻能够从事"性交后的爱抚"，那是最好不过的了。结婚较久的夫妻可以充分利用睡眠来实现复原，并且在没有性生活欲望时，尽量避开那些容易诱发幻想的事物。当然，在某些良好状态下，如果双方都可以自然地达到感受的极点，就不必运用幻想。

必须说明，幻想与复原操作的应用范围是有限的，效果也是因人而异的。不仅感情不和的人不能用，性格很内向、敏感、脆弱的人也要非常慎重。通俗地讲，越是缺乏或不会幻想的人才越应该运用此法。幻想的最终结果是落实在现实的、生理化的性高潮上。对于女性，则是实现整体化的身心愉悦。如果发现它反而影响了性感受，就应停用，因为此法显然不适用于你。

069 宜重视自身的气息美

拿破仑从前线回家前，总要事先给妻子约瑟芬捎个信："先不要洗澡，我马上回家。"原来他十分喜欢妻子身上散发的气味；同样，他身上的气味也使约瑟芬陶醉。据说，杨贵妃身上有淡淡的狐臭，而这种气味正是她让唐明皇为之倾倒的重要原因之一。名噪一时的清代香妃，更是以她身上特有的气味招惹了许多是非。凡此等等，说明人体气味有着多么惊人的魅力。

人体气味美又称气息美或嗅觉美。在人类的交往中，它常常起到一种无形的、不可言喻的作用。它可达到我们感情生活的各个角落，能促进友谊，激发记忆，叫人忧伤，使人愉快、兴奋。在吸引异性方面，它更能起到一种难以估量的作用。在自然界昆虫、鱼类等都是凭着身体散发的气味来吸引异性和找到伴侣的。狗鼻子有2亿个嗅觉感受器，是人类的20倍；猪的嗅觉也比人灵敏5～8倍。尽管如此，人体散发的气味的微妙作用却是动物所不能比拟的。请看一个试验，研究人员把带有麝香化学气味的几把椅子放在一间音乐厅里，这种气味很接近于男人的气味。某些节目单上也被喷上了这种气味。一群男女步入音乐厅后，大多数妇女挑选有气味的椅子，并拿取那些带有气味的节目单，剩下的几乎都是未经喷涂气味的单子。

还有人把从某组妇女腋下分泌物中提取的气味喷到垫子上，然后请另一组妇女把这些垫子放到鼻子下嗅闻，一周闻3次，四五天不洗脸。10～12周后，两组妇女的经期同时出现。

长期出海捕鱼的渔民，出海后不久性情就会变得暴躁不安，常常因为一点小事争吵不休。一旦他们返回海港，暴躁的情绪马上便平息下来。过去一直认为这是海洋气候影响的结果。现在才弄清楚，原来航海时只有男性，渔民闻不到女性的气味，身心失去平衡，脾气才变得暴躁。男子在工作单位里或在旅途中不断嗅到女性的气味，心情会变得柔和温顺。同样，在只收容女犯的监狱里，每当男性在墙外走过时，便会引起女犯一阵情绪骚动，这是男性的气味给女性带来烦恼的缘故。男人的腋下经常分泌带麝香味的雄甾酮，他们之中50%～60%的人闻不到这种气味，但女人对此却极为敏感。这使得有男朋友的女孩子的月经期常常比没有男朋友的女孩子的月经期要短得多。

一般来说，女人与同年龄的男人相比，大都嗅觉比较灵敏，且随着年龄的增长嗅觉丧失的程度比同龄的男人小。研究还发现，一个人的嗅觉在20—50岁时最灵敏，50岁以后逐渐衰退，70岁时衰退得非常迅速。

大多数人身体的气味比较淡弱，但仍各有特色，警犬即以此来辨别人。不同的人对同性或异性气味的接受和爱好程度也多不相同。例如，一位十分聪明美丽的女郎，往往会挑中一个相貌平庸、才情一般的男子。据专家分析，这往往同对方身体散发出来的气味为另一方所爱好和接受有一定关系。除了为多数人所厌恶的狐臭等应设法消除外，绝大多数的人体气味都有它一定的接受和爱好者。这也许就是人们常说的"秦桧也有三个好朋友"或者"臭味相投"吧！

人们还可以通过外源的气味来调整或加强自身的气味。比如，使用不同型号的香水、香精、发枕（如玫瑰花枕头、菊花枕头等），注意食物的选择（如婴儿吃母乳因而全身充满了乳香），以及养花、逛公园等。不过要注意，有些气味是为许多人所接受或爱好的；对另一部分人则没有什么反应，还有一些气味仅是个别的人喜欢，而为多数人所厌恶。因此，在努力增加自身气味魅力的时候（如选择香水的型号），应注意到多数人的爱好和所处的场合。据说，法国名牌香水的香料一般都在 600 种以上，并经过"神鼻子"的反复嗅闻才创新出来的。如果出于求爱的需要，那就要注意对方所喜爱的花香，经常使用的香水种类、型号，以便尽可能使自己身体的气味和对方喜爱的气味相接近，也许这是您进一步受到青睐的妙举。

070 宜让夫妻间充满爱与和谐

在绝大多数幸福家庭中，夫妻间的爱与和谐充满生活，许多矛盾和问题都在其中得到解决。对于以单婚关系前提的核心家庭（由父母和未婚子女组成的家庭）中，夫妻双方关系是否和谐对家庭美满幸福起着重要作用。

婚姻生活是具体的。恋爱时双方已经看到的、没有看到的或者视而不见的缺点和个性都会赤裸裸地暴露在彼此面前。同时两人经济的负担、家务的分工、生活的安排、性生活的适应等都有待于新婚夫妻去解决。从心理方面看，夫妇双方都应该对这种情况有所准备。首先，需要时时处处从两个人共同组成的家庭的利益出发去考虑问题。建立了家庭小舟的双方就得同舟共济，遇事不能只从一方的利益考虑，这样的出发点是搞好家庭关系的第一步。其二，多给对方一点关怀。婚后生活中，多给对方一点关怀能够增加家庭中的幸福感，比如一方出差，在时间允许时去车站接送；一方挑灯夜"战"、写材料或做其他工作，另一方给做上一顿可口的夜宵等。简单小事却体现夫妻情义无价，双方在相互关怀中增进感情。其三，双方经常交流情感，在单位中的成功喜悦与失败悲伤都以在对方那里得到呼应，喜悦可分享，能增加成就感；悲伤烦恼可倾诉，能减轻心理压力，医治创伤。家庭在此是一安全的避风港，可供双方休息、调整、积蓄力量。其四，创造良好婚姻的环境。双方要有意识地创造一些机会，如风和日丽天气中的旅游、生日时出乎意料的礼品、周末富于情调的充满浪漫气氛的晚餐等，都可以使正常的婚姻生活充满色彩而不感觉平淡。其五，要学习和掌握一些性方面的常识，使夫妇双方在旷日持久的夫妻生活中，逐步建立起和谐的性关系。这也是加深夫妻感情的一个极为重要的方面。

很难用一句话来概括什么样性格的夫妻在一起更能和睦相处。但是性格完全一样的两个人是不存在的，双方个性上有或多或少的差距这也是极为正常的。有些夫妇一刚一柔，一外向一内向，一个脾气急躁一个性情稳重，其结果并不因性格差异而影响关系。相反却互相取长补短，相得益彰。因此，性格特点有不尽相同，并不一定造成意见分歧；并产生一些意想不到的调剂互补作用。但能够做到这一点的前提是夫妻双方要对另一方的特点有所了解，从心理上认同，并且能够容忍这些与自己不尽相同的而且不一定是优点的性格特点，容忍对方的个性甚至缺点，如一方业余爱好钓鱼，只要不影响大局，对此爱好就不宜过分干预，甚至也可以培养类似爱好以协调夫妻业余时间的活动。如果对另一方的性格特点不能容忍，这桩婚姻应该结束在建立之前；否则长久下去，对婚姻关系就感觉不满意，你想改造我，我想改造你，谁也改变不了谁，最后就可能导致失败。

夫妻双方有人对回家的时间这类小事不屑一顾、不以为然，其实按时回家也是建立巩固夫妻关系的重要组成部分。现在年轻夫妇大都是双职工，每个人都在工作岗位上忙碌或加班或应酬。但是有一点要记住，一定要提前通知家人，使家人有心理准备。以免出现做熟了饭而没人来吃，让妻子或丈夫干等着的十分沮丧的情况。虽然有流行歌曲唱道："爱上一个不回家的人。"而现实生活中却很少有人真正愿意这样实践。经常无缘无故地晚回家，或者在单位打牌、下棋，或与朋友侃大山，而忘记家人正在等待着你。就会使爱人有一种被冷落和忽略的感觉，甚至容易引起猜疑、不满和怨气，严重时可能导致婚姻破裂。

理解对双方都是十分需要的，理解也可以随着夫妻生活时间的延长而逐渐增加新内容，使夫妻双方都更成熟。既然男女双方由于"缘分"走到一起来了，就应该有起码的理解。它可以使婚姻在顺境和逆境中都得到发展，使夫妻双方感情得到进一步升华。

071 男人克服性焦虑宜采取的良策

有不少女性诉苦说，自己丈夫有点"反常"，"好景"不在。甚至直截了当地问："他到底是爱上别人了，还是患有阳痿？"

为什么年轻健康的已婚男子对做爱丧失了兴趣呢？

一位想报考博士学位的先生在与我们交谈时说，他把性生活也当作一项"作业"去完成。他的研究工作很繁重，又要准备考试，面对竞争，天天都要保持一种激昂的斗志。回家后，又要做一个很"主动的男人"。因此，他感到很累，身心俱疲，渐渐地对性生活失去了兴趣。

另一位先生埋怨说，他的太太对性生活过于积极主动，反而浇灭了他原有的征服欲与热情。对此他感到不知所措。

大部分男子则是因为对婚后性欲不可避免的减退而感到不安。于是常常躲避性生活，由原先的兴趣渐渐转化为一种负担。

对此，我们的回答是：首先要承认问题的存在；其次是明确告诉他们没病；再就是应指出问题的关键是心理调节上存在偏差，是某些模糊或错误认识。

为摆脱性生活的困境，要做到以下几点。

1. 做爱次数没有规定标准　就是说，性生活的位置要摆正。对某些夫妻而言，每月做爱一次效果较好，双方也满足。而有的人可能1周做5次爱才觉得满足。这是个体差异，不可强求一律。只要双方以诚相见，明白说出自己的感受，就会协调一致，不会彼此乱猜忌，否则会形成恶性循环。

不少男士是以"次数"来衡量自己的性能力。实际上，性生活的质量更为重要。打破这种迷惑，就不会产生焦虑了。

2. 感性接触不一定就是性行为　男子普遍认为两性接触就必须含性交行为，这是错误的。性生活包含许多方面，不一定每次都要伴有性交产生的兴奋。女人最清楚这样一个事实：只要有某种体贴感就足够了。就是说，当妻子主动拥抱你时，不一定非要求你"动真格的"，也许她只是想寻找一种温馨的感觉而已。

3. 有计划地进行　做爱也应有计划，如此夫妻间才能默契配合。其实，两人订"性生活计划"，也是一种很感性的享受。

比如，有位先生就埋怨说："我老婆通常喜欢在做完家务事、等孩子入睡后做爱，而我恰恰在此时提不起精神来。"结果，"性"不逢时，彼此不欢而睡。可见订"计划"很重要。

4. 玩点浪漫花样　夫妻两人单独在一起时，可以点起蜡烛吃晚饭；或者两人腿盖毛毯，在阳台上看月亮聊天，重温初恋柔情……现在不少夫妻还时兴一种"情人做爱方式"，即不时地到宾馆去过夜。以一种休闲的方式享受性生活，心情往往特别轻松，既可淡化压力，又可增进夫妻间的亲密度。

爱没有固定的方式，性生活也一样。请记住，创造本身就很快乐。还有一点，世上没有最好的方式，只有适合自己的方式。

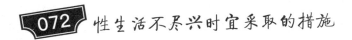
072　性生活不尽兴时宜采取的措施

本文是陈仲舜同志对某个患者来函的复信，很有指导意义。

患者：我是一名女研究生，25岁，结婚才半年，我在14岁时，有一夜偶然把被子夹在两腿间，却意外地得到了快感。以后，我常爱这样做，以致有时用手去压阴蒂部位。到了 18 岁我才知道这是手淫，也听说这是不好的习惯，所以慢慢就控制住了。可没想到结婚以后，却没有得到以前夹被子的快感。因此，性生活时很不尽兴，一旦我和丈夫改变体位，女上男下，我就能得到满足。但没想到体位改变后，丈夫又不满足了，以致不能射精。这可怎么办才好？

陈医生：你所说的问题，显然与过去手淫养成的快感习惯有关。我们知道，女性性高潮有几种不同的类型，如阴唇型、阴道型以及阴蒂型等。这是根据不同部位产生的刺激感受强度来区分。阴蒂型女性以阴蒂的感受最强，最易引起高潮。你就属于这一类。但在性交中，一般人习惯采用男上女下，而这种体位姿势一般不易触及阴蒂本身，更多触及的是阴唇和阴道。由于你已有手淫的历史，刺激阴蒂已经成为你的高潮定势，所以自然感到难以适应。

至于你丈夫，倒不是因为体位改变而刺激点有什么变化。因为，无论怎样的体位都不能改变阴茎和龟头的刺激度。我看更主要的是其心理阻力。因为，在一般男性的性意识中，性交就是男上女下。他心理上缺乏准备，对你这种体位改变自然感到困惑而致不满足。

从你们两人性的不和谐来看，关键是彼此都不熟悉对方的性偏好。以我之见，首先，你们应进行思想情感的沟通，以免误解和相互抱怨。你不妨把个人早期的性体验告诉他（这不是丢人的事，也不涉及任何道德问题），也许他也会告诉你一些他未婚前的性体验（怎样做性的自慰）。把这层心理隔阂揭开，得到彼此的理解。其次，你俩都应明白，男女做爱是不拘一格，是没有固定的模式的，并没有哪种体位正常、哪种体位不正常之说。采用哪种体位，完全取决于夫妻两人的摸索和爱好。总之，和谐的性生活模式要建立在结婚最初几年间，好在你们结婚不久，固定的性模式尚未形成，容易适应体位的改变。最后，我建议你们双双去当地找心理医生进行一次性咨询，接受必要的性行为指导。相信你们很快就会得到理想的性愉悦。

073　丈夫宜注意妻子发出的性信号

　　两性一旦建立了家庭，便揭开了男女双方新生活的帷幕，性生活则是夫妻生活的一个重要组成部分。健康、和谐的性生活，是幸福家庭的"鲜花与美酒"。但长期以来，儒家文化宣扬的男尊女卑思想，直接派生出来的夫唱妇随的封建道德，在性生活中又具体化为丈夫主宰一切的行为准则。丈夫有权力按自己的意愿随心所欲地决定性生活的发起、持续、频率、时机、场合、方式等。妻子却无权反对，连发点牢骚也不行。这种观念在当今中国仍有较大的市场，许多男性即使在生活的其他方面是"妻管严"，但在性生活中却"寸步不让"。还有一些无知的丈夫对妻子正常的性欲要求斥之为"邪念""淫荡"，甚至无端怀疑对方，给夫妻生活罩上阴影。多数妻子依然摆脱不了根深蒂固的旧观念，总以为性是男人的专利品，丈夫应该享有性的优先，自己只要做了尽职尽责的配合就行了。这些囿于传统的女性，显得格外怯懦被动，甘心充当男性施爱的工具，不图唤起自身领略春风一度的潜欲。其实，这是一种非常片面的误解。性欲这一生理现象，是人类最基本的欲求之一，无论男女都一样。而且，经验告诉人们，新婚宴尔，男性性欲强于女性，可是女性随着性经验的积累，许多女性的性欲足以与伴侣匹敌。这就说明，女性的潜欲一经萌动，与男性并无明显差别。问题的关键在于丈夫主宰性生活观念的影响。它剥夺了妻子的主动权，使女性谨慎退缩。丈夫要的时候只要大大方方地伸手就行；妻子想要的时候却羞于启齿，必须采用比较含蓄、内向的方式向丈夫发出信号，如用暗示性的语言和象征性的动作表达，像上面提到的催丈夫早些睡。另外，在丈夫面前抹香水、撒娇、换内衣，或穿上漂亮的睡衣躺着等创造浪漫情调的暗示方式，都可能是妻子发出的性信号。而有些丈夫不了解妻子的这一特点，不善于察言观色，不会接收妻子发出的这些信号。一旦丈夫无所察觉，违反了妻子的意愿，妻子也只能借其他事由抱怨发怒。面对妻子这种"寻事挑衅"，有的丈夫往往莫名其妙，甚至指责女人是不可理喻的"怪物"。这种情况下，就会使女方的自尊心受到伤害，从而影响双方性生活的和谐。久而久之，还会使妻子性欲减退，甚至影响夫妻感情。所以，作为丈夫，平时应多多留神，及时接收妻子的性信号。当然，作为新时代的妻子，也应打破"男当导演女当演员"的性模式，把男尊女卑、夫唱妇随的封建思想从性生活中驱逐出去。当产生性生活的欲望时，要敢于"磨开面子"，主动发起，不必每次都让丈夫充当开路先锋，不要把自己的主动看成是不守妇道、轻佻放荡。意识到了这一点，也就没有必要千变万化地发出各种各样的性信号了。

074 孕前必须明白性交并不等于全部的性爱

性爱并不仅仅指性交，它除了含有性交及性高潮能够给人带来巨大的乐趣以外，还有其他许多内容，比如触摸快感、相互搂抱、爱抚、亲吻都可以给人带来温暖的感受，也是人们的一种生理需求，所谓"体肤之亲"。女性对这种体肤之亲看得很重，体肤之亲往往可以给她们带来比性交本身还要大的满足。许多夫妻不了解这一点，当发生了影响性交本身的疾病或问题时，常常也中断所有的肉体接触，他们担心自己不能再像过去那样由爱抚过渡到性交。结果，使夫妻之间本来并不存在任何身体上和技术上困难的触摸和情感交流也不能再得到满足了。事实上，这对双方感情上的伤害比停止性交本身更为有害。因为，一旦停止触摸的交流、情感的慰藉和交流也就不再令人满意了，伴侣会感到彼此疏远、冷漠。医生们发现，有时单靠鼓励夫妻间恢复和重视触摸与爱抚就能使他们变得重新振作起来。因为，触摸不但能减轻夫妻紧张和焦虑的心情，增强双方良好的感受，而且触摸、爱抚还能增进和加强患者或有性功能障碍一方战胜疾病的信心。所以，在难以完成性交的情况下，也可以通过其他的方式加以补偿。只要夫妻之间的感情存在，同时注意学习一些性科学知识，你们就一定会找到彼此表达爱的方式。这种爱同样可以使你们相厮相守、相亲相爱、白头到老。

075　男性获得性高潮宜有的感觉

每次达到高潮并且射精时，产生的感觉可能都不尽相同，有时仿佛直冲云霄的火箭，有时却像去洗手间那个……你明白我的意思。

研究显示，很多男人都抱怨他们找不着"那种劲头"了。幸运的是，让你重新体验年轻力壮、干柴烈火之感觉的方法确实存在。

掌握技巧对性知识有基本了解的人都知道，在男性即将达到高潮时，会出现两个主要现象，即生殖器周围的肌肉绷紧，精囊内部液体聚集。一旦达到不可抑制的程度，绷紧的肌肉突然放松，出现有节奏的痉挛，同时将精液推出。射精的强度取决于精液的多少以及耻骨尾骨肌（pubococcygeus muscle）的力量。后者是阻止排尿的肌肉，简称 PC 肌，可以通过收缩和放松练习增强它的力量（每 2 天 1 次，每次 3 组，每组 10 遍）。

至于增加精液量，首先要做的就是适当降低性生活的频率。你的身体需要一两天的时间储备精液。即使是性交过程本身也应该慢慢来。基本情况是，性交前的时间越长，精液聚集的就越多。在肌肉绷紧到一定程度时，尽量放松，如果实在无法挽回再射精。每一个绷紧、放松、再绷紧的过程都会使感觉的强烈程度进一步增加。你可以在自慰时练习这种绷紧、放松、再绷紧的兴奋程度。

运用思想，如果你希望高潮的感觉更加美满，就需要与自己的伴侣达到情感上的默契。换句话说，在性生活中，你的大脑和你的阴茎同样重要。看着你的伴侣，观察她的感受，直视她的眼睛。你需要体会的是整个身心的全部感受，而不仅仅是两腿之间的那个部分。

还有一点，就是放松。如果你为自己在床上的表现担心不已，你就是自己毁掉了获得美妙高潮的机会。焦虑使身体释放"去甲肾上腺素"，这种激素引导血液从你的腹股沟流向四肢，让你或是想逃之夭夭，或是管不住自己的拳头。为了保证整个身体都感到放松，将注意力集中到进行深呼吸上。具体到关键部位，应该专注于放松 PC 肌，如同高潮即将来临时那样，这可以降低精囊的压力。

换个地方。在卧室以外的地方做爱，可以增加你的激情并使高潮来得更猛烈。

少量饮酒。豪饮只能让你感觉迟钝，甚至根本无法勃起，更不用说获得惊天动地的快感了。关于这一点，想必你已经很清楚。

076 性事宜遵循的一些法则

夫妻间有节制的性事，对双方的身心健康都是很重要的。

马王堆汉墓《养生方》云："贰生者食也，孙（损）生者色也，是以圣人合男女必有则也。"饮食营养，可增加生命的物质和能源，而不适当的性欲与色情活动，则可短寿而损伤生命。所以，有理智的人在性事方面必然是会遵守有益于身心的原则的。

夫妻性事究竟要注意一些什么法则呢？《素女经》曾记载过黄帝与素女就此命题所做的讨论。黄帝曰："夫阴阳交接，节度为之奈何？素女曰：交接之道，故有形状，男致不衰，女除百病，心意娱乐；气力强然，不知行者，渐以衰损，欲知其道，在于定气、安心、和志，三气皆至，神明统归，不寒不热，不饥不饱，以身定体，性必舒达，浅内徐动，出入欲希，女大快，男盛不衰，以此为节。"古人认为，夫妇的性生活之所以应有一定的法则和节制，其目的在于使男方不致衰弱，女方能祛除百病，双方心情愉畅，体力健强。如性事过频，或不注意一定的原则和方法，则可使身体日趋虚损衰老。故性事的法则和节度，其关键在于心情要安乐、情志要和谐、精神意志要专一，致双方的性兴奋都能高涨；性事时气候宜不太冷也不过热，进食不过饱也不觉饥；身体要定，情感舒展。开始交合时，阴茎宜浅入，徐缓摇动，宜尽量避免频繁的挺入和抽出，直到对方感到情意快慰，男方性欲尚未全减（即阴茎尚怒大）时适可而止。这种性事的法则和节制，可"男以致气，女以除病，心意快乐，气力益壮"，是符合性卫生要求的。

古人还提倡，在性事时结合气功导引浅入而微有摇动，既可增进对方性兴奋时的"五欲"，又可使双方情趣相互感应。此外，古人还认为，五脏的津液，以舌液最为重要，如结合性事吮吸对方的口舌津液，可健胃、治消渴和降冲逆之气，可使肌肤柔润光泽，姿颜永葆青春。

古人还提出了性事时男方宜做到的"弱入强出"的原则。《玉房指要》云："凡御女之道，务欲先徐徐嬉戏，使神和意感，良久乃可交接。弱而纳之，坚强急退，进退之间，欲令疏迟，亦勿亦自投掷，颠倒五脏，伤绝脉络，致生百病也。但接而勿施，能……交而不失精者，诸病甚愈，年寿自益。"这就是说，经过爱抚准备后，当阴茎尚未十分挺实时即可浅入，性高潮后，须趁阴茎尚坚实时即行退出。即所谓"弱入强出"。但这类进出，宜做到动作徐缓而次数不多。此外，也不宜采用从高处、远处自对方性器官冲刺的做法，以免损伤脏气血络而发生各种疾病。要求夫妇平时的性生活宜适当，尽量做到不泻精而止。这样也可防治病痛，且能益寿延年。

前人所探索的男子宜掌握的性事原则还远非上述所概括。如马王堆汉墓竹简《合阴阳方》中说："此谓五欲之征。征备乃上，上摄而勿内，以致其气。气至，深内而上撅之，以抒其热（势），因复下反之，毋使其气歇，而女乃大竭。然后热十动，接十节，杂十修，接刑（形）已没，遂气宗门，乃观八动、听五音、察十已之征。"这就是说，经过性事前的爱抚，如女方已出现"五欲"之征，始可正式交合。由此可知，夫妻性事，其姿势、时间、深度、导引和进退的动作次数等，古人都颇讲究。其目的当在于使双方情意和谐，调气养生，故能祛病延年。至于古书中所提及的九浅一深等九九之道，似不必认真对待。

此外，要破除性事中夫妻间"男尊女卑"的不平等观念。也应该鼓励女方同男方一样主动表达自己的性欲。

夫妇在性事中男方多是占主动的，但在一定场合下，如果女方主动一些，对夫妇获得满意的性生活常是大有裨益的。因为，人类的性生活常受到生物的、心理的、社会的多方面因素的影响，即使以往关系十分和谐的夫妇，也有可能出现单方或双方对性生活不满意的情况。但只要夫妇坦诚相待，找出原因，尽力纠正，则夫妇间惬意的性生活还是能继续维持或重新恢复的。

077 宜重视泄精的频度

在夫妇交合时，古人赞成动而不施或少施泄，云此可延年益寿，并对其具体的效益进行相应的探索和总结。如在长沙马王堆汉墓竹简《合阴阳方》中就曾介绍过"有出入而毋决"的主张，并认为，如希长寿，则宜十动而不泄精；若能做到一动不泄精，可使耳聪目明；再动不泄，可使声音洪亮有力；三动不泄，可使面肤光滑润泽；四动不泄，可使胁肋脊柱强壮；五动不泄，可致尾骶髋关节等处灵活轻便；六动不泄，气血津液运行畅通；七动不泄，体质壮实而健康；八动不泄，皮肤肌肉结实有光彩；九动不泄，精神意识充沛旺盛；十动不泄，可常葆身心康乐。在《养生方》中亦有类似的总结，认为十动不泄，可使肾精固藏、气血旺盛、筋骨坚强、耳聪目明、声音洪亮、肌肤致密、津液流畅、精力充沛、体质坚实、常享健康。这些叙述虽与现代性医学的性高潮以射精为标志的看法有矛盾，实则也不尽然。夫妇交合如以生育为目的，则宜射精以求孕；但如以养生或疗疾为目的，则宜动而不泄，以固精保元。当然，古人所总结的一动如何，二动如何……其效益还须活看，不可胶执。如《玉房秘诀》在总结夫妇交合、动而不泄的效果时亦有前述大同小异的经验，其目的在固护精液、祛病延年。故不可机械地认为，一动不泄就可气力强，三动不泄能众病消亡，十动不泄可通神明等；而应理解为，适当交合，尽量少泄精，方可获致上述总的效益。

实际上，古人是赞成因年龄大小、体质强弱、肾精盛衰而决定其施泄频度而并非完全不泄的。故《玉房秘诀》中提到：夫妇交合的守则是不要耗损精液。这是从固护和爱惜精元物质观点提出的，但夫妇如想生儿育女当然不可能不施泄精液。不过，人的体质有强弱，年龄有老壮的不同，应各随其精气和体质的盛衰而酌情施泄，不能勉强泄精以图性欲的逸乐。强为欢快，必将对身体有所损害。为了生育需要射精时，亦应根据年岁老幼、体质强弱、气力盛衰来确定施泄的频度。其重要原则是，不能贪图性事而纵欲强行泄精。如《千金方》中提到的频度是：男子 20 岁可 4 日泄精 1 次，30 岁可 8 日 1 次，40 岁可 16 日 1 次，50 岁可 20

日1次。60岁时即应当闭固精关，勿多施泄。如体质壮盛的，可1个月泄1次。但如体质虚弱，可发痈疽等疾病。若60岁后，数十天夫妇不同房而性欲平淡，则可固护精液而不必施泄。在《医心方》中对泄精频度的要求又有不同。该书认为，20岁时可2日泄精1次，30岁3日1次，40岁4日1次，50岁5日1次，年过60岁则不宜多泄精了。虽上述各有关施泄的频度，间隔时间似长短不一，但其闭精少泄的立意则基本相同。由此可见，施泄频度应主要由体质、精元盛衰而定，要因人而异，不可胶执。如"体力犹壮，强盛过人者，亦不可抑忍，久而不泄"。

078　宜选择正确的性交姿势

有位读者来信说："夫妇同居近一年，搞不清夫妇在性交时，采取何种姿势为最佳，每次性交后夫妇搞得有气无力，比一天最卖力的体力劳动还要累。"由此说明，性交姿势是大家共同关心的问题。

一般来说，性交姿态大多采取男上女下，女方采取平卧位，男方采取俯卧位。但如女方有妊娠，特别是妊娠5个月以后，女方腹部不适于重压，此时可改变体位，女方仍采平卧位而下肢弯曲分开，男方可采取坐式或蹲式，夏天还可以采取立交式，另外性交时阴茎不宜插得太深，可采取浅插式，以防早产。如男子有早泄，则性交方式可改为侧交式，这种姿势行房，是刺激性最少的姿势，可减少其兴奋性，对早泄的发生有防止及治疗的作用。有心血管疾病的人过性生活时要注意姿势，特别是心肌梗死后刚开始恢复性生活时更要注意，这种人应采取自己认为较舒适的姿势进行性交。有人认为半坐位式性交，可减少左心室扩张，亦能防止或减少诱发心绞痛。发生过充血性心力衰竭的病人，当其心脏功能稳定以后过性生活，宜采用坐位式性交。近年来研究证明，在健康人性交时，采取男的在上面或男的在下面的姿势对心率和血压的影响差别不大；但是需要双方用力的那些姿势应当避免；否则容易增加心率，而且容易促发冠心病患者的心律不齐。

总之，性交姿势的选择，可按各人习惯、体型、疾病及生理要求等各方面情况而定，不能千篇一律。其选择的原则是：一要符合科学要求；二要达到自觉体位舒适。只有这样，才称得上是合理的姿势。

079 夫妻性和谐宜交流

和谐的性生活是夫妻双方共同演奏的一曲优美动听的二重奏，需要的是配合默契，动作一致。而要做到这点，就必须加强夫妻之间的交流和沟通，而夫妻双方由于观念、体质、性格以及其他性生理、心理方面的差异，以致可能在性要求、性倾向和性偏好等方面有着很大的不同。这种情况下，就更需要通过交流和沟通，在夫妻生活中找到共同一致的结合点。只有这样才能共同奏响夫妻共同生活的华美乐章，也才能有和谐完美的夫妻生活。如若不然，夫妻间在性生活中的任何矛盾都难以及时解决，这样就会造成夫妻双方的感情冲突，甚至会危及婚姻和家庭。

在夫妻之间的性交流中，经常遇到的障碍是夫妻双方感到难为情，总认为公开谈性似乎不雅而难以开口。这其实是头脑中传统落后性观念的反映，即把性当成了一种淫秽的、下流的和不体面的事。这种看法当然是错误的，现今越来越多的人已经认识到，性是人的一种正常生理功能，性是我们生活中的一个重要方面。既然如此，我们讨论自己身体的功能状态，讨论和研究如何使自己的生活变得更加快乐和幸福，这有什么不应该呢？想到这里，也许人们就不会再为夫妻间的性交流感到汗颜而为难了。

其实，无论男人还是女人，在其内心深处都并不排斥谈性。对于男性姑且不谈，就女性而言，有资料说许多女性都喜欢和她们知心的女友谈性，以交流对性的感受并获取有关性的信息。她们同样愿意与自己的爱侣交谈性问题，以便从中得到快慰并交换意见。应该说，除了那些患有性厌恶症的人，大多数男人和女人，其中甚至包括一些患有性障碍的人，只要场合、时间适宜，他们都不反对同他们的知心朋友，特别是同他们的爱侣交流对性的看法和意见。

夫妻间的性交流可以涉及夫妻生活的方方面面，但讨论最多的则是关于性生活的频率、质量、方式和技巧等问题，再有就是在不同的情况下如何选择合适的避孕方法，现今人们热衷讨论的还有性与婚姻的贞洁性和稳定性等问题，当然在实际交流中可能用词十分含蓄和委婉。但无论讨论什么问题，最重要的是要表达在夫妻性亲昵中，自己喜欢什么、不喜欢什么、需要什么和不需要什么；也要了解对方喜欢和需要什么，不喜欢和不需要什么，并通过讨论逐渐达到认识上的一致。

其次是夫妻双方都要对这种必要的性交流持积极、热情和诚恳的态度。当你和爱侣进行这种交流时，要注意倾听对方的意见，尊重对方的意愿。在人的性需要背后往往是强烈的自尊心，因此即使不同意对方的看法，说话也要委婉中听，也要留有余地。而在表达自己的性需要时，不能强加于人，无论自己有怎样的性需求，也不能强求对方就范。两性之爱既是一种索取，更是一种奉献，这就意味着双方都要有所取舍。

在夫妻性交流中，对对方的尊重还表现在，无论什么时候对对方的身体，特别是性器官，都要表露出一种赞美、欣赏的态度，起码不能抱有鄙视、嫌弃和敌视，认为那里"很脏""很丑""见不得人"。因为，这样做不仅会伤害对方而且影响自己，而对双方感情产生负面效应。

与此同时，对于对方在性行为上表现出来的亢奋和激情，不要表现得大惊小怪，更不能讥讽嘲笑，甚至采用"轻浮""好色"和"下流"等词。须知，这不仅会挫伤对方在性方面的积极性、主动性和创造性，甚至还会伤害夫妻间的感情，实属夫妻性交流之大忌。而对对方出现的性问题乃至性功能障碍，也不能讥笑挖苦，如责备妻子对性表现淡漠"像木头""没有女人味"，挖苦丈夫"不中用""不是真正的男子汉"等。因为这种做法不仅会伤害对方的自尊心，还会对对方的性心理起不良的暗示作用。

再有就是在性交流中切忌言语粗鲁和庸俗，因为这类用词往往会引起对方的反感和厌恶。为了使夫妻间性交流变得更加轻松、方便和有效，夫妻双方在长期性交流中建立一套只有他们两人才理解的隐语，如用一些词来代替表达诸如生殖器、乳房、乳头、阴道、勃起、射精、性高潮等概念。使用这种代替性隐语，往往会使交流的气氛变得轻松起来。

夫妻间的性交流，除了语言方式还有非语言方式，也就是通过身体的动作，特别是手的动作来完成。如夫妻中的一方为了表达自己需要对方怎样的爱抚，包括抚摸什么部位、用什么方式、用多大力量，就可以用自己的手握住对方的手教他怎么去做。这比起语言表达来要简便得多也明确得多。

最后一点是对这种性交流要有耐心，同时要明了在漫漫的夫妻生活中，绝非一次性交流就可以一劳永逸地解决终生所有的性问题。要知道，在人的一生中其性能力、性要求和性偏好等都是不断变化的。如对于一种行为方式，也许彼时不同意，而在此时就会欣然接受，而过去曾有的性偏好也会发生改变。此外，在夫妻长期性关系中也会出现一些新的情况、新的问题，这就需要夫妻双方不断地研究和讨论，以求得夫妻关系的不断完善和更趋完美。

总之，夫妻性和谐之道中，夫妻间的性交流绝不可少。只有通过交流，才能有真正的理解、关爱与和谐。那么，就让我们交流，交流，再交流，去共同营造更加美好的夫妻生活吧！

080 宜保持性魅力

魅力，词典释为"吸引人的力量"，女性之魅力所在，也许是优雅的举止，也许是优美的体态，也许是大方得体的服饰，也许是隐约飘香的玉体，也许是巧施粉黛的芳容，也许是……

倘若仅就性魅力而言，古代则集中于"肩若削成，腰如束裹，延颈秀项，皓齿玉露，镶姿艳逸，仪静体闲，柔情绰态，媚于语言"。而今日人们眼中女性的性魅力则是：健康苗条，皮肤光润，毛发浓密有光泽，牙齿洁白整齐，鼻梁挺直，颈项修长，眼大眸明，口唇红润，轮廓分明，步履举止轻盈妩媚等。

魅力对于男性来说，在于有阳刚之气，丈夫渴望妻子主动爱自己。男子的性欲在一定程度上取决于女子的温柔和体贴。

所以，每一位渴望婚姻生活幸福、爱情之树常青的妻子都应该注意学习爱抚的技巧，大胆、主动地爱你的丈夫，当丈夫受到妻子温柔的拥抱、热烈的亲吻、亲昵以及性敏感部位的触摸，会立即产生冲动，对妻子表现出一种强烈的亲近欲和"行为驱力"，这种"行为驱力"诱发的冲动会有非理性的色彩，使性生活能够在高昂的激情中完成。

081　宜营造性氛围

夫妻性爱只有在罗曼蒂克的氛围中，夫妻双方才能进入角色，从而获得性满足。为此，夫妻双方首先要有一种良好的精神状态。实践表明，夫妻之间的欢声笑语，相互备至的体贴和关心，真挚的亲昵，温柔的情话，热烈的拥抱，俏皮的挑逗，均会撩起爱的心扉，增进性爱的情趣，使爱情之花常开不谢。

家庭是生活的港湾，用不着像热恋时那样浪漫、多彩，这是不少夫妻婚后性爱逐渐变冷而缺乏性情趣的主要原因之一，应引起男性的关注，为了使性爱情趣永葆青春，作为丈夫应该学会创造性爱意境的氛围。夫妻之间的性爱需要男女双方进入一种美好的氛围中。所以，当一方由于受某些因素的影响，不愿做爱时，作为夫妻中的另一方不要勉强做爱。

082　要注意旅游中的性保健

随着人们生活质量的提高，性保健的问题越来越突出。所谓性保健，就是根据人体的生理特点和生命的规律，采取健康的性行为，以防病保健，从而达到健康长寿的目的。那么，又为何强调在旅游中要特别注意性的卫生呢？这是由于旅游中的特殊环境决定的。

第一，旅游活动量大，身体易于疲劳，在身体疲劳的情况下，更要注意性的保健。

第二，一些旅游地卫生条件较差，尤其是新开辟的旅游地，很不利于过性生活。

第三，全家一起旅游的逐渐增多，而又往往是一起包房，不利于过性生活。

第四，旅行结婚、度蜜月的越来越多，旅游的高度疲劳和精神上的异常兴奋交织在一起，给性的保健带来不利。

从上可知，旅游中的性保健带有特殊性。在不影响身心健康的情况下，怎样过好旅游中的性生活呢？

1. 要在身体感到不疲劳的情况下过性生活　因为，性生活本身就是一种全身高度兴奋的活动，它不仅伤精，而且耗气。现代医学认为，性生活对人体是有很大消耗的。在性生活过程中，双方的腺体要相应分泌大量液体和多种激素，消耗以后对人体影响很大。而旅游活动，极易造成身体疲劳。在这种情况下，即便是新婚夫妻，一般在当天的旅游活动结束后也不要马上过性生活。那么，是否不过性生活呢？这也不是，对于身体健康的人，可在感觉到疲劳消失，精力充足的情况下进行。这样做，既不影响身体健康，又能有较高的兴致做爱，有益于促进夫妻感情的加深。

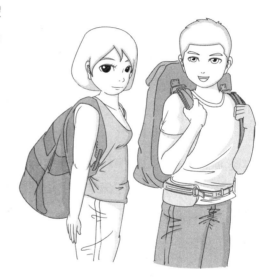

但对于一些冠心病、高血压、心脏病、风湿性心脏病、肺结核、慢性肝炎、慢性胃炎等旅游者，最好是不过或少过性生活，否则会使原来的病情发作或加重。这一点亦适用于老年人，因为老年人本来就肾精亏虚，旅途中又"劳则气耗"，故更要节制性生活。

2. 注意性生活前的卫生　这一点对于旅游者尤为重要，因为旅游后全身又脏又累，当务之急，是洗一个热水澡，吃一顿香甜可口的饭，睡一个好觉，尽快恢复原有的精力，切不可匆匆过性生活。

即使是身体健康、旅途中不感劳累的人，在性生活前也要注意用温水清洗下身，最好是性交前后，要各清洗 1 次。这样女子可预防生殖器官炎症的泌尿系统感染，男子可预防包皮炎、龟头炎。

对于旅行度蜜月者，一定要选择较干净的旅馆，尤其是被褥应整洁、卫生。

3. 注意减少性生活　这一点对于旅游者来说，也必须注意。因为性生活是夫妇双方的事。一定要在双方都有性要求的情况下进行。如果一方身体疲乏，没有兴趣或无精力过性生活，另一方就不可勉强。勉强房事者，不仅会给对方心理上带来障碍，还会引起各种疾病。

旅游者性生活还要注意次数宜少，即比平日不旅游时少。

总之，旅游中的性保健是非常重要的，万万不可忽略，否则不仅达不到旅游的效果，还会导致疾病缠身。

 女性性交损伤宜采取的防治措施

女性性交损伤，国内外均有报道，其原因大致如下。

1. 哺乳期阴道组织脆弱　由于哺乳期内分泌改变，阴道组织脆弱，黏膜皱襞减少，若性兴奋过度，则易发生性交损伤。

2. 缺乏性知识和性交经验　采取不正确的体位和粗暴性交是损伤的重要因素，多发生于初次性交或性交经验少者。性交体位不正确，用力方向不对也可引起损伤。

3. 其他　性器官发育不良、先天畸形、手术瘢痕、局部炎症及肿瘤等病理因素，亦可发生性交损伤。如阴道纵隔、先天性无阴道、强行房事也可引起阴道前庭破裂或直肠穿孔。

性交损伤的常见症状是出血，严重者可发生休克及贫血，往往被性交兴奋所掩盖而无疼痛主诉，有时还会合并炎症。文献报道称严重者可损伤直肠而致粪瘘，损伤膀胱、尿道可致尿瘘。更严重者可穿透腹腔而有内出血，但常见的并发症是单纯阴道襞裂伤。

止血、改善全身状况和预防感染是处理性交损伤的 3 个基本环节。损伤轻者，只需纱布压迫。不管损伤轻重，可先用纱布压迫然后就医，这样做比注射止血药要好得多；严重出血者要立即手术止血并注意防止休克。邻近器官损伤如有严重感染者，应先控制感染，3 个月后再行修补。

要注意预防性交损伤，加强婚前检查和指导，加强性知识和性道德教育，及时发现和纠正先天性畸形等病理因素。

084 房事腹痛宜采取的防治措施

常常收到一些读者来信，询问房事之中或房事之后发生腹痛是否属于病态，应当怎么办等。这些问题成为不少人的烦恼，原因是这类与性活动有关的腹痛，常常使人羞于启齿，或过于忧虑，背上很重的精神包袱，或讳疾忌医，造成不必要的不良后果。

为什么有些腹痛与房事有关呢？常见的有以下几种原因。

1. 房事两感症 《医话医论荟要》一书里，对此症做了比较详细的介绍，并列举了 4 例误诊为"急腹症"的病例。房事消耗一定体力，使人心跳加快、全身毛细血管扩张，有的人还可能浑身大汗。如果当时及事后不注意避风御寒，机体受到风、寒袭击，会导致下腰或脐周阵发性疼痛。轻者稍经休息可能自愈，重者则必须去医院治疗。

2. 前列腺炎问题 据研究，男子精液中的前列腺素可使怀孕后的妇女发生子宫收缩（未孕者则不会）。这种特殊的生理现象，不仅会造成妇女房事后腹痛，还可能引起早产、流产。因此，医生劝告孕妇房事时，丈夫最好使用安全套。

3. 一种过敏反应 有些女子对男子的精液及阴道隔膜、安全套等避孕工具十分敏感，一经接触，会阴部甚至全身都会发生过敏反应，有的可因此而引起下腹疼痛。更换避孕方式可逐渐缓解或不再发生。

4. 应激状态 多见于初行房事的人。女性的尿道和膀胱的底部与阴道毗邻而居，子宫及附件与阴道的关系更为密切，易受外来压力和生物因素的刺激。当性欲激动、性器官充血加上突然受到阴茎的刺激，盆腔组织器官会发生程度不同的"应激反应"，表现为肌肉组织收缩或痉挛，因而发生阵发性腹痛。随着时间的推移，这种腹痛会逐渐消失。

5. 挤压综合征　男子的体重太重，女子又过于瘦小，房事时男子过度用力，使对方腹部压力骤然升高，子宫、膀胱、肠管受到挤压，肠管还可能发生逆蠕动，腹痛难于避免。

6. 姿势不当与性冲动频繁　当女子取男子之上的房事姿势时，由于性活动尤其是性高潮的影响，子宫、附件、膀胱等盆腔器官容易发生位置改变，并对周围组织产生牵拉，常常导致下腹及腰部疼痛。性冲动过于频繁，性欲又得不到满足，久而久之，可能发生盆腔瘀血综合征，腹痛是主要的临床表现。

7. 某些偶合事件　宫外孕及成熟的卵泡、黄体在遭到冲击、震动的情况下，可突然发生破裂，引起剧烈腹痛和腹腔内出血。这种情况多发生于两次月经之间以及早孕的妇女。临床上，有因此而发生疼痛性或出血性休克的病例，也有误认为"急性阑尾炎""尿路结石"的报道，应当引起人们的高度重视。

085 宜调适孕前生理功能

人类的延续不只是单纯的生殖系统的天生本能，孕前生理功能的调适自然也不只是指生殖功能的调适。

人类要健康地生活，自然时刻都该注意生理卫生，然而，对于准备生育下一代的新婚夫妇来说，这一点尤其显得重要。凡是打算怀孕的夫妇都应建立一系列的生理功能保健措施，针对婚前检查所发现的有关疾病和不够理想的功能问题，及时进行治疗、调养和功能性锻炼，特别是要保持精液的正常成分和卵子成熟的质量以及生殖器官的状态。必要时，在孕前，夫妇可以主动接受生育门诊的指导。

086 宜调养孕前身体素质

有些青年男女平时不注意身体素质的锻炼，在妊娠之后才开始讲究优生，这自然比不讲究要好一些，但是终究显得有些迟了。 优生应始于择偶，择偶的科学知识，显然应包括对意中人身体素质的考察。新婚之后，为保持身体素质的良好状态，最关键的一条是建立有助于两性生活健康化的节律和格调。这不仅是家庭生活幸福的源泉，从生育观点来看，也关系到未来的父母所产生的生殖细胞——精子和卵子能否始终处于最佳性状，并有利于新生命在形成过程中获得优良遗传基因的生存环境。

孕前身体素质调养方式，最关键的是夫妇要经常坚持进行健身活动，包括健美运动和有益于健身的艺术活动。沉湎于自我封闭式的新婚生活，无节制的纵欲则是重要的"禁忌"。保持健康的精神状态，是身体素质向正常发展的"精神卫生"条件，此点万万不可忽视。

现代科学表明，夫妇经常通过体育锻炼保持身体健康，能为下一代提供较好的遗传素质，特别是对下一代加强心肺功能的摄氧能力、减少单纯性肥胖等遗传因素能产生明显的影响。

孕前锻炼的时间每天不少于 15 ~ 30 分钟。一般适于在清晨进行，锻炼的适宜项目有跑步（慢跑）、散步、做健美操、打拳等，并坚持做班前操、工间操，在节假日还可以从事登山、郊游等活动。而且，这些活动千万不要因为新婚后家务负担的加重而间断。

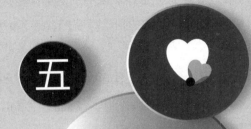

五

孕前心理准备
宜与忌

国内外专家研究显示，女性怀孕期间的心理状态与精神变化，不仅影响自身的身体状况，而且对体内的胎儿发育以及孩子成年后的性格、心理素质发育都有直接影响。

专家指出，有心理准备的孕妇与没有心理准备的孕妇相比，前者的妊娠生活较后者更为愉快、顺利、平和。同时，孕期中并发症较少，胎儿健康生长在优良的环境中，分娩时也较顺利。

因此，准备要孩子的夫妻，在孕前就应该从心理和精神上做好准备。包括从心理上接受怀孕期特殊的变化，如形体、饮食、情绪、生活习惯变化；接受小生命诞生后使夫妻生活空间和自由度比以前变小的变化；接受孩子出生后夫妻双方自觉或不自觉地将自己的情感转移的变化；接受妻子怀孕后丈夫需要尽更多责任的变化，如体贴、理解、照顾等。夫妻双方要以平和、自然的心情和愉快、积极的态度，迎接怀孕和分娩。

087 孕前宜注意学习中医传统心理保健

1. 顺四时与养意志　保养精神意志，应当顺从自然界四时气候变化的规律。春生、夏长、秋收、冬藏，是外在环境的一个主要方面；精神意志活动是人体内在脏器活动的主宰，而内在脏器的活动必须与外在环境统一协调，才能保持身体健康。究竟如何根据不同季节调养情志，《素问·四气调神大论》里有详细的阐明，这里只简述如下，即人的精神意志春天应当舒畅，夏天应当充实，秋天要安定内敛，冬天要伏藏而不露，这样才能顺从四时阴阳消长变化的规律，保持人体真元之气的充盛不衰。

2. 要形神兼养　《素问·上古天真论》说："形与神俱，而尽终其天年。"形，指形体；神，指精神。形与神俱，是形神合一，俱健的意思。此话的意思是，只有人的形体与精神都相互协调健康，才能活到自然界赋予的人们应当活到的岁数。这是因为形是神之宅，而神为形之主。无神则形不可活，无形则神无以附，二者相辅相成，不可分离。故《素问·上古天真论》又说："独立守神，肌肉若一，故能寿敝天地，无有终时。"

3. 阴平阳秘与精神乃治　这是《素问·生气通天论》里的一句话，意思是只有人体阴气平和，阳气固秘，即阴阳协调，人的精神活动才能正常。张景岳解释说："人生所赖，惟精与神，精以阴生，神从阳化，故阴平阳秘，精神乃治。"这说明人的内外、表里、上下各部分之间，以及物质与功能之间，必须保持着动态的平衡，人体才能维持正常的精神活动。如果这种动态平衡超过了正常的限度，势必产生阴阳偏胜偏衰的病理现象。如阴虚火旺之人，常表现出精神亢奋、急躁、易怒、话多、不易入睡、睡眠少且梦多；而阳虚阴盛之人，常表现出精神不振、无精打采、多寐、话少。这里的精神亢奋与不振都是阴阳不调的结果。治疗上当协调阴阳。阴虚阳亢的老年人，宜多食滋阴潜阳的食品，如米、豆、青菜、海带、木耳、桃、李等；阳虚之老年人，宜食热量充足的食物，如精猪肉、羊肉、鱼、麦、果等。

4. "祝说病由"与移精变气　用精神疗法治疗疾病，源于《内经》。如《素问·移精变气论》说："余闻古之治病，惟其移情变气，可祝由而已。"所谓祝由，就是转移病人的思想精神，因势利导，应用精神疗法治疗疾病。俗话说："自家有病自家知，心病还要心药医。"用祝由方法治病，必须事先了解病人得病的原因，从而可以通过"祝说病由"的方式，转移患者的精神，因而具有一定的调整气机的作用，对于某些疾病，特别是由精神刺激所引起的疾病，具有一定的治疗作用。对于一般的疾病，祝说病由也常可解除病人思想负担，稳定情绪，有利于治愈疾病和恢复健康。

5. 移情相胜法　《素问·阴阳应象大论》说："怒伤肝，悲胜怒……喜伤心，恐胜喜……思伤脾，怒胜思……忧伤肺，喜胜忧……恐伤肾，思胜恐。"此论根据五行相克的关系，用情志变化来治疗情志之病。如大怒之下，可以损伤肝的功能，但悲哀之情可以治疗发怒；过分高兴，可以影响心的功能，但可以惊恐治狂喜。大家所熟知的《儒林外史》中的范进中举就是其中一例。

6. 神气充沛 《素问·八正神明论》说："血气者，人之神，不可不谨养。"《灵枢·平人绝谷篇》亦云："神者，水谷之精气也。"这都说明，神气的充沛，必须水谷精气充足，气血旺盛。而气血旺盛的关键在于胃气健全，因为胃气是气血生化之源。

此外，还要加强身体锻炼，使气血运行流畅，老年气亏甚者，可服益气猪肚方（内有人参、猪肚、糯米、茯苓、生姜等药组成），血亏甚者，可服当归补血汤；易感冒者，服用"玉屏风散"，有一定疗效。

7. 调情志与免刺激 中医学非常重视人的情志活动与健康的关系，提出七情为致病的重要因素，正如《素问·举痛论》所说："百病生于气也，怒则气上，喜则气缓，悲则气消，恐则气下……"所以，就要尽力避免长期剧烈的精神刺激。人们的生活不会是平静的，总有不称心如意的事；但必须要想得通，要精神愉快，因为"乐观者长寿"。巴甫洛夫曾说过："愉快可以使你对生命的每一跳动，对于生活的每一印象易于感受，不管躯体和精神上的愉快都是如此，可以使身体发展，身体强健。"现代医学业已证明，精神因素引起机体变化和功能障碍是多种多样的，如最常见的是精神因素所引起的精神病，其他如消化、心血管系统等也很为常见。甚至癌症也与情绪密切相关，不少癌症患者都有长期不正常的精神状态，特别是有严重的精神创伤、或情绪过度抑郁、或有精神过度紧张的历史。

088 孕前舒缓压力宜采取的措施

现代生活的压力像空气一样包围着我们。有人可能怀才不遇，有人与同事关系不和，也有人工作有张无弛，心里都背负着沉重的压力。此外，竞争、住房、社交、子女教育、老人赡养等问题都有可能形成压力，损害我们的健康。那么，怎样才能舒缓压力呢？下列 15 种心理调节措施会对你有所帮助。

（1）开怀大笑是消除压力的最好方法，也是一种愉快的发泄方式。

（2）高谈阔论会使血压升高，而沉默则有助于降压。在没必要说话时最好保持沉默，听别人说话同样是一件惬意的事情。

（3）轻松的音乐有助于缓解压力。如果你懂得弹钢琴、吉他或其他乐器，不妨以此来对付心绪不宁。

（4）阅读书报可以说是最简单、最低廉的消遣方式，不仅有助于缓解压力，还能使人增长知识与乐趣。

（5）做错了事，要安慰自己："谁都有可能犯错误"，因而能继续正常地工作。

（6）在僻静处大声喊叫或放声大哭，也是减轻心理压力的一种方法。

（7）与人为善，千万别怀恨在心。

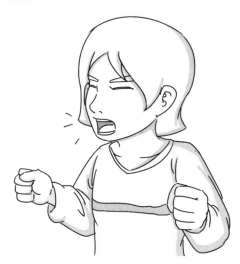

（8）世上没有完美，甚至缺少公正。我努力了，能好最好，好不了也不是自己的错。

（9）学会一定程度的放松，对工作统筹安排，从而能劳逸结合，自在生活。

（10）学会躲避一些不必要且纷繁复杂的活动，从人为制造的杂乱和疲劳中摆脱出来。

（11）不要害怕承认自己的能力有限，学会在适当的时候对某些人说"不"。

（12）夜深人静时，让自己的心彻底静下来，不加掩饰，不去逃避，悄悄地讲一些只给自己听的话，然后酣然入梦。

（13）放慢生活节奏，把无所事事的时间也安排在日程表中。

（14）超然洒脱面对人生。"想得开"没有精神负担，"放得下"没有心理压力，淡泊为怀，知足常乐。

（15）在非原则问题上不去计较，在细小问题上不去纠缠，对不便回答的问题佯作不懂，对危害自身的问题假装不知，以聪明的"糊涂"舒缓压力。

089 孕前心理准备

1. 调适夫妻关系　如果你们双方经商量决定要孩子，则无论从心理上、生活上，夫妻双方更应多为对方着想，尤其是丈夫对妻子应体贴、照顾，给孕妇创造一个愉快舒适的环境，让她有平和愉快的心态。家庭生活以孕妇为中心，以利于顺利度过孕期。生孩子不仅仅是妻子一个人的事，同时也是作丈夫的事，更确切地说是整个家庭的大事。

从性生活上说，怀孕初期受精卵刚刚着床，胎盘尚未完全形成，过度强烈的性生活会使子宫贫血与收缩，容易造成流产。所以尽管女方体态没什么改变，不妨碍过性生活，但还是应该减少次数与强烈程度。怀孕后期，孕妇体态改变较大，要避免撞击膨大的腹部。孕妇外阴、阴道柔软充血容易受伤，动作应轻柔些。预产期前 1 个月，子宫对外界的刺激较为敏感，易导致早产、早破水和感染，应停止性生活。所以，这些都需要夫妻双方考虑，特别是做丈夫的，心理上要更有所准备。

2. 解除生活顾虑　当要孩子的决定做出以后，自然要经历一个从怀孕、妊娠直到生产和哺育的全过程。这个过程要占用你很多时间。这些时间将对你的生活、学习和工作产生较大影响。如果你预先有所计划，认为这一切都不会给你的生活带来太大的压力，你就不会为要一个孩子而顾虑重重。孕育这段时间，夫妇双方都要为未来的宝宝负起责任。关心宝宝的成长，不是从宝宝出生之后开始的，而是从怀孕之前便开始了。

3. 保持乐观情绪　未来宝宝的健康与母亲孕前和孕后的精神健康有着密不可分的微妙关系。乐观的心态、健康的心理对未来宝宝的成长大有助益。所以，夫妇双方在决定要孩子之后，要努力调整自己的情绪，以一种积极乐观的心态面对未来，把忧愁抛在脑后，让希望充满生活中的每一天。在打算怀孕的日子里，夫妇双方尽可能放松身心，多找些乐子，多做一些有趣有益的活动，尽量减轻生活所带来的心理压力，让彼此都宽心、开心、顺心、安心。要相信，如果你们整日开心快乐，就会带来一个同样开心、快乐的孩子；相反，如果你们整日愁眉苦脸，就可能会带来一个同样愁眉苦脸的孩子。

4. 做爱要求　良好的心理因素与和谐的性生活紧密结合，是达到优生的重要因素。所以，实现优生的性生活应具备下列心理准备。

（1）做爱时，夫妻双方的注意力要集中，完全排除其他无关意念和事情的干扰。

（2）夫妻双方都有做爱的要求，并为此感到轻松愉快，而不仅仅是单方面需要，或者将做爱视为负担和痛苦。

（3）夫妻双方都有正常的性欲望和性冲动，而不仅仅是一方。

（4）夫妻双方要在高度的兴奋、愉悦、舒坦、满足中完成性行为，而不是索然无味。

（5）性交过程中，夫妻双方激动、兴奋、欢快的情绪应趋浓烈，并互相影响、感染、激励对方。如果一方的一言一行，甚至呼吸、表情、姿势、语调等方面，都显出勉强、不自然或者为难的表示，就会削弱对方兴奋、欢愉的情绪。

并非每次性生活夫妻双方都要达到这些要求，有时因偶然因素，使性生活不尽如人意，缺乏正常性快感，也是不足为奇的。只要对方体谅，即可在下次性生活中得到补偿。

根据夫妻性生活的心理特点，为保持性生活的和谐，提高满意度，避免心理性的性功能障碍，夫妻双方同房时应创造良好的环境，排除一切情绪干扰，全身心地投入做爱之中，并同步进入性兴奋、性高潮期，和谐地度过消退期，正确对待和妥善处理性生活中可能出现的种种问题。只有这样，才能使夫妻性生活保持最佳心理状态，获得极大的精神愉悦。

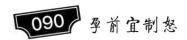

090 孕前宜制怒

"怒"为七情之一，也是重要的致病原因。《黄帝内经》里说："怒则气逆，甚则呕血、飧泄矣。"怒为肝之志，怒动于肝，则气逆而上；气逼血升，血随气出，故甚则呕血。肝木肆横，乘袭脾土，以症见飧泄。《三国演义》中有诸葛亮"三气周瑜"的故事。周瑜，身为东吴的大都督，雄姿英发，统率几十万大军，驰骋疆场，为何能被诸葛亮气死呢？原来周瑜刚愎自用，"讨荆州"惨败于巴蜀，大怒之下，口吐鲜血而亡。临死之前，还对天长叹："既生瑜，何生亮！"英国著名生理学家亨特，天生脾气急躁，他生前常说："我的命运早晚断送在一个惹我真正动怒的坏蛋手上。"结果，在一次医学会议上，"坏蛋"出现了，他盛怒之下，心脏病猝发，当场身死。

由上可知，怒对人体健康的影响是很不利的，林则徐把"制怒"作为自己的座右铭，就很有道理。当人发怒时，会出现心跳过速，特别是有心脏病的人，有可能由于严重心律失常，诱发心肌梗死而猝死。公元 1 世纪时，古罗马国王纳瓦，在一次御前会议上，因有人大胆顶撞冒犯他，不禁大发怒火，拍案而起，瞬息倒地身亡。可见，暴怒，往往会使人断送生命。意大利一家周刊对一个居民区里 2 年内死亡者的调查表明，爱发怒者的死亡率，比有愉快情绪的人要高出 6 倍。美国医学博士汤姆斯，对高血压、心脏病患者的情绪进行统计分析，易怒者的发病率为 77.3%，而处事谨慎、情绪稳定者的发病率为 25.9%。国内外的学者都认为，如果一个人的情绪易于激动，经常大发雷霆，整天在坏的情绪下过日子，极易患"寿命缩短病"。因此，要想"尽终天年，度百岁乃去"，就必须"制怒"。那么，怎样制怒呢？

一是保肝。我国医学认为，"人有五脏化五气，以生喜怒悲忧恐"，就是说，人之七情生于五脏，具体地讲，心主喜，肝主怒，肾主惊恐，脾主思，肺主悲忧。所以，要制怒，必须保证肝的功能正常。正如《灵枢·本神篇》所说："肝气实则怒，肝气虚则悲。"怒是发脾气的表现。肝主怒，肝气旺盛的人，一旦遇到不合心意的事，就往往气愤不平。怒则气上，怒气暴发。肝藏血，因发怒而损伤肝血，致阴血亏损不能濡肝而肝失所养，则肝火愈旺，更易动怒。而肝血益伤，此所谓"怒伤肝"。这就说明，经常发怒的人，往往是肝的功能失常的表现。若是肝气郁结所引起的，当舒肝解郁；若是肝火上炎引起的，当清泻肝火；若是肝阳上亢所引起，当滋阴潜阳。

二是以情制情。就是指医者以言行、事物为手段，激起病者某种情态变化，以达到控制其病态情绪，促进身心康复的一类方法。中医学认为，情态之病，必以情治。具体到"怒"，《黄帝内经》提出"悲胜怒"，就是以悲哀之情来治疗"怒"。在中医康复学中所做悲疗，其机制是肺主悲，金克木，故悲哀之情能抑制怒。此外，《素问·举痛论》还提出："悲则气消"，即悲哀能使气郁消散，而发怒常常是肝气郁结的表现，所谓"气有余便是火。"

三是加强修养。防怒于未然，经常博览群书，加强自身修养，可使人心胸坦荡，提高洞察和理解事物的能力，能够正确处理将要发生的令人发怒的事。歌德在年轻时，因受失恋之苦的折磨，几次想自杀，把匕首放在枕头底下睡觉。但他后来终于抑制了这种轻率的行为，把已经破灭的爱情作为素材，写出一部震撼世界的名著《少年维特之烦恼》。

四是培养革命的乐观主义精神，经常心情愉快。怒的产生虽然是多种原因所引起，但遇到挫折或被人恶意地攻击时最容易发生。此外，在心境不好的时候，也容易被激怒。而经常保持心情愉快、宽容大度，就能正确对待上述情况。《素问·举痛论》指出："喜则气和志达、营卫通利。"营卫通利，即人体营气、卫气能正常运行，营气为血中之气，行于脉中，卫气行于脉外，二者的正常运行，是心情愉快的结果。我国医学认为，"气血不和，百病乃变化而生"，而怒为百病之一，这就足以说明培养革命乐观主义的重要性。

五是遇事冷静。怒，按其强度不同，可以分为愠怒、愤怒、大怒和暴怒几种。但不管怎样的怒，常常是不能冷静思考的结果。一个人活在世界上，总会遇到不如意的事，但暴跳如雷就能解决问题吗？恰恰相反，不但解决不了问题，反而会招致更坏的后果。因此，遇事一定要冷静，才能积极思考，想出对策，圆满解决问题。

六是及时宣泄。这是说，如心有不平之事，可及时向领导汇报，向知心朋友倾诉，甚至痛痛快快地哭一场，千万不要闷在心里，以致气郁成疾。

七是要经常听一些音乐。当神情兴奋、愤怒、狂躁之时，要听听节律低沉、凄切悲凉之曲。

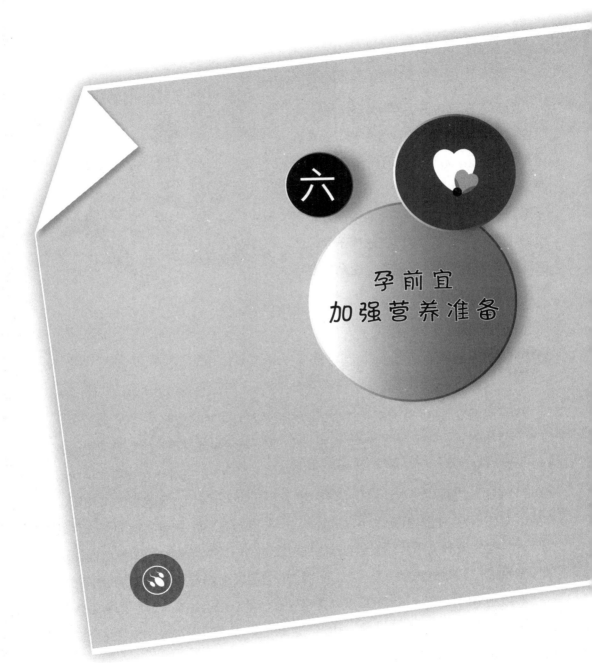

六

孕前宜
加强营养准备

双方孕前就应该适当地加强营养，多吃些含优质蛋白质和富含维生素、必需微量元素的食品，如瘦肉、鱼虾、禽蛋、豆类、蔬菜、鲜果等。这是因为，不仅优良的精子或卵子和营养状态有关，而且在妊娠初期胎儿的发育在很大程度上依赖于孕妇体内的营养储备，而这种储备是否充分则与孕前的营养状态密切相关。

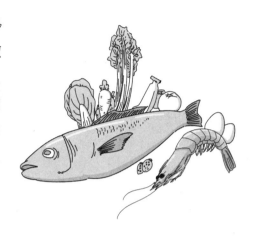

091 有益于性功能的维生素

为了改善性功能，增强性的愉悦，必须重视对维生素的摄取。

1. 维生素 B_{12} 与性功能　维生素 B_{12} 与男子的精子生成关系密切，原因是当给精少、精子发育不良的男性不育症病人每天用 1.5 毫克的维生素 B_{12} 治疗，平均用药 17.8 周后，发现精子数、精子浓度、精子活动力均见增加。有效率达 42.3%。此外，维生素 B_{12} 能改善由 X 线、抗癌剂、某些化学制剂所致的生精障碍。专家们认为，维生素 B_{12} 之所以能改善男性生育功能，可能与增强精子生成过程中脱氧核糖核酸和核糖核酸的合成有关。维生素 B_{12} 含量较丰富的食物是动物血和肉类。

2. 维生素与性功能　研究发现，男性如果长期缺乏维生素，他们的性生活就会失去活力和热情，性爱已无诱人和兴奋的感觉。而维生素对育龄期女性来说更重要，它的不足多半对性爱十分淡漠。

由于维生素对皮肤、黏膜的生理功能具有良性影响，对生殖道黏膜同样如此，适当补充后可恢复外阴和阴道的弹性和湿润，有助于改善性功能，含维生素较多的食物是动物肝脏、海产品。而胡萝卜含有大量可转化为维生素的胡萝卜素。

3. 维生素 C 能保护精子　原因是当减少维生素 C 的摄入量时，成年男性精子中脱氧核糖核酸的损伤几乎成倍增加，而此种损伤极可能使其子女罹患可怕的遗传病或癌肿。因此，每人每天至少摄入 60 毫克维生素 C，相当于一只橘子的维生素 C 的含量。

092　哪些饮食对性生活不宜

中医养生认为，饮食得当与不当对人体性功能有重要影响。如古人云："嗜食醇酒厚味，酿生湿热，流注下焦，扰动精室，则遗精；嗜食辛肥甘，损伤脾胃，运化失常，湿热下注，致阳事不举。"这里所说的遗精、阳事不举，均是饮食不当所产生的性功能障碍，所以，为了保护性功能的正常，一定要注意饮食的宜忌。

1. 肥甘厚味之饮食　这是因为肥腻之物，易伤脾胃；而脾胃运化失常，可导致精气不足，精亏血少，体虚气弱，可致性欲减退。此外，过食油腻，脾胃运化艰难，酿生湿热，能流注下焦，扰动精室，可引起遗精、早泄；若流注宗筋则生阳痿。说明肥甘厚味之品不可多食，否则影响性功能。日本学者发现，大豆和豆制品、章鱼、鳗鱼、泥鳅、鳝鱼含有大量生成精子的物质——精氨酸，对增强生产精子的能力有效。

2. 太咸的饮食　因为咸味先入肾，适度的咸味养肾，但食咸太多则伤肾，而人体性功能的强弱与肾密切相关。因此，在饮食上宜清淡，多吃一些富有营养、补肾益精的清淡食品，如植物油、蔬菜、豆类、粗粮、肝脏、禽蛋、鱼类、花生、芝麻等，这对延年益寿、避免性功能衰退有积极意义。

3. 寒凉的饮食　因为寒凉食品，令肾阳不足，肾阳虚衰，命门大衰，可致精少阴冷、性功能衰退。中医学认为："性凉、多食损元阳、损房事。"现在已发现，菱角、茭白、海松子、兔肉、猫肉、猪脑、羊脑、水獭肉、粗棉籽油等，对性功能不利，常吃能出现性功能减退或精子减少、阳痿等。如对猪脑，《本草从新》说：

"损男子阳道。"又如水獭肉，《日华子本草》里说："消男子阳气，不宜多食。"《随息居饮食谱》里也说："多食消男子阳气。"因此，对以上所说食物，有性功能障碍的人，应该禁食；即使性功能正常的也不宜食之过多。

4. 偏食　因为偏食可导致某些营养物质的缺乏，使肾精不足，而男子精子缺乏可导致不育。现代研究发现，精子的含锌量高达 0.2%，若平时不喜欢吃含锌丰富的食物，机体含锌量不足，可导致性功能下降，甚至不育。肉类、鱼类、动物内脏含较多的胆固醇，可使体内雄性激素水平升高，有利于精子量增加，但一些人怕胆固醇升高易发生冠心病，故不敢吃这些食物，从而导致性功能减退。

093　哪些食物可以增强性功能

1. 海参　性温，味甘咸，功能补肾养血，常用于肾虚所致的遗精、阳痿、小便频数等症。对于性功能低下者，可用海参（浸透）、羊肉切片一道煮汤，加盐、姜等调味食之。

2. 雀卵　为麻雀产的卵，功能补肾壮阳，常用于肾阳虚所致的阳痿。在使用时，把雀卵煮熟，去壳食，每次 1 个，每日 3 次，对肾虚之阳痿、早泄、滑精有一定疗效。每次可用雀卵两个，对虾 15 克，或加菟丝子、枸杞子各 15 克，放于碗内，加水煮熟食用，对阳痿、早泄效果更好。

3. 韭菜　又名起阳草，壮阳草，味甘，性平、温，是振奋性强壮药，有健胃、提神、温暖、壮阳作用。若用韭菜炒鲜虾，效果更好，因为鲜虾益精壮阳。使用时，每次可用韭菜 150 克，鲜虾 250 克去壳，炒熟佐膳。

4. 牛鞭　是雄牛的外生殖器，不论是黄牛还是水牛均可，其中包括两睾丸。牛鞭味甘，性温，功能壮阳补肾，治"丈夫阳痿不起"。食用时若用枸杞子炖牛鞭效果更好，即每次可用枸杞子 20 ~ 40 克，牛外生殖器一具，隔水炖熟，食肉饮汁。亦可加入生姜两片，去其异味，一般炖服 1 ~ 2 次显效。古书《药鉴》云："枸杞滋阴，不致阳衰。兴阳，常使阳举。"这说明枸杞有添精兴阳的作用。

由上可知，人们的性功能好坏，与食物有密切关系，只有切实注意，才能维持性功能的正常；否则，即会导致性的不和谐，甚至家庭破裂。

094　孕前忌不吃脂肪

脂肪通常分为组织脂肪和储藏脂肪两种。为保证体内脂肪应急的需要，储存脂肪一般储藏在皮下和腹中心部位。发胖的人先挺出肚皮就是这个原因。所谓中年发福实际上就是体内代谢功能降低。倘再一味追求美食，多赴宴会，大量摄取高热食品，那么就难免走"腰带长、寿命短"的美食死亡之路了。

女性发胖一般是由于生理关系，譬如过了青春期，特别是结婚以后，体内为妊娠做准备开始储存脂肪；然而也有的妇女却在这个时期明显地消瘦下来，这是与自然生理相反的，她纵然可以妊娠，但往往流于小产。

顺便说一件发生在医院里的事儿。有一天来了5名妇女自愿献血，但她们的血液被认为不合格。因为经检测，发现血液浓度都很低，除了贫血型就是低血压型。这是为什么呢？经了解，这些妇女为了怕胖，长年累月吃的是"美容膳食"——除了蔬菜就是水果，完全缺乏动物性蛋白质。

095　蛋白质高不利于怀孕

美国科罗拉多生育医学中心戴维·戈德纳博士率领的研究小组对小鼠进行的研究显示，蛋白质偏高的饮食可能不利于妇女怀孕。

含25%蛋白质的饮食干扰小鼠胚胎初期的正常基因印迹，同时也影响胚胎在子宫内的植入着床以及胎儿的成长。戈德纳博士指出，高蛋白饮食会导致雌性动物生殖道胺水平升高，对着床前的胚胎产生不良影响。饮食蛋白质含量高的25%的雌鼠的胚泡显示H19基因印迹异常，胎儿发育延迟。另外，高蛋白饮食组在胚胎着床前的流产率明显增高。

戈德纳博士说："研究对象虽然是老鼠，但所得到的结果可能也关系到人类的生育和饮食。"他认为，高蛋白饮食不适合想要怀孕的人，希望怀孕的妇女要确保蛋白质的摄取少于总能量的20%。

 096 孕前宜服B族维生素能预防出生缺陷

最近医学界调查发现，在受孕前预先服用一种 B 族维生素叶酸 1 个月以上，胎儿出生缺陷的发生率可减少 50%。神经管缺陷发生在妊娠早期，是胎儿死亡的主要原因。无脑儿和脊柱裂是最常见的出生缺陷，发生率为 0.08% ~ 1%，各地区和民族差异较大。无脑儿出生后即刻死亡，大部分脊柱裂婴儿存在不同程度的残废。由于怀这种神经管缺陷胎儿的母亲 95% 无类似的病史，所以美国疾病控制中心建议，不仅是孕妇，所有育龄妇女都应每天服叶酸 400 微克。专家相信，在受孕 1 个月后的卵胚已可能存在神经管缺陷，故此在受孕 1 个月后服叶酸，不能预防出生缺陷。而受孕前 1 个月以上开始服叶酸，则胎儿出生缺陷的机会可减少一半。

值得注意的是，服叶酸过多，可掩盖维生素 B_{12} 缺乏。如果维生素 B_{12} 缺乏得不到治疗，亦会导致不可逆的神经损害。所以，如果未咨询过医生，每天服叶酸的剂量不能超过 1 毫克。补充维生素是身体获得足够叶酸最快捷最经济的途径。富含叶酸的食物有肝脏、甜菜、花椰菜、绿叶蔬菜和橙汁，多吃水果和蔬菜都能补充叶酸。

目前神经管缺陷的病因尚未明确，生理学的解释可能是：叶酸为脱氧核糖核酸（DNA）产生所必需，是建造 DNA 的砖石。人体细胞内 DNA 携带着遗传信息。卵胚在子宫内发育的最初时期，细胞快速分裂，需要大量的叶酸以及 DNA。打个比方，如果您就是那个卵胚，您的细胞分裂就比您妈妈的细胞分裂快得多。细胞每分裂一次，就产生大量的 DNA。如果您无足够的砖石建造 DNA，细胞就不能正常分裂。那么这个时期细胞分裂到底有多快呢？在第一个月，卵胚的体积就增加了 7000 倍，而大部分妇女这时候尚未知道自己已受孕。绝大部分人去看医生的时候，已有 1 ~ 2 次月经未来潮，错过了服叶酸预防神经管缺陷的时机。

097　孕前不宜食用棉籽油

　　食用棉籽油也能造成不育症。棉籽油是以棉花的种子榨成的油，有些地区食用棉籽油。早在 1957 年我国学者刘宝善发表文章，回顾他在 20 世纪 30 年代曾观察到江苏某农村因食用粗制棉籽油造成男子不育。通过 20 世纪 60 年代对湖北、山东、江苏、河北、河南、陕西等产棉区的社会调查，发现许多家庭都因食用粗制棉籽油后造成不能生育。随着学者们调查研究的不断深入，发现引起不孕不育的原因主要是男性不育。

　　由于粗制棉籽油（呈棕红色、颜色越浓、质量越差）食用后可引起睾丸曲精管中各型生精细胞出现损伤。在大鼠连续口服棉酚 4 ~ 5 周后，大部曲细精管萎缩变形，上皮中的精子及精母细胞几乎全部脱落消失，仅残存外周一层支持细胞和精原细胞。观察在产棉区长期服用粗制棉籽油不育患者，进行睾丸活检的结果表明生精上皮同样受到严重损伤，出现与动物实验的一致结果，长期食用可以杀伤精原细胞导致不育或绝育。

098　宜注意啤酒对生育的影响

　　啤酒有健脾开胃之功效，很多人把它当作日常饮料，甚至被誉为"液体面包"。尤其在夏天，啤酒更是人们喜欢的佐餐饮料。而英国科学家近日发出警告：啤酒可能影响男性生育能力。

　　据报道，伦敦国王学院生育学专家林恩·弗拉泽研究出了 3 种影响生育能力的化学物质——豆类中的染料木黄酮、啤酒花以及清洁剂、油漆、除草剂、杀虫剂中所含的苯酚壬基等。科学家们发现这些物质可以模仿雌激素的功用，影响精子的行动，从而降低男性生育效率。

专家解释说，精子遇到卵子的时候，会释放一种酶，冲破卵子的外膜，而雌激素可以刺激精子的活性，如果尚未成熟的精子过早地受到刺激，在还没有遇到卵子的时候就释放出酶，等到真正需要的时候，却无法冲破卵子外膜，那么生育能力必将受到影响。

099 孕前宜防芹菜对精子的损害

男性多吃芹菜会抑制睾酮的生成，从而有杀精作用，会减少精子数量。据报道国外有医生经过试验发现，健康良好、有生育能力的年轻男性连续多日食用芹菜后，精子量会明显减少，甚至到难以受孕的程度，这种情况在停菜后几个月又会恢复正常。

同时应该强调，芹菜是种营养丰富、具有一定保健作用和药用价值的蔬菜。解放军总医院营养科王伟琴副主任医师说：据测定，100 克芹菜中含蛋白质 2.2 克，钙 8.5 毫克，磷 61 毫克，铁 8.5 毫克，其中蛋白质含量比一般瓜果蔬菜高 1 倍，铁含量为番茄的 20 倍左右，芹菜中还含丰富的胡萝卜素和多种维生素等，对人体健康都十分有益。芹菜叶茎含有芹菜苷、佛手柑内酯和挥发油，有降压、利尿、健脾、增强食欲的作用，还可作为高血压、动脉硬化、神经衰弱、月经不调和痛风的食疗。

值得一提的是，不少家庭吃芹菜时只吃茎不吃叶，这就极不科学了。因为芹菜叶中营养成分远远高于芹菜茎，对芹菜的茎和叶片进行 13 项营养成分的测试，发现芹菜叶片中有 10 项指标超过了茎。其中，叶中胡萝卜素含量是茎的 8 倍，维生素 C 的含量是茎的 3 倍，蛋白质是茎的 1 倍，钙超过茎 2 倍。可见，芹菜叶片的营养价值的确不容忽视。

100　孕前宜少吃甜食

美国辛卡格斯大学一位营养学专家莎拉·索德教授指出：和一般人所想象的刚好相反，进食糖类不仅不能恢复体力，还会使一个人的精力减退，身体的反应变得迟钝。当进食太多糖分之后，糖会迅速进入血液中，血糖骤增会引起胰腺过度敏感的反应。胰腺必须分泌出过量的胰岛素，把血糖水平压抑较未进甜食前更低的水平，整个过程历时 20 ~ 30 分钟。因此，进食甜食后半小时左右，体力便由于血糖降低而减退。

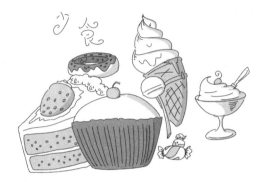

101　孕前最好饮矿泉水

水，孕育着自然万物，维持着地球上的生命。一个人可以几天不吃东西，但连续一周不喝水就不行了。人体组织的 3/4 是由水构成的，一个成年人，每天需要补充 3000 ~ 5000 毫升水。人没有水，就不能生存。

但是，水质的好坏直接影响到人体健康。倘若一个人所饮之水长期受到重金属污染，那么水中的重金属就会积存在人的内脏器官里，难以排出，以致殃及人体健康。然而，由于人类自己的生产和其他活动，已造成全世界 13% 的淡水资源遭受污染。上海居民的饮水，虽说多是净化的自来水，但属于软质水，人们饮后普遍出现缺钙现象。一个人若严重缺钙，会导致骨骼、牙齿发育不良，还会引起多种疾病，诸如高血压、冠心病、便秘和某些皮肤病等；对儿童来说，更会影响机体正常的生长发育。可见，光是水质的净化是不够的，还要求水中所含有营养物质要丰富，特别是不可缺少人体必需的矿物质。

经过人们长期摸索和科学分析认识到，矿泉水是一种水质又净又好的理想饮水，其实，早在古时候，我们的祖先就已认识到矿泉水与人体健康大有关系。史籍上就有"神农尝草之滋味，水泉之甘苦，令民知所避就"的记载。汉朝伟大的天文学家张衡《温泉赋》则说明了矿泉水能治病健身，延年益寿。在国外，古罗马时已盛行矿泉浴了。

在环境污染日趋严重、饮用水源遭受破坏的今天，矿泉水成了人们最受欢迎的饮料之一。一个美国商人曾说，对美国人来说，如果有一杯啤酒、一杯可口可乐、一杯矿泉水，那么最受欢迎的是矿泉水。尽管矿泉水的价格目前还较贵，如在香港，一瓶一磅重的矿泉水要价 2.3 港元；在日本，富士牌矿泉水一瓶二磅则要 190 日元，但人们还是乐意饮用矿泉水。

矿泉水，水质纯净，水味适口，含有人体所需的多种微量元素，具有调节人体功能的效用，这已得到国际医务界的一致公认。特别是在矿泉水中含有较多游离的钙离子，对人体电解质平衡，调节大脑皮质和神经系统的兴奋性，促进骨髓生长发育，腺体分泌，维持身体的正常生理功能的进行，起了举足轻重的作用。

矿泉水有天然和人造之分，但是，由于受地层结构的影响，许多天然矿泉水中也存在某些对人体有害的无机盐或超重无机盐，能供人饮用的不多。像我国目前已发现有两千多个矿泉，除了可供沐浴的外，真正能饮用的只有青岛崂山和杭州虎跑等少数几个，这对我们偌大的国家来说，实在是少得可怜。于是，科学家们依靠现代的科学技术，用人工的方法造出了天然矿泉水。

人造矿泉水是利用一套由净化器、矿化器和消毒器三大主件组成的净化矿化装置，可以使任何地方的自来水或符合饮用条件的一般饮水，变成优质矿泉水。

人造矿泉水在质量上比天然矿泉水更胜一筹，主要在于它可根据人的主观需要，既可让它含钙多一点，也可让它含镁或其他物质多一点。人造矿泉水中还含有一定的镁离子，能激活人体内多种酶系统，促进消化，增强新陈代谢功能，对习惯性便秘也有良效。此外，组成血液中红细胞的主要成分铁和维持细胞渗透压的主要离子钠，在人造矿泉水中也有较高的含量。

矿泉水的保健作用，不仅在于它对每个人的健康大有裨益，而且也表现在它对一些慢性疾病，如习惯性便秘、神经衰弱、消化不良、高血压等有较好的疗效。

102 孕前宜多食绿色食品

1. "吃"成了大问题　"民以食为天"。大米、杂粮、蔬菜、水果一天也少不了，可蔬菜、水果、谷物中残留的农药却让人担忧。经调查，蔬菜农药残留超标被查出的超标农药主要是氧化乐果、敌敌畏、对硫磷等禁用已久的农药。

2. 滥施农药埋祸根　如今菜畦里、果园中、稻田内，喷洒农药已是农民主要的农活之一。田野飘来的已不再是散发着禾苗、瓜果、青菜的清香，而是令人眼花头晕的农药味。

十多年前，人们说起农药，只知道 3911、六六粉等品种，而今使用的农药，已经发展到杀虫脒、敌杀死等 30 多种。用药范围过去仅局限于棉田里防治棉铃虫、蚜虫，而今除了棉花之外，还有小麦、水稻、玉米、果树、蔬菜等，每一种农作物都喷施农药，毒杀的病害虫包括稻飞虱、粉病、红斑病等几十种，而且庄稼新病名、新虫名还在不断增加。

化学农药的广泛使用，其目的是"虫口夺粮"，保证我们有足够的粮食可吃。但是，由于某些化学农药本身的不足以及使用技术上的问题，农药在杀死害虫的同时，也在杀死人类自己。

农药自身的不足与使用技术不当造成的危害，两者比较，专家们认为没有很好掌握科学的施药方法，其直接关系更为明显。由于蔬菜瓜果的生长周期短，复种指数高，病虫害多，为了种出的菜肥嫩鲜美和保证产量并适时上市，菜农总是频繁地喷洒农药。据有关部门对 12 个地区进行膳食抽样调查发现，本不稳定易消失的有机磷农药，尤其是剧毒农药"甲胺磷"，在烹调后的蔬菜中还有被检查出的情况。

喷洒农药不仅存在频率高、分量重的问题，而且还存在盲目喷施的问题。早在 10 年前，农业部就颁布《农药安全使用标准》，对各种农药的用量、方法、次数及间隔时间都做了明确规定，而每一种杀死瓜果蔬菜虫害的化学农药，都有其特定的使用范围，以免用药过量或不足。而许多农民使用杀虫的农药，不管它是什么农药，只要"有效"都用上。

3. 何日不再"吃"农药　如果现在离开了农药，又有多少作物能种得出来。从苗期到收获，哪种作物都离不开农药，包括水稻在内，从浸种开始拌药，从幼苗到成熟都不断地施药，这样的食物能不残留农药吗？

在农村，猫头鹰、乌鸦、青蛙、螳螂、蛇等正在日趋减少，生态失衡，益虫减少，害虫猖獗，农民只能靠加倍喷用农药来防治，这已经是我们无奈的选择。而且化学农药日趋严重，对土地侵袭和对瓜果、蔬菜的污染，反过来则变本加厉地报复着人类。

不可否认我们生活的周围环境正在被农药笼罩。

毋庸置疑，农药为防治病虫害立下汗马功劳。但它的不良反应所引起的连锁反应，确实应该引起人们注意。

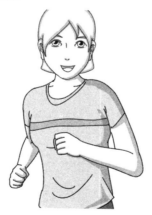

103　孕前饮食必须要回归自然

"三天不吃青，两眼冒金星"。这虽然只是民间的一句俗语，但却反映了一个颠扑不破的真理，人的健康需要自然界土生土长的绿色蔬菜。绿色象征着生命，绿色蔬菜中含有人们所需要的许多营养物质。特别需要指出的是，几乎所有的绿色蔬菜都或多或少具有抗癌作用。

近年，由于受到"三高"饮食带来的健康问题困扰，人们重新又提出了"饮食回归自然"。其旨义无非是尽量摄取低盐、低糖、低脂肪、低热量的食物，而且还要多吃高纤维素的蔬菜与水果，口味力求清淡自然。在美国，例如饭店，正在竭尽全力向顾客提供低脂肪、低盐和低热量的食物。采用新鲜绿叶蔬菜，未加工水果及其他蔬菜的色拉餐馆随处可见，赢得越来越多的顾客。

陆游在诗中说："霜余蔬甲淡中甜，春近灵苗嫩不菝。采掇归来便堪煮，半铢盐酪不须添。"我国古代的养生家一直提倡"饮食回归自然"，希望采摘的新鲜蔬菜，完全保持田园风味。如今，保持食品的"纯洁"，已成为一个紧迫问题。随着工业的发展，污水和农药等可以直接或间接地污染食物。食品在加工过程中使用人工添加剂以及采用熏制、油炸等方法，可能生成致癌物质。食品在储运过程中发生霉变，也成为致癌的一大因素。所有这一切，都向我们敲响了警钟，是"饮食回归自然"的时候了！

所谓"饮食回归自然"，就是提倡人们选用新鲜的、没有受到污染的蔬菜、瓜果以及野菜、野果、野味。例如在望不尽的黄土高原和浩瀚的戈壁沙漠中，有一种植物与这荒凉的土地结伴相依，这就是野生沙棘。沙棘果实中维生素C的含量是苹果的400倍、葡萄的200倍、橘子的20倍、山楂的14倍、猕猴桃的2～8倍。这类营养丰富的野果，在人们的餐桌上还不应多摆上一点吗？

说到野菜和野生食用菌，它们所含的营养成分，特别是其中的胡萝卜素、维生素C和维生素B$_2$含量还高于常见的蔬菜。如荠菜中的胡萝卜素含量远较菠菜和胡萝卜为高。不少野菜不仅营养丰富，而且味美可口，为一般蔬菜所不及。野生的蘑菇和猴头菇也是人们喜爱的美味佳肴。

说到野味，以蚂蚁为例，世界上不少地方视蚂蚁为珍馐。墨西哥城专有经营蚂蚁等昆虫菜肴的餐馆。研究证明，蚂蚁含蛋白质45%～67%，所含人体自身不能合成的必需氨基酸齐全，还有多种维生素和矿物质。蚂蚁还有治疗类风湿关节炎等药用功效。目前，市场上已出现选用良种蚂蚁制成的保健食品。像这样的野味，多吃点不好吗？

"饮食回归自然"，这是大势所趋。可以预料，随着人民生活水平的提高，各类天然食品将和广大消费者的日常生活结下不解之缘。

104 夏季孕前的保健饮料是什么

盛夏酷暑，炎热难耐，人在暑天如在蒸笼之内热气逼迫，致毛孔开而汗大泄，此时适量饮水，可以及时补充体内生理缺水，纠正失调。然而，人们往往为了求得一时畅快，甚至盲目追求"消费档次"，而大量饮用一些色、香、味俱全及令人眼花缭乱的饮料。对这些饮料，偶尔适量饮用一些，倒也无妨，但过量贪饮或长期饮用，则有害无益。

其实，市场上所售各类饮料中所含色素、糖精、香精、防腐剂等原料，只是起色、香、味作用，以引起人们感官兴趣，一旦饮用过多，易引起喉头水肿、咳喘、荨麻疹、皮肤瘙痒等病症。

如果是冰冻汽水、冰镇鲜橙多、雪碧、冰淇淋之类的冰冻饮料过量饮用，还可导致脏腑功能紊乱，发生胃肠黏膜血管收缩、胃肠痉挛、分泌减少等一系列病理改变，引起食欲下降。凡患有胃肠疾病、心血管疾病、口腔咽喉病变以及对冷刺激敏感的人，尤其是幼儿及老弱病者更不宜多饮冷饮。

那么，究竟哪种饮料最宜人呢？据研究人员证明，暑天最佳饮料就是新鲜凉开水。研究证实，烧开后自然冷却的凉开水，具有独特的生物活性，很容易渗透、进入细胞膜，促进新陈代谢，增强人体免疫功能。清晨饮一杯凉开水，能很快被排空的肠胃吸收利用，稀释血液，扩张血管增强血管弹性，加快血液循环，降低血压，防止心脑血管疾病的发生，使人体恢复正常生理状态。

常饮凉开水，还可以洗涤肠胃，治疗便秘，防止便秘，改善内分泌腺及心、肝、肾的生理功能，兴奋肠胃，促进胃液分泌，增进食欲，预防感冒及某些皮肤病如关节炎、咽喉炎等。

　　经常饮凉开水的人，体内乳酸脱氢酶的活性较高，肌肉组织中乳酸积累减少，易消除疲劳。此外，常饮新鲜凉开水，可使皮肤经常保持滋润细腻而富有弹性和光泽，真正起到美容保健作用。不过，凉开水放久了，是不会有上述效果的。因为时间长了，其生物活性必然丧失，甚至变质；若此时饮用，则有害无益。

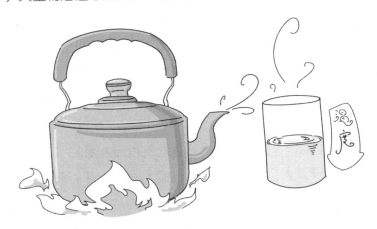

105　孕前宜吃的二十种食物

　　这里所说的二十种食物有较好的改善体质、补血、养精的作用，若配伍得当可使夫妻双方在受孕时保持一个最佳状态，非常宜于怀孕。

　　1. 黄豆　黄豆被人们誉为"绿色的乳牛"和"植物肉"，所含蛋白质最丰富，500 克黄豆相当于 1000 克猪瘦肉或 1500 克鸡蛋或 6000 克米饭的蛋白质含量。

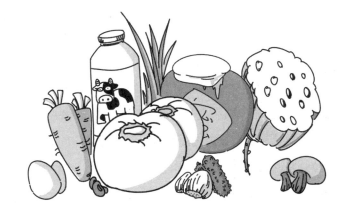

黄豆含植物油也多，出油率达 20%。所以，黄豆既是粮，又是油，一身二任。含有维生素 A、维生素 B、维生素 C、维生素 D 等多种维生素。钙、磷、铁含量高，其中铁是构成血红蛋白的主要原料。黄豆中所含的铁不但多，而且容易吸收。500克黄豆含铁质 55 毫克，所以大豆制品对缺铁性贫血十分有益。500 克黄豆含磷2855 毫克，对脑神经有很好的作用，对治疗神经衰弱有效。黄豆芽的营养价值比黄豆更高，中医还用以健脾除湿。豆腐含胆固醇少，易被消化吸收，是高血压、动脉硬化、心脏病人的有益食品，也常配以药物制成各种药膳。中医学认为黑豆有补肾益精的作用，故在药用时常用黑豆、大豆油来治肠梗阻（包括虚脱性肠梗阻）、肠绞痛。一般以豆油 200 毫升，蒸后，1 次温服 80 ~ 100 毫升，有滑肠通便之功效，亦治肠套叠、小儿蛔虫性肠梗阻。

2. 番茄（西红柿） 每到热天，人人爱吃的番茄大量上市。它那美丽的颜色、酸甜可口的味道，深受人们的喜爱。番茄生吃可代替水果，烹调又是佳蔬，物美而价廉。

番茄的营养非常丰富，每 500 克含蛋白质 2 ~ 8 克、脂肪 1.4 克、糖 9 克、钙 38 毫克、磷 174 毫克、铁 2 毫克和维生素 A、维生素 B_1、维生素 B_2、维生素 C、维生素 PP 等。此外，还含有苹果酸、柠檬酸、番茄红素。其中，维生素 PP 的含量是蔬果中第一名。维生素 A 的含量是莴笋的 15 倍，维生素 C 则相当于 1250 克苹果、1500 克香蕉、2000 克梨子的含量。

番茄的医疗作用就在于它所含的成分。例如维生素 PP，可保护皮肤健康、治疗癞皮病、维持胃液的正常分泌、促进红细胞的形成；维生素 C 含量高，医生夏天常让牙龈炎、牙周病、鼻出血和患出血性疾病的人多吃番茄；维生素 A 可保持皮肤的弹性，促进骨骼钙化，对牙齿硬组织的形成起重要作用，并可用于防治小儿佝偻病、夜盲症、眼干燥症；苹果酸和柠檬酸，可帮助胃液对脂肪物质进行消化，吃了油腻食物，吃点番茄不但助消化，且可防消化不良；番茄富含营养液，有利尿作用，吃番茄对肾脏病有益。

3. 栗子 栗子号称"干果之王"，是我国的特产，栗子含糖及淀粉

62%～70%，蛋白质 5.7%～10.7%，脂肪 2%～7.4%，此外，尚有胡萝卜素、维生素 B₁、维生素 B₂、烟酸、维生素 C 等多种维生素。正因为如此，《名医别录》把栗子列为上品之药，认为它有"益气、厚肠胃、补肾气"的作用。相传，古时候有位老翁患腰脚痿弱病，令其到栗树下，食栗数升，不久便能如常人一般行走。唐宋八大家之一的苏辙，晚年曾患了腰腿软的毛病，早晚都要吃一些生栗子。他还寄物抒怀，写了一首赞栗诗："老去自添腰脚病，山翁服栗旧传方。客来为说晨兴晚，三咽徐收白玉浆。"老年、肾亏，小便频数者，每日早晚各吃生栗子 2 枚，久之亦有疗效。栗子是大众化的补品，也是老年人的珍果，但一次吃得过多"反致伤脾"、有"气滞难消"的害处，故应少吃常服，方能达到健康延年的目的。

4. 大枣　"树上枣，果中宝"。枣是营养最丰富的果品，几乎含有其他水果所拥有的各种营养成分。其中，鲜枣的含糖量为 25%～35%，干枣为 60%～70%，在干鲜果品中遥遥领先。由此产生的热量与米、面相当，每百克高达 309 千卡。故枣有"蜜果""木本粮食"之称。枣中的维生素含量也十分惊人，维生素 C、维生素 E、维生素 PP 的含量均居百果之首。每 100 克鲜枣含维生素 E 3.5 毫克，含维生素 C 500～800 毫克，含维生素 PP 高达 3000 毫克以上，远远超过一般水果的含量。所以，枣又被称为"天然维生素丸"。

枣还是疗效颇佳的良药，古今医书莫不称道。《本草备要》说："枣能补中益气，滋脾土，润心肺，调营卫，缓阴血，生津液，悦颜色，通九窍，助十二经，和百药。"红枣味甘，性平，在中药学上属补益药，以补气为主，兼有养血生津、安神镇痛和调和药性等功效。对脾胃虚寒、气血不足、食欲不振、消化不良、身体消瘦、目卷神疲、心悸脉微、便溏腹泻、神经衰弱和气管炎、肝炎、贫血等症都有一定的疗效。并能缓和药性，减轻某些药物的毒性和刺激性。因而，中药方剂中经常将红枣配入其中，以缓和其他药物的烈性，达到攻邪而不伤正气的目的。枣中富含的维生素，对人体健康和疾病防治更具有重要意义。其中，维生素 E 能促进人的生殖能力，维生素 PP 可防治心血管疾病和老年高血压，维生素 C 对治疗一些疑难病症特别是癌症有显著疗效。

5. 海参　　海参，既是美味佳肴，又是疗效卓著的良药。《本草从新》记载：海参有"补肾益精，壮阳疗痿"的功效。《随息居饮食谱》记述更详："滋阴、补血、强阳、润燥、调经、养胎、利产。凡产后、病后、衰老羸弱者，宜用火腿或烤羊肉煨食之。"海参含蛋白质、脂肪、糖、碘、钙、磷、铁等营养物质。它含有的明胶氮比鱼肉多，含有大量黏蛋白，其中包括软骨素硫酸的一种组成成分。近年研究表明，软骨素硫酸的减少与肌肉的超龄现象有关，所以吃海参具有延迟衰老的作用。实际上，古人早就用海参抗老益寿。海参性味甘温，又具有"补肾精，益精髓，消失延，壮阳疗痿"等功能。患高血压、冠心病、肝炎、肾炎的病人，可常服用海参，或制成药膳服用更妙。

6. 蜂蜜　　蜂蜜是临床食用佳品，中医认为蜂蜜性味甘平，不仅有补中缓急、润肺止咳、滑肠通便之效，而且还是一味外科良药，外敷治疗烧烫伤、疮疡具有良好作用。《本草纲目》认为蜂蜜入药之功有五："清热也，补中也，解毒也，润燥也，止痛也。"现代研究认为，蜂蜜内含 180 多种营养物质，具有很强的杀菌作用，能在 20 分钟内杀死痢疾杆菌与化脓球菌，24 小时内杀死伤寒、副伤寒杆菌、铜绿假单胞菌及大肠埃希菌、链球菌等，同时还有抑制真菌的作用。并认为浓度在 40% 时大部分细菌被抑制，浓度在 60% 时大部分细菌被抑制杀死，浓度在 80% 或在原液中则无细菌生存。因而，用高浓度的蜂蜜治疗烧烫伤，具有抗生素所不及之效，并能营养创面，调节创面渗透压，保护创面，使渗出减少，有效地防止细菌的入侵、避免感染、加速创面的修复作用，适用于大面积和深度烧伤。使用时直接将蜂蜜外涂患处，每日 2 次，不用包扎，充分暴露创面。

7. 牛奶　　养生名著《寿亲养老新书》里说："牛奶最宜人，平补血脉、益心、长肌肉，令人身体健康、面目光悦、志不急，故为子者常须供之，以为常食。"著名经济学家马寅初活到 101 岁，其长寿经验中，重要的一条就是坚持喝牛奶，其他方面的饮食注意控制，而牛奶不能断，中医养生学认为，牛奶能补虚损、益五脏，凡病后体弱、虚劳羸瘦、食少、噎嗝反胃，均可喝牛奶以做滋补食疗饮用。此外，牛奶久服或入药剂中，有生津利肠、润泽肌肤的功效，可用于治消渴、便秘、皮肤干燥等症。现代医学认为，牛奶为富含蛋白质食品，含8种人体必需氨基酸，尤以植物蛋白质所缺乏的甲硫氨酸和赖氨酸最为丰富。其胆固醇含量比肉、蛋类都低，每100克仅含13毫克。在东非，有个玛萨伊部族，那里的人们每天饮奶无度，但他们当中没有高血压和动脉硬化、心脏病患者。牛奶还具有预防胃癌的效能，过去日本胃癌发病率很高，占所有癌症病死率的第1位，而西欧国家则低得多，这与居民食用牛奶及乳制品的数量有关。

8. 枸杞子　枸杞子性味甘平，能养阴补血，益精明目，久服延年益寿。现代药理研究证明，枸杞子有预防脂肪肝，拟胆碱样作用；根皮煎剂有降血糖作用；对恶性肿瘤患者，能提高其巨噬细胞吞噬率及T淋巴细胞转化率，具有调节免疫功能的作用。临床多用于老年性疾病及虚损性疾病。对枸杞子有延寿作用的认识由来已久，在殷代的甲骨文《诗经》《山海经》中均有记载。历代关于本草的著作还谈及其有明显增强人体性功能的作用，故民间有"去家千里，勿食枸杞"之说。每服6～18克，可煮粥、嚼服，但外感邪气、脾虚夹湿者忌服。

9. 莲子　莲子的寿命很长。清代《本草备要》说："落田野中者，百年不坏，人得食之，发黑不老。"莲子被《神农本草经》列为上品，历代许多本草著作均记述莲子可延年益寿。常服本品，可补肾、健脾、养心，起到抗衰老的作用。《寿世保元》记有阳春白雪糕，以莲子配白茯苓、淮山药、糯米、陈仓米、白砂糖等，蒸熟成糕，每日食用，最益老人。《太平圣惠方》载莲子粉粥，每次取莲子粉5～20克、粳米或糯米100克煮粥，早晚食用，可以治疗年老体弱、慢性泄泻、多梦失眠、夜间多尿，令人强健。莲子食用时须开水泡过，剥掉外皮，去掉莲心（绿色的胚芽），每服9～18克，入汤、丸、散、粥剂。但脘腹胀满及大便干燥者忌服。

10. 胡萝卜　日本人现在是世界上最长寿的民族之一，有的科学家指出，日本人的长寿与常吃胡萝卜有关。我国民间把胡萝卜誉为"小人参"。无独有偶，日本也把胡萝卜叫"人参"。之所以这样称呼它，有两方面的原因：一是胡萝卜的营养丰富，物美价廉，而且有药用作用；二是胡萝卜的形状同朝鲜人参相似。此外，胡萝卜在西方被视为菜中上品，荷兰人还把它列为"国菜"之一。其富含胡萝卜素，1分子的胡萝卜素可得2分子的维生素A，因之被称为维生素A原。美国、苏联的科学家研究发现，维生素A供给量低的人群癌症发病率要比正常人群高出2倍。胡萝卜中的木质素，也具有提高机体抗癌免疫力和间接消灭癌细胞的功用。胡萝卜还含有9种氨基酸，其中人类必需的氨基酸占5种，尤以赖氨酸含量多而著称。

11. 鳖　鳖又名甲鱼、团鱼、元鱼，鳖肉味甘，性平，自古以来被视为滋补佳品，其含蛋白质17.3%、脂肪4.0%，尚有钙、磷、铁及维生素A、烟酸、维生素B，其含量均较高，常人食之可滋补强身，久食可长寿。本品有益气填精、滋阴养血之功，故用于病后调补、阴虚盗汗、疟证、结核病等均有显效。因其益气养血，填精添髓，故为良好的补肾佳品。

鳖肉味鲜美，是珍贵补品，含丰富蛋白质，并含糖类、钙、锌、铁及各种维生素，不仅易于消化，而且产热量高、能促进血液循环。鳖肉中含有较多组氨酸，故肉味鲜美。鳖死后，组氨酸被分解而产生毒素。因此，死鳖不能食用。吃鳖讲究吃壳上四周下垂的柔软部分，称为鳖裙，五代时高僧谦光云："但愿鹅生四掌，鳖留两裙。"

鳖的药用价值很高，鳖的头、肉、血均可入药，全体入药可滋阴凉血，补肾健骨，治体虚、肺结核、肝脾肿大。近代研究表明：鳖甲有抑制结缔组织增生、提高血浆蛋白及消肿块的作用，可增强肿瘤病人机体抵抗力。但鳖只适用于阴虚病人，且不可多食，久食损人，对于消化能力差、食欲不振的人慎用。

12. 山药　山药是一种很好的廉价补品，它内含黏液质、淀粉酶、胆碱、蛋白质、脂肪、维生素、糖类和矿物质等多种成分，其中的淀粉酶又称消化酶，能分解成蛋白质和糖类，故有滋补之效。山药性味甘平，不寒不燥。《食用本草学》说："可以煮食，或作饭菜，或作点心，都很甘美。"可谓色、香、味三色的补益佳品。历代医家曾盛赞它为"理虚之要药""滋补药中的无上之品"，并提倡"多服常服"。凡属年老体弱之人，经常吃些山药，对于身体是大有裨益的。山药每剂10～30克，入煎、丸、散剂。煮山药时，最好不用铜器和铁器，大便秘结者不宜用。

13. 韭菜　韭菜是我国特有的蔬菜之一，它有悠久的食用和栽培的历史。韭菜四季常青，可终年食用。其叶、根、籽均可做药用。

韭菜性温，味辛、甘。其根、叶有活血、化瘀、止血、补中、通便等作用；其籽具有壮阳固精、补肝暖肾、温暖腰膝的功效，是不可多得的补肾佳品。《本草拾遗》中说："韭温中下气，补虚，调和脏腑，令人能食，益阳。"又说："俗云韭叶是草钟乳，言其宜人，……凡菜中此物最温而益人，宜常食之。"现代研究表明，韭菜中含有丰富的维生素 B_2、维生素 C、蛋白质、胡萝卜素、挥发油、钙、磷、铁及较多的纤维素及含硫化合物，并且有降胆固醇的作用。

韭菜能温肾壮阳，行气理血，因此对于由肾阳虚引起的阳痿、遗精、早泄、多尿、腰膝疼痛、白带增多等病以及冠心病、高脂血症，常食之有辅助治疗作用。健康人食之有保肾健体作用。

因韭菜性偏热，多食之会使视物模糊，易生眼屎，故阳亢及热性病人不宜多食。

14. 香菇　香菇为山珍之一，既为滋补佳品，又为美味佳肴。其味甘，性平，具有和胃益肾，补气健脾，有破血化痰、缩尿之功。它含有丰富的营养物质，其中含蛋白质 14.4%、糖 59.3% 及大量的磷、铁、钙与多糖类、B 族维生素和维生素 C、氨基酸等。另外香菇中还含有一般蔬菜缺少的麦角甾醇，可增强人的体质，它还有降血脂和抗癌的作用，是癌症病人的保健食品。据报道，用香菇适量，每日煮汤食用，用来治疗传染性肝炎和白细胞减少症，有明显效果。常食香菇可防止由于维生素 D 缺乏引起的血磷及血钙代谢障碍而产生的小儿佝偻病。香菇营养丰富，高蛋白，低脂肪，物美味佳，是保肾佳品之一。

15. 粟米　粟米又称"小米"。其性味甘咸、微寒，具有养肾气、健脾胃、清虚热的作用。《食物本草》说它"以粥食，则益气补虚，润肠健胃"。也就是说小米粥可增强小肠的功能，具有养心安神、补肾气的作用。小米煮粥，待煮沸之后，上浮一层膏油，即为米油，也称"粥油"。其味甘，性平，营养丰富，可滋阴长力。《柴林方》中说："米油加炼之食盐少许，空腹调服，可治男性精清不育，久服其精自浓。"由此推之，对于男性精液清稀、精子缺少的患者，应有补肾益精疗效。王士雄在《随息居饮食谱》中说："米油可代参汤。"可见米油的营养丰富。小米中含有72%～76%的淀粉、9.7%的蛋白质、3.5%的脂肪以及钙、磷、铁、维生素等。与大米相比，小米的维生素B_1要高1.5倍，维生素B_2要高1倍，粗纤维素要高2～7倍。其蒸食能益气，煮食能养人。小米除养肾健脾外，尚能滋阴益气。因此，对于素体肾虚、形体消瘦以及久病、初愈、老、幼及产后的病人服之均宜，是一味不可多得的保肾食物。

16. 荠菜　眼下正值风和日丽、春暖花开的阳春时节。倘若漫步郊外，你就会发现那田埂路边、溪畔渠旁有一株株、一簇簇水灵灵、绿茵茵的荠菜招人喜爱。在城市集贸市场，不少小贩也将鲜嫩欲滴的荠菜摆在摊上出售。有民谚云："三月三，荠菜赛灵丹。"春天吃荠菜，既可品尝野菜的鲜活美味，又有益身体的营养补充。尤其对大鱼大肉吃腻了的城里人来说，更可调适口味，增强食欲。

荠菜的营养价值很高，它的维生素C含量是西红柿的4倍左右，维生素A的含量与胡萝卜不相上下，而蛋白质的含量则可与叶茎类蔬菜"试比高低"。此外，它还含有钙、磷、铁、粗纤维、烟酸等。荠菜除有较高营养价值外，它还具有一定的药用价值。中医认为，荠菜味甘性平，具有健胃、益肺、明目、降压等多种功用。民间百姓常用吃荠菜止胃肠出血、便血、尿血、外部刀伤、烫伤或用敷荠菜泥止血，效果不错。如若患有痢疾、腹泻时，吃大量荠菜可有效止泻治痢。

荠菜的吃法多种多样，不拘一格。既可炒、煸、炖，也可煲、熬；既可热烹，亦可凉拌；既可制成各种美味可口的汤，亦可制馅食用。总之，味儿清爽、适口、宜人。

17. 沙棘油　近几年来，以沙棘为原料开发出的系列产品令人目不暇接，沙棘果汁、果酒、汽水、糖浆、果酱、沙棘晶……目前，各地生产沙棘产品的厂家都把沙棘果皮和籽实作为废料抛弃，这是很可惜的。在生产沙棘产品的同时，收集沙棘籽可用于榨油。而沙棘油不仅是优质食用油，而且是现代医学中被广泛应用的珍贵药用油。

据资料记载，沙棘油含油率为18%。其脂肪酸的组成是，饮用脂肪酸

11.6％，亚油酸 27.6％。每 100 克油中又含有维生素 E　1.29 毫克，维生素 A 100 毫克（按转化量计算，比鱼肝油的还高），还富含维生素 K、类胡萝卜素、谷固醇及钾、镁、钙、铁、钠等。

沙棘油除可食用外，还具有其他方面的疗效。据现代医药研究和临床应用确认，沙棘油可抗辐射、疲劳，增强机体活力。对放射病、皮肤灼伤、刀伤、冻伤、溃疡等具有良好的医疗效果。另外，它还能降低胆固醇、缓解心绞痛发作及对防治冠状膜疾患症、胃和十二指肠溃疡病、鼻咽炎、上颌窦炎、食管癌和子宫颈糜烂也有良好的疗效。

沙棘油所以具有多方面的疗效作用，是由于其强有力的促进再生性能。它能加速创伤和溃疡面组织的修复和再生以及上皮组织的再生。而对动脉硬化的医疗作用则是通过其对脂类代谢的良好影响，如降低胆固醇和改善胆固醇——磷脂的比值等而实现的。

18. 荔枝　荔枝的果实不仅甘甜味美，而且具有很高的营养价值。其果肉含葡萄糖 66％、蔗糖 5％，总糖量在 70％以上，位居多种水果的首位。在每千克荔枝中，仅含糖就有 700 克之多，含蛋白质 15 克，脂肪 14 克，还含有磷 340 毫克，钙 60 毫克。荔枝所含维生素类物质也是很丰富的，每千克荔枝中，可含有维生素 C 360 毫克，还含有维生素 A、维生素 B 以及叶酸等。此外，荔枝还含有柠檬酸、苹果酸等有机酸和多量游离的精氨酸和色氨酸。

荔枝性味甘酸而温。入脾、肝二经。有生津、益血、理气、止痛、补肺宁心、和脾开胃、安神益智等功能。自古以来，荔枝就被视为珍贵的补品，如《本草纲目》中记载："常食荔枝能补脑健身……开胃益脾。"因此，老人、儿童、久病体虚、手术后患者、伤员、孕妇等多吃一点荔枝，对精神、身体、促进疾病速愈等方面，都是十分有益的。

19. 鹌鹑　鹌鹑为鸟纲鸡形目雉科禽类，我国饲养鹌鹑已有 3000 多年的历史。《中国医学大辞典》中称鹌鹑为"动物人参"，可见鹌鹑有极高的营养价值和药用价值。

鹌鹑及其蛋所含营养丰富，易于消化吸收，而且对某些慢性病有滋补调治之功。

鹌鹑蛋白质含量高,脂肪少,味道鲜美。鹌鹑蛋中含有铁、盐、多种维生素、降压素、卵磷脂、芦丁、芸香等成分,除具有补益气血、强身健脑等作用外,还有降压、降脂的功能。对血管硬化、高血压、神经衰弱、心脏病、糖尿病、结核病、肝炎、支气管喘息、斑秃、妇女月经不调等,有一定的辅助疗效。明代李时珍《本草纲目》中记载鹌鹑有"补五脏,益中续气,实筋骨,耐寒暑,消结热"之功。

20. 鸡蛋 一个鸡蛋含水量约 70%,其余的 30% 都是营养物质。蛋白中的蛋白质为卵白蛋白和卵球蛋白,蛋黄中的蛋白质为卵黄磷蛋白,都是优质蛋白质。

鸡蛋中的脂肪主要存在于蛋黄中,呈乳融状,易于消化吸收。蛋黄中的脂肪为卵磷脂和胆固醇。磷脂是人体细胞的重要成分,对生长发育和神经活动都有良好的作用。一个中等大小的鸡蛋黄含胆固醇 200～250 毫克,还含有各种矿物质和微量元素,如钙、磷、铁、硫、铜、铬、硒、镁、锌、锰、氟及维生素 A、维生素 D、维生素 B_1、维生素 B_2、生物素、烟酸等。蛋白中也含有钙、磷、铁,但含量远不及蛋黄。鸡蛋中缺乏糖类和维生素 C,钙也不如牛奶多。含铁虽然多,但对人体来说,吸收率不如大豆和肝脏中的铁,不过,仍能维持婴幼儿较好地生长发育。

鸡蛋蛋白质含有人体必需的 8 种氨基酸,其组成及互相间的比值也很适当。鸡蛋蛋白质的生物价接近 100。利用率最高,营养价值最好。

中医学认为,鸡蛋性平味甘,有润燥、养血、安胎等作用,是汤料中最常用的原料。

106 有益于优生的保健营养食谱

1. 清蒸甲鱼(元鱼)

原料:甲鱼 1 只(约 500 克),姜末 5 克,味精 1 克,酱油 50 克。

制作:先将甲鱼杀好后,掏干净内脏,洗净,用热水烫一下,撕去头、爪的薄膜,放在盘内,入

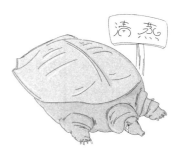

笼屉蒸 40 ~ 50 分钟。 然后将酱油、姜末、味精放入小碗内，蒸 10 分钟，以便蘸食。

功效：骨酥肉烂，味道鲜美，营养丰富。

2. 拔丝蛋块（《妇女药膳》）

原料：鸡蛋黄 36 克，白糖 60 克，面粉 15 克，植物油 500 毫升，青红丝 0.6 克，香蕉精 0.12 克。

制作：先将鸡蛋黄搅开，放进面粉、香蕉精和少许水，和匀成蛋糊状，倒入油锅中摊成薄饼。将薄饼取出，切成菱形蛋块，然后再放在热油锅中炸，待炸成金黄色时，捞出，最后放油少许于锅中，将白糖倒入，炒成拔丝糖浆，再放入炸好的鸡蛋块，并撒上青红丝即成。当甜点食。

功效：滋阴补血，养心益智，适用于记忆力衰退者，对神经衰弱、失眠、心烦者也有较好的效果。

3. 木耳汤（《医院方》）

原料：白木耳 30 克，鹿角胶 7.5 克，冰糖 15 克。

制作：将木耳用温水泡发，除去杂质，洗净，放砂锅内，加水适量，用温火煎熬，待木耳熟透后，加入鹿角胶和冰糖，使之烊化，和匀，熬透即成。分次或 1 次食用均可。

功效：补肾填精。适用于肾虚精少，腰酸腿软，时有欲念，频繁入房，脉细数。

4. 南瓜牛肉汤

原料：南瓜 500 克，牛肉 250 克。

制作：南瓜去皮，冲洗干净，切成 3 厘米左右的方块，放入锅内。牛肉剔去筋膜，洗净后切成 2 厘米见方的块，先在开水锅内略焯一下捞出，放入锅内，加入适量的清水，置旺火上烧开后，加入南瓜同煮开，待牛肉烂熟（约 2 小时）即成。

功效：能补气健身，可改善身体瘦弱状态。

5. 口袋豆腐

原料：豆腐 3 小块（约 500 克），猪肉末 150 克，素油 100 克，面粉 75 克，鸡蛋2只，肉汤、细盐、黄酒、糖、酱油、淀粉、味精、鲜辣粉、姜末、葱、麻油各适量。

制作：①豆腐搅成泥和肉末一起入大碗，加盐、味精、鲜辣粉、鸡蛋、面粉、淀粉搅拌匀。②油锅油温四成，将豆腐挤成椭圆形的口袋丸子，入锅炸透捞出。③锅留底油烧热，下葱、姜末、酱油、肉汤、糖、黄酒、味精烧开，投入炸好的口袋丸子，文火煨透，旺火勾芡，加入麻油即可。

功效：此菜营养丰富，易于消化，适于糖尿病、肝炎、年高胃弱等各类患者食用。

6. 八宝饭

原料：薏仁米、白扁豆、莲子肉（去心）、核桃肉、龙眼肉各50克，红枣20个，白扁豆、糖青梅各25克，糯米100克，猪油适量。

制作：①薏仁米、白扁豆、莲子肉（去心）以温水泡发，放高压锅内煮熟备用，红枣洗净以水泡发，核桃肉炒熟，龙眼肉、糖青梅备用，糯米淘净，放盆中加水蒸熟备用。②取大碗1个，内涂猪油，碗底摆好糖青梅、龙眼肉、枣、核桃仁、莲子、白扁豆、薏仁米，最后放热糯米饭，再加蒸锅蒸20分钟，把八宝饭扣在大圆盘中，再用白糖100克加水熬汁，浇在饭上即可。

功效：本品所含薏仁米健脾利湿，扁豆健脾和中，益胃生津，莲子肉补脾益肾，红枣健脾补气，还可生血，核桃肉补肾益精，龙眼肉补血养阴，再加糖青梅生津止渴，诸物相合以健脾、养胃、滋肾、益阴。身体虚弱、病后体虚者食用本品，有促进康复作用。常人食用，可增加营养，强壮身体。

7. 清炖口蘑鸡汤

原料：鸡肉1000克，水发口蘑100克，料酒25毫升，精盐8克，味精3克，胡椒粉2克，葱、姜各20克。

制作：将鸡肉切成大块，洗净，放入锅内，添入清水，烧开，撇去浮沫。将葱（挽结）、姜（拍破）和口蘑、料酒一同下锅，烧开，移至小火，慢炖，待鸡块煮熟捞出，放碗中，挑净葱、姜，口蘑拣出，放在鸡碗中，再把精盐、味精、胡椒粉放入锅中，烧开，注入鸡碗中即可。

功效：此菜汤鲜味美，鸡肉细嫩，口味醇香，营养丰富，若用乌骨鸡，则是滋补佳品，冬春季食用为宜。

8. 龙眼饼

原料：龙眼肉 25 克，面粉 250 克，白糖 15 克，素油 250 毫升。

制作：①将龙眼肉洗净，剁成细末，面粉倒在案板上，加入白糖、龙眼肉末拌匀，擀成面团，分成剂子，擀成直径 3 厘米、厚 2 厘米的饼坯。②将素油放入锅内，烧至 8 成热时，放入饼坯，煎炸成黄色时，翻面再煎炸，直至两面金黄色，熟透即成。

功效：补气益脾，生津润燥，养血益颜。

9. 十全大补汤（《大众药膳》）

原料：党参条 30 克，墨鱼 50 克，黄芪 30 克，猪肉 500 克，肉桂 6 克，猪肚 50 克，熟地黄 15 克，生姜 30 克，白术 10 克，猪杂骨 500 克，川芎 6 克，葱白 30 克，当归 15 克，料酒 30 毫升，白芍 10 克，花椒 6 克，茯苓 10 克，食盐 5 克，炙甘草 6 克，味精适量。

制作：①将以上中药装入洁净的纱布袋内，扎紧口，备用。②将猪肉、墨鱼、猪肚、猪杂骨洗净，将骨与生姜捶破，备用。③将猪肉、墨鱼、猪肚、杂骨、药袋放入锅内（大砂锅最好），加水适量，放入姜。花椒、料酒、食盐，置武火上烧沸，后用文火煨炖，待猪肉熟烂时，捞起切条，再放入汤中；捞出药袋不用。④服用时，将汤和肉装入碗内后，加少许味精，食肉喝汤，早晚各吃 1 碗，每日服用。这一料服完后，隔 3～5 日再服。

功效：补气养血，气血双补。适用于气血俱虚证所出现的面色萎黄、精神倦怠、短气懒言、心悸怔忡等症。

禁忌：感冒发热者忌服。

10. 花生汤

原料：花生仁 100 克，白糖 25 克，碱少许。

制作：①将花生仁放在容器里，冲入沸水浸没，然后将花生仁翻动一下，加盖，浸约 5 分钟。待能脱膜时滗去水，把花生仁倒在竹筛上，轻轻用木板推压花生仁去膜，拣去坏花生仁及杂质。②将去膜的花生仁放入锅或砂锅里，加水5000毫升和碱，用旺火煮沸。待汤汁呈乳白色时，改用微火煮至烂透。需煮2～3小时。③另用一只锅烧沸水500毫升，放入白糖，搅匀；化开，煮沸。过滤后，冲入花生仁汤中，再煮沸即可。

功效：汤色乳白，清甜软润，营养丰富。

11. 拌西红柿

原料：西红柿250克，白糖30克。

制作：先把西红柿用开水烫后去皮，切成片，装入盘内，将白糖撒在上面即可食用。

营养价值：内含蛋白质1.6克，脂肪1.0克，糖30克，热量117千卡，钙26毫克，磷73毫克，铁1.4毫克，胡萝卜素0.80毫克，维生素B_1 0.10毫克，维生素B_2 0.05毫克，烟酸1.5毫克，维生素C 28毫克。

12. 猪骨菠菜汤

原料：猪脊骨或腿骨、菠菜各适量。

制作：将猪骨砸碎，加水熬成浓汤，加入洗净切成小段的菠菜稍煮即成，饮汤吃菜，最后将骨髓亦吃下。每日2次，可连续饮服。

功效：养血，利骨。

13. 桂圆莲子汤

原料：桂圆、莲子各15克。

制作：取龙眼肉、莲子同放进瓦钵内，加水后煮成汤汁，添入适量冰糖。每日早、晚各服1次。长期坚持，无任何不良反应。

功效：桂圆即龙眼肉，中医认为其性味甘、温，有养血、健脾、宁心、安神的作用；莲子味甘、涩，性平，有养心、宁神、健脾、补肾的功效。对心血亏虚的失眠、心悸、神志不安、食欲差有一定的治疗效果。

14. 鲜莲银耳汤

原料：干银耳10克，鲜莲子30克，鸡清汤1500毫升，料酒、盐、味精各少许。

制作：将银耳发好，洗净，放盆内，加清汤 1500 毫升蒸 1 小时取出。鲜莲子剥去青皮和一层嫩白皮，切去两头，捅去心，水氽，再用开水浸泡备用（鲜莲子要略带脆性，不要煮得很烂）。烧开鸡清汤，加入料酒、盐、白糖、味精少许调味。把银耳、莲子装入碗内，注入清汤。每日 3 次，佐餐食。

功效：滋阴润肺，健脾安神。适用于阴虚而致的心烦失眠、干咳少痰、口干咽干、食少乏力等症。小儿若能常食，可消除疲劳，增进食欲，强壮体质。

15. 葱椒鱼条

原料：草鱼（食部）约 750 克，鸡汤 500 毫升，葱 25 克，姜 15 克，辣椒 5 克，白糖 50 克，味精 10 克，精盐 5 克，料酒 50 毫升，香油 30 毫升，花生油 75 毫升。

制作：①将鱼开膛洗净去鳞、去内脏，将鱼从背片去大骨，剁成 5 厘米长的条，用精盐、料酒、葱、姜（拍松）腌 30 分钟，放入热油中炸透再捞出沥尽油。②花生油 50 毫升烧热，放入 25 克白糖，3 克精盐，25 毫升料酒、鸡汤，再将鱼条放入汤内，用文火煨，翻动 2 次，待汤煨浓时，加入葱椒颠翻几下，淋上香油即成。

营养价值：用以上原料制成的葱椒鱼条，含蛋白质 138 克，脂肪 137 克，糖 56 克，总热量 2009 千卡，钙 309 毫克，磷 1356 毫克，铁 10 毫克，维生素 B_2 1.4 毫克。

功效：草鱼性味甘、温，熟食可以暖脾胃。补气血，是滋补食疗佳品；葱椒鱼条，肉质细嫩，味酸、甜、咸、辣，是我国著名的风味菜。

16. 炸春卷

原料：牛瘦肉 150 克，掐头去尾的绿豆芽 150 克，韭菜 50 克，鸡蛋 4 个，豆油 750 毫升（实耗 100 毫升），面粉 750 克，淀粉 25 克，精盐、味精、花椒、盐各适量。

制作：①把肉切成丝，韭菜切寸段。②勺内加油，放在火上，烧至四成热，下肉丝，放酱油炒干，加入绿豆芽、韭菜、精盐、味精、翻炒数下（约七成熟）出勺，放入盘内摊开。③将鸡蛋打入碗内，加入面粉和精盐搅成糊，摊 3 张蛋皮，每张一切两半，放上炒好的馅，用剩下的蛋糊加淀粉搅匀拌在蛋皮边上，卷成卷，将勺内放入豆油，烧至八成热，下入蛋皮卷，将卷炸成金黄色，捞出，切成寸段，码在盘内。④吃时蘸椒盐。

功效：补肾益血，可增强性功能。

17．山药白菜

原料：山药 20 克，小白菜 400 克，盐、味精各 4 克，素油 35 毫升。

制作：①将山药干品用清水浸泡 1 夜，切成薄片；小白菜洗净；姜切片，葱切花。②将炒锅置武火上烧热，放入素油，烧至六成热时，下入姜、葱爆香，再下入小白菜、山药，炒熟后加入盐、味精即成。

功效：健脾，补肺，固肾，益精。适用于脾虚泄泻、虚劳咳嗽、遗精、带下、小便频数等症。

18．核桃红枣羊骨汤

原料：核桃肉 100 克，红枣（去核）10 枚，羊脊骨（或胫骨）250 克。

制作：先将羊骨捶裂，洗净，同核桃、红枣一起放锅里加适量清水熬煎浓汤；去骨后调味，饮汤及吃红枣、核桃，可分次吃完。

功效：核桃肉含亚油酸、蛋白质、糖类、钙、磷、铁、维生素 B_2、胡萝卜素、维生素 E 等，又含卵磷脂，有补脑健胃的功效；羊脊骨（或胫骨）味甘性温，含大量磷酸钙、钠、钾、铁、氟、骨胶原、骨类黏蛋白等，可益肝肾、强筋骨、健脑、补血；红枣健脾补血，对脑思维能力有帮助，使健忘症得以改善。

19．鲫鱼莼菜羹（《食医心镜》）

原料：鲫鱼、莼菜各 120 克，橘皮粉、精盐、花椒粉、姜汁各适量，粗盐 1000 克，素油 15 毫升。

制作：将鲫鱼宰杀，去头、鳞、内脏，用绵纸包 4 层，锅内放粗盐烧至盐发红，取出 2/3 量，将鱼放入，再把取出的粗盐放回盖住鱼，锅上加盖焗 20 分钟，取出鱼去外面的绵纸，把鱼肉剔出。莼菜洗净切碎。锅内放素油烧开，加莼菜略炒，随即加汤、橘皮粉、花椒粉、姜汁、精盐烧开，放入鱼肉，再烧开即可。

功效：脾胃气弱，食饮不下，黄瘦无力等病症。

20. 桂圆肉粥（《慈山参人》）

原料：桂圆肉 100 克，粳米 100 克。

制作：桂圆肉与粳米同煮做粥，任意食用。

功效：安心神，益心脾，补血气。适用于思虑过度，惊悸失眠患者。桂圆肉为养脑益脾之药，补血益心之佳果，又具有补血、抗衰老之作用。久服轻身不老。李时珍称："食品以荔枝为贵，资益以龙眼（即桂圆）为良。"粳米辅以补益脾胃，益精强志之效，共奏养脑作用。

21. 酸辣蛋花汤

原料：鸡蛋 2 个，豆腐 50 克，水发木耳 50 克，胡椒粉 40 克，醋 40 毫升，精盐 2.5 克，味精 2 克，香油 25 毫升，葱花 20 克，水淀粉 25 毫升，酱油 15 毫升。

制作：鸡蛋打在碗里搅匀，木耳洗净，豆腐切小片或细条，胡椒粉、醋、香油、葱花放入碗中待用。锅内加 750 毫升左右汤或水，放入豆腐、木耳、精盐、味精和酱油，旺火烧开，勾入水淀粉，将鸡蛋打入锅中，待蛋花浮起后倒入碗中的调味汁，搅匀即成。

功效：酸辣鲜香，味美适口。

22. 核桃鸡丁

原料：鸡脯肉 350 克，核桃仁 15 克，枸杞子 8 克，鸡汤 10 毫升，猪油 150 克，鸡蛋 2 个，精盐 5 克，料酒 25 毫升，胡椒粉 2 克，湿豆粉 35 克，生姜、葱各 10 克，香油 5 毫升，白糖 7 克。

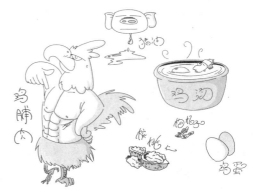

制作：将核桃仁用开水泡涨，剥去皮；枸杞子用温水洗净；生姜洗净切成小片，葱切成葱花；鸡蛋去黄留清；鸡肉洗净，切成 1 厘米见方的丁。鸡丁装碗中，用精盐（2.5 克）、蛋清、湿豆粉拌匀，浆好。另碗中放入味精、白糖、胡椒粉、鸡汤、湿豆粉兑成汁。净锅置火上，放入猪油，待七成热时，下核桃仁炸至微黄，及时捞起待用。把浆好的鸡倒入锅中，快速滑透翻炒几下，下姜、葱，倒入汤汁快速翻炒，随即入核桃仁、枸杞子炒匀，淋入香油，装盘。佐餐食。

功效：补肺益肾，明目。适用于肺肾两虚之神疲乏力，面色无华。无病者常食，也可抗衰老益寿，亦可种子优生。

23. 红枣煨肘汤

原料：猪肘1只（重约1000克），冰糖300克，红枣150克，姜10克，白糖适量，精盐3克，葱20克，鲜汤1000毫升，鸡骨500克。

制作：①姜拍破，葱挽结。红枣去核洗干净。冰糖砸碎，炒糖色。②猪肘夹净残毛，放在火上烧至皮起小泡略带黑色，泡入热水中，使肉皮回软后刮洗至肘皮发白，用刀从肘子中间顺骨头划破，放入沸水锅内煮。③铝锅放入鸡骨垫底，放肘子加鲜汤、冰糖、精盐、姜、葱，用旺火烧沸，转用小火煨熟，拣去姜葱，放入白糖、红枣，继续煨至肘子粑糯汁浓，起锅装入大圆盘内（皮向上），浇上原汤汁即成。

此菜汤香甜，粑烂利口，营养丰富。肘子配以补脾和胃、益气生血的大枣，有滋补强壮的保健功能，常用于气血虚弱、筋骨不健的病症。此菜属四川家常风味，春冬季食用均宜，一般宴会适用。

24. 莲子粉粥

原料：莲子15～20克，粳米或糯米100克。

制作：将莲子煮熟后切开、去壳、晒干，磨粉备用。每取15～20克与粳米（糯米）同煮成粥。

功效：益肾、健脾、止泻固精、清心安神、抗衰延寿。

适应证：年老体弱、肾虚腰痛、男子遗精、女子赤白带下、失眠多梦、久泻久痢。

宜忌：大便秘结者慎食，感冒发热期间停食。

莲子又称水芝丹，为药食兼用之品。我国以湖南湘潭产莲子，因其肉嫩、质佳，称为湘莲者为佳品；而福建产莲量最大，称建莲，它的质味甘甜，而居诸莲之冠。

莲子鲜者甘、涩，入心、脾、肾经，是良好的补药。《神农本草经》列其为上品，谓之"补中养神、益乏力，除百疾、久服轻身耐老，不饥延年"。唐代孟诜在

《食疗本草》中说："莲子主五脏不足，利益十二经脉血气。"

莲子煮粥服食，民间早有流传。《太平圣惠方》说，"莲子"补中强志，耳目聪明，用莲实半两，去皮心研末，水煮熟，以粳米三合做粥。清代名医王士雄在《随息居饮食谱》中说："莲实粉同米煮为稀饭，健脾益肾，颇著奇勋。"我国现代名医岳美中也常用莲子粥治遗精与泄泻。就是民间的八宝粥，其中也必有莲子。可见莲子的食用历史悠久了。

莲子粥能治疗遗精和早泄，因此本粥是较好的保肾药粥。肾虚、精关不固所造成的遗精、早泄之人，可将其作为辅助治疗之品常服。

25. 三仁芝麻蜜（《妇女药膳》）

原料：酸枣仁60克，柏子仁50克，火麻仁60克，黑芝麻500克，蜂蜜500克。

制作：将柏子仁、火麻仁、酸枣仁洗净去杂质、粉碎，倒入砂锅内浸泡，小火煎半小时，约剩半碗汁，滤出，复煎1次，再留半碗药汁，去渣。洗净黑芝麻，焙干研碎，将上述二药滤汁合并加蜂蜜在砂锅中煮开，倒入芝麻，搅拌均匀，离火，冷却后装瓶。每日2次，每次1匙，开水或米汤冲服。

功效：此方有补血益脑、补心安神、养肝润肠、通大便等功效，对精神兴奋、经常失眠、头昏、大便燥结者十分相宜。

26. 炒牛肉丝水芹

原料：牛肉丝250克，水芹段150克，酱油25毫升，素油50毫升，淀粉25克，葱、姜末、黄酒、盐、麻油、味精、糖各适量。

制作：牛肉丝加入盐、黄酒、淀粉上浆，取碗放进酱油、葱、姜末、黄酒、麻油、味精、糖拌匀待用。油温五成，投入牛肉丝，旺火翻炒，下水芹及拌好的调料，速搅拌透，浇上明油即可。

此菜富含优质蛋白及多种维生素。

27. 糖醋咕咾肉

原料：五花猪肉500克，鸡蛋1个，番茄沙司50克，素油、黄酒、淀粉、醋、酱油、糖、盐各适量。

制作：猪肉打花刀切成长方形，用盐、黄酒腌 10 分钟，打入鸡蛋拌匀。油烧开至五成温，将肉块在干淀粉中蘸一下入锅炸 1 分钟捞出；旺火烧油，将炸过的肉再入锅复炸至金黄色捞出。锅内放少许水，加酱油、糖、醋、番茄沙司、盐炒匀，水淀粉勾芡，将肉入锅里翻炒淋上明油即可。

此菜可健脾养胃，增进食欲。

28. 肉丁黄豆汤（《家常美味汤谱》）

原料：猪肉 250 克，熟黄豆 200 克，精盐 2 克，味精 1 克，葱、姜末各 10 克，酱油 15 毫升，熟猪油 50 毫升，汤 500 毫升。

制作：将猪肉切成小方丁，锅置火上，下猪油烧热，放葱、姜末炝锅，放入肉丁炒之，待肉丁变白时放酱油、熟黄豆、精盐，加汤烧开，撇净浮沫，放味精，盛汤碗即可。

功效：强壮身体，是家庭保健汤品。可预防小儿佝偻病及易患骨质缺钙的老年人很适宜。

29. 人参莲肉汤（《经验良方》）

原料：人参 6 克，冰糖 15 克，莲子 10 枚。

制作：①将红参或生晒参，湘莲子（去心）放入瓷碗内，加适量的水浸泡；再加入冰糖。②将盛药碗置蒸锅中，隔水蒸 1 小时以上。③食用时，喝汤，吃莲肉。人参捞出留下次再用。人参可连续使用 3 次，最后可将人参嚼服。

功效：补气健脾。适用于气虚脾弱的证候，尤宜于平时和病后康复期的调养。凡出现短气懒言、食欲差、精神疲倦、自汗易感冒者，均可服食。

30. 松鼠黄鱼

原料：黄鱼 500 克（食部），火腿、冬笋、香菇各 10 克，红、绿柿椒各 10 克，香菜 5 克，番茄酱 50 克，葱、姜、蒜各 5 克，白糖 125 克，干淀粉 50 克，酱油 10 毫升，醋、料酒各 25 毫升，精盐 5 克，花生油 500 毫升（实耗 100 毫升）。

制作：①黄鱼去鳞、鳃、内脏后洗净，切下鱼头，从脊背处剔去脊骨成为两扇，留下尾部，将鱼肉两面先切坡斜刀，后切斜直刀，成为麦穗形。②火腿、冬笋、红与绿柿椒均切成小丁。③将鱼头、鱼身放入盘内，加精盐、料酒抓匀，蘸上一层干淀粉，用手提鱼尾抖几下待用。④锅内入油，烧至七成熟，将鱼下锅烧成浅黄色至熟捞出，放入盘内，鱼头对上鱼身，使鱼身隆起成松鼠状。⑤锅内留底油烧热，下葱姜末，炸出香味，速放清汤、酱油、料酒、白糖、醋、精盐，再将各种配料放入，煮沸后，用湿淀粉勾成浓汁，淋入少许明油浇在松鼠鱼上，菜放在鱼的两边即成。

营养价值：用以上原料制成的松鼠黄鱼含蛋白质 84 克，脂肪 109 克，糖类 177 克，总热量 2025 千卡，钙 258 毫克，磷 772 毫克，铁 23 毫克，维生素 B_1 0.13 毫克，维生素 B_2 0.19 毫克，烟酸 4 毫克。

功效：黄鱼性味甘平，熟食滋补健身、开胃助食。

31．大麦汤（《饮膳正要》）

原料：大麦 100 克，草果 6 克，羊肉 50 克，黄酒、食盐各适量。

制作：羊肉洗净，剁成肉末，备用。大麦煮汤，临熟时，加入羊肉末、草果、黄酒及食盐，搅拌均匀，小火继续煮至熟烂，遂停火。佐餐食用。

功效：温中，养胃，肥健。大麦，别名乌麦、稞麦，为禾本科植物大麦的果实。味甘、咸，性凉，其补虚劳、实五脏，厚肠胃之功不亚于粳米。"久食，令人肥白，滑肌肤。"（《本草纲目》）羊肉甘温，益气补虚，温中暖下，是补阳佳品。草果辛温，化积消食，增香调味。方中以大麦为主料，以羊肉、草果为辅佐，羊肉、草果温热之性，又可防大麦寒凉遏制脾阳。三物配伍，共奏温中、养胃、肥健之功。脾胃虚弱、食少消渴、体弱消瘦者食用相宜。

32．烧明虾

原料：大虾 10 尾，葱半根，鲜姜末 10 克，大蒜末 10 克，酱油 25 毫升，酒 10 毫升，油 450 毫升。

制作：大虾去须、足，不去皮，用水洗净后抽去脊线和腹线，用刀背将虾身轻轻叩松。将 450 毫升油倒入铁锅中，用大火烧热后下入大虾，炸 10 分钟左右捞出。将锅内油倒出，留 30 毫升，仍置火上，投入葱、姜，炝出香味后加入酱油，下入大虾，再加入蒜末和酒，炒四五秒钟出锅装入盘中，即可供食。

功效：本菜为滋补佳品，有补肾助阳、通脉之作用，普通人食之能健身强力，有虚寒、阳痿、早泄、体虚无力者尤宜常食。

33. 二子炖甲鱼

原料：活甲鱼1只，枸杞子、女贞子、红枣各15克，葱、姜、大蒜、料酒、食盐、鸡清汤各适量。

制作：将宰杀好的甲鱼切成4大块，放入锅中煮沸后捞出，割开四肢，剥去腺油，洗净。甲鱼肉放入汤锅中，再加入枸杞子、女贞子、红枣、料酒、盐、葱段、姜片、蒜瓣、鸡清汤，放笼蒸2小时后取出，拣出葱、姜、蒜即成。

功效：补肝益肾。适用于肝肾阴虚引起的目暗不明、视力减退、目涩眼花、耳鸣头晕、腰膝酸软、五心烦热等，孕妇亦可。

34. 黄芪汽锅鸡（《大众药膳》）

原料：黄芪60克，食盐5克，鸡1只，料酒适量，葱茎7节，味精少许，生姜10克，花椒水适量。

制作：①将鸡宰杀后，去毛和内脏，剁成3.3厘米见方的块，放入沸水锅内烫3分钟捞出，洗净血沫，装入特制的汽锅（云南省昆明特产），加入葱、姜等调料。②将黄芪洗净切片，放入盛鸡的汽锅内，盖上锅盖，上笼屉蒸3小时取出，拣出黄芪，吃肉喝汤。

功效：补中益气。适用于气虚下陷或气虚不摄证。如气虚下陷的胃、肾下垂，子宫脱垂；气虚不摄的月经过多、崩漏、便血等。无病者亦可服食。

35. 葱白猪肝鸡蛋汤

原料：猪肝150～200克，葱白4～5根，鸡蛋2个。

制作：每次可将猪肝加水煲汤，煲熟后，再将鸡蛋去壳搅拌，与葱白一起放入猪肝汤内再煮片刻，食盐调味，食猪肝、鸡蛋，饮汤。

功效：猪肝，性味甘苦、温，入肝经。有补肝、养血、明目的功效。葱白，性味辛、温，入肺、胃经。有通阳气的功效。《日华子本草》记载它能治"目眩"。鸡蛋，性味甘、平，入心、脾经。功能滋阴润燥。《药性论》记载它能"治目赤痛"。葱白猪肝鸡蛋汤，有补血、养肝、明目的功效。可用以治疗夜盲症，视力减退，小儿角膜软化症等。宋朝的《太平圣惠方》记载的"猪肝羹"，就是用葱白猪肝煲鸡蛋，"治肝脏虚弱，远视无力"。

36. 驴肉汤

原料：驴肉500克，料酒25毫升，精盐5克，味精3克，葱段10克，姜片10克，花椒水、猪油各少许。

制作：将驴肉洗净，下沸水锅中余透，捞出切片。烧热锅加少许猪油，将葱、姜、驴肉同下锅，煸炒至水干，烹入料酒，加入盐、花椒水、味精，注入适量水，烧煮至驴肉熟烂，拣去葱、姜，装盆即成。

功效：味道醇香，汤汁浓厚，风味独特，北方风味，并有补气血、益脏腑之功效，适用于贫血、筋骨疼痛、头眩等症。

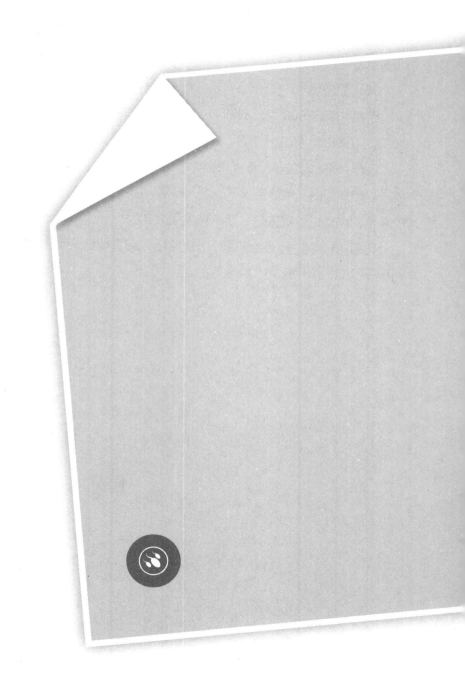

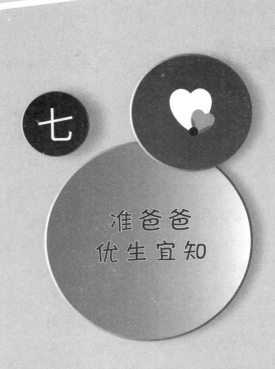

七

准爸爸
优生宜知

107 丈夫在优生中应负的责任

在旧社会，"生女不生男"或"久婚不育"都责怪女方，甚至生了怪胎，更怪女方大逆不道。现如今，这种情况虽然不多了，但几千年遗留下来的陈腐观念和科学知识的缺乏，仍使许多丈夫对自己在优生方面的责任认识不清。

一个新生命的诞生是卵子和精子结合的结果。它的遗传物质一半来自母亲，一半来自父亲。为了生一个健康聪明的孩子，父亲要注意以下几点。

第一，不要吸烟、喝酒。烟酒中的有害成分能损害精子，使精子畸形，从而造成胎儿发育异常。有人检验了120名吸烟时间在1年以上的男子，发现每天吸烟30支以上的，畸形精子超过20％（正常人的畸形精子为5.5％～19％），吸烟时间越长，畸形精子越多。有人对5200名孕妇进行了分析，发现孕妇的丈夫每天吸烟10支以上，胎儿畸形率和死亡率大大增高。

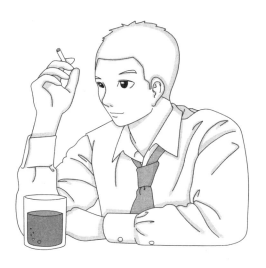

另外，如果丈夫不禁烟，妻子的孕期保健就会成为一句空话。因为，虽然妻子不吸烟，但丈夫在妻子身边吞云吐雾，烟雾中的有害物质就可以通过呼吸进入妻子体内，再通过血液输送给胎儿，从而对胎儿产生不良影响。

第二，避免接触有害物质，如工业中的"三废"、农药、除草剂、食品添加剂等。大气、水质、食品的污染，也可能损害生殖细胞。如果因工作关系必须接触这些物质，一定要做好防护，如戴口罩、手套等。

第三，丈夫应主动关心妻子，做到在妻子妊娠头 3 个月和后 2 个月不同房，就是在妊娠的其他时间里，也要加以节制；否则会发生流产或早产。

108　忌性生活不重视"七损八益"对肾的影响

《素问·阴阳应象大论》中说："……能知七损八益，则二者可调；不知用此，则早衰之节也。年四十，而阴气自半也，起居衰矣；年五十，体重，耳目不聪明矣；年六十，阴痿，气大衰，九窍不利，下虚上实，涕泣俱出矣。"故曰："知之则强，不知则老，故同出而名异耳。智者察同，愚者察异。愚者不足，智者有余。有余则耳目聪明，身体轻强，老者复壮，壮者益治，是以圣人为无为之事，乐恬憺之能，从欲快志于虚无之守，故寿命无穷、与天地终，此圣人之治身也。"

人们怎样做才能达到调摄人体内的阴阳之气呢？如果懂得房中养生术中所说的 7 种有害人体精气的做法和 8 种有益于人体精气的做法，就知道怎样调摄阴阳了。不知道这点，房中肆意而为，早衰的信号就会很快到来。一般来说，人到了 40 岁左右，肾脏的精气已自然衰减到一半。这时起居动作开始衰弱；到了 50 岁左右，身体已笨重不灵活，耳目不够聪明，听力、视力开始减退；到了 60 岁左右，就可能出现阳痿，人的正气大衰，眼、耳、鼻、喉等九窍功能不利。阳衰于下，不能制约阴，阴气上逆，因此有鼻涕、眼泪常出的现象。所以说，知道阴阳之理，懂得七损八益，就身体健康，不懂得七损八益，肆意房事，不注意阴阳调摄、保养肾气，就会过早衰老。这也就是为什么相同的年龄，有的人能保持精气旺盛，身体强壮，而有的人却精力衰竭、早衰、体弱多病的原因了。明智、聪明的人善于观察人体壮老的规律，善于养生，知道精气是人体的健康之源，注意节欲保精。而愚蠢的人在自己精气已衰老后才发现与同龄人在形体上的差异。善于养生的人，耳聪目明，身体轻快强壮，老当益壮。这是有修养的人能保持恬憺虚无的精神状态，保持少欲之心，乐观达志的情绪，也就能够长寿而达天命，这是圣人的养生之道。

这段文章提出了房事养生的问题。房事，也称"入房""房室"，这是古人的说法。

现代指性生活。男女到了一定年龄，性功能成熟，具备生殖能力，就会有性生活的要求，这是正常的生理现象。《礼记》中说："饮食、男女，人之大欲存焉。"可见男女性生活和饮食一样，是正常的生理要求，是正常的生活内容，是人类延续、繁衍的大事。《孟子·告子》中曾说："食、色，性也。"这里所说的食，即每日必需的饮食，色，也就是房事活动。可见房事活动与饮食同样是日常生活不可缺少的内容。

"性"，是人之本能，是任何人都回避不了的问题。正常的性生活可以协调人体各种功能，促进性激素的正常分泌，使人心情舒畅、精神愉快、食欲正常、睡眠良好，有益于人体健康。如果缺乏性生活，常会造成人的精神紧张、心情烦躁、食欲不振、失眠多梦。如何才能做到房事养生呢？经文中提到的"七损八益"就是具体的做法。"七损八益"是指在性生活中有损健康的七种表现和八种有益保持精气、有利于性生活的引导动作。

七损：《天下至道谈》里说得很清楚："一曰闭，二曰泄，三曰竭，四曰易，五曰烦，六曰绝，七曰费。"即一损是指性交时阴茎疼痛，精道不通，甚至无精可泻，这叫内闭；二损指性交时大汗淋漓不止，这叫阳气外泄；三损是说性生活不加节制，交合无度，徒使精液虚耗，称为"竭"或"衰朘"；四损是说交合时阳痿不举，故曰"易"；五损指交合时呼吸梗阻、气喘吁吁，心中懊恼，神昏意乱，这就叫烦；六损是说在女方根本没有性冲动或性要求时，男方性情急躁，不善于等待，甚至态度粗暴，强行交合，这样的性生活自然极不协调，将会给女方带来很大痛苦，不仅损害其身心健康，还会影响胎孕的优劣，给下一代造成危害，因而叫"绝"，意即陷入绝境；七损是指交合时急速图快，滥施泄泻，徒然耗散精气而已，所以叫作"费"。

显而易见，古代房事所说的"七损"是有害于健康的，归纳起来七损是：一是精道闭塞，二是精气早泄，三是精气短竭，四是阳痿不举，五是心烦意乱，六是陷入绝境，七是急速图快，徒然耗费精力。

八益：《天下至道谈》里又说："一曰治气，二曰治沫，三曰知时，四曰蓄气，五曰和沫，六曰积气，七曰持赢，八曰定顷。"即一益是指性交之前应先练气功导引，导气运行，使周身气血流畅，故曰"治气"；二益是说，舌下含津液，不时吞服，可滋补身体，又指致其阴液，亦为交合之所不可少者，这些都叫作"致沫"；三益是说，要善于掌握交合的时机，这就叫作"知时"；四益即蓄养精气，做到强忍精液不泻；五益是指上吞唾液，下含阳液，双方在交合中非常协调；六益是说，交合适可而止，不可精疲力竭，以便积蓄精气；七益是说交合之时留有余地，保持精气充盈、做到不伤元气，叫"持赢"，即持盈；八益是说两性交合时，男方不要恋欢不止，称为"定顷"，即防止倾倒之意。

从上可知，八益是有益于夫妻身心健康的。归纳起来是：一是平时要注意房中气功操练，以蓄养精气；二是在行房前应充分嬉戏，使双方都产生强烈的性欲；三是交合中要适可而止，不要恣情纵欲。

109　丈夫们不宜有的过失

前不久，一份调查报道披露了一个值得人们重视的问题：有相当一部分孕期异常的肇事者，恰恰是孕妇的丈夫。他们常犯的过失有如下几种情况。

1. 保护过度　妻子怀孕了，丈夫会特别关心她。他们认为孕妇活动越少越好，吃得越多越好。家务活全包下来，什么也不让妻子干，甚至有的还不让妻子上班，担心被挤碰着。殊不知，孕妇活动过少，会使体质变弱，不仅可增加难产的发生率，还不利于胎儿的生长发育。因胎儿生长发育需要充足的氧气和钙质，孕妇更需要新鲜空气和阳光照射，长期关在室内对母子健康十分不利。据专家们分析：当前剖宫产比重显著增加，主要是由于孕妇营养过剩，致使胎儿过大，加上孕期体力活动过少，腹肌收缩力减弱，分娩时产力不足，这正是丈夫过度保护的苦果。

2. 保护不够　有一部分丈夫对妻子在生活、饮食和家务劳动方面很少关心，特别是精神上的关心和体贴不够。有的甚至施加精神压力，经常对怀孕的妻子说："这回可看你的啦，一定给我生个胖儿子！"害得孕妇吃不香、睡不实，总是提心吊胆，怕将来生下女孩。精神长期处于紧张和压抑的状态。这对孕妇的伤害最大。妻子在漫长的 10 个月孕期中，默默地忍受着痛苦。特别需要亲人的关怀、爱护和同情。丈夫的亲切笑脸，暖心的话语，都会在孕妇身上化为神奇的力量。

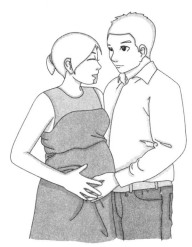

110 丈夫高龄不宜优生

据澳门《华侨报》介绍，除了高龄孕妇会有较高染色体异常概率外，愈来愈多的证据表明：丈夫高龄也与胎儿染色体异常的基因突变有关。

从产前诊断的统计发现，超过 40 岁男性致孕后，新生儿痴呆症的机会明显提高，而且每提高 5 岁，其新生儿染色体异常的机会提高 1%。因此，专家建议，有以下情况之一者应做产前优生诊断。

（1）夫妻皆超过 41 岁。

（2）夫妻之一超过 41 岁，另一方 35—40 岁。

（3）孕妇超过 41 岁，丈夫小于 35 岁。

（4）孕妇小于 35 岁，丈夫超过 50 岁。

据研究，与丈夫高龄有关的单基因突变疾病可分为三大类：①高关联性，包括软骨发育不全、侏儒症、骨化性肌炎、马方综合征、尖头并指畸形 5 种；②中关联性，包括视网膜胚细胞瘤、神经纤维瘤、结节性硬化症 3 种；③隔代关联性，包括 A 型血友病、勒西·尼汉症候群、杜肯肌萎缩症，这 3 种疾病与外公的生育年龄太高有关。

　　另一项大规模统计发现，超过 40 岁的男性。生育出畸形儿的机会可高达 4 / 10000 至 6 / 10000，较 40 岁以下的男性高出 20%。

　　晚婚晚育虽应提倡，但高龄生育也不利优生。望广大育龄夫妇掌握适龄受孕，以利后代健康。

111 忌不了解做父亲的最佳年龄

　　许多人都知道妇女的生育年龄过大不利于优生，妇女在 35 岁以后生育不仅增加生育的困难，而且会增加畸形儿和痴呆儿的出生率。至于男子年龄在优生方面起些什么作用，从总体上看研究甚少。

　　一般而言，夫妻的年龄大体相当，大龄产妇的丈夫通常也是大龄的。过去多数学者认为，男子生育年龄与其后代患遗传病关系不大，其理论根据是因为受精时数以亿计的精子互相竞争，最后总是"优胜者"才与卵子结合，完成"生命之吻"。有缺陷的精子是难以在"竞争"中获胜的。但事实并非都是如此，因为总有 1%～2% 的新生儿属于遗传性疾病的受害者。

　　1955 年美国的彭罗斯在研究软骨发育不全时，第一次证实了男子年龄对基因突变的影响。后来，默德奇等对 106 例软骨发育不全的儿童进行分析，发现患者的父亲平均生育年龄为 36.08±7.65 岁，分析认为父亲年龄越大，精子细胞产生显性突变的机会越多。遗传学家们在尖头并指畸形、甲型血友病、骨化性肌炎等遗传病的研究中，也得出类似结论。过去普遍认为"唐氏综合征（先天愚型）"发病的重要因素之一是母亲年龄过大，近年来发现父亲生育年龄过大与出生"先天愚型"亦有关系。这个结论是根据对丹麦出生的 224 例患儿的调查分析后得出的。

　　1987 年完成的四川省遗传病流行病学调查，抽查 126 876 人，发现患者有 15 358 人，发病率为 4.2%。其中 461 例为原因不明的神经发育迟滞。对这些患者进行严格的研究分析发现，父亲生育年龄过大是主要原因之一，而母亲生育年龄则与这一发病影响不大。这些智力低下患者的发病率有随父亲生育年龄增大而增大的趋势。当父亲生育年龄在 30—34 岁时，出生智力低下患儿的可能性比 25 岁年龄组增高 1.9 倍，而父亲年龄在 45 岁以上者比 25 岁组增高 3.3 倍。研究证明，父亲年龄对优生是有很大影响的。

医学遗传学告诉我们，男性的精子每次发育一般只需要 2 个多月。因此，生精上皮不断分裂产生精细胞，精子就不断地产生，故而 DNA（脱氧核糖核酸）一直在合成和复制。父亲年龄越大，DNA 复制的次数就越多，精子出现突变的机会也就越多，子代出现遗传性疾病的机会也相应增加了。由此可见，那些"父亲年龄大可生神童""老夫少妻易生神童"的传说，实际上都是伪科学。

优生学专家认为，男子最佳生育年龄在 25—30 岁，若年龄超过 45 岁时须进行遗传咨询，妻子应做产前诊断，以确保生一个健康宝宝。

 112 忌不了解目前人们正面临"断子绝孙"

人类历史上曾发生过"断子绝孙"的悲剧。一些文明古国正是由于环境污染灭亡的。比如一度称霸于世的古罗马帝国，就是亡于铅污染。古罗马人用铅制的器皿贮存糖浆和酒，用铅管引水入室。妇女喜欢用含铅的化妆品。他们制作葡萄酒时也要放入铅丹。你看，罗马人的周围到处都是铅，天长日久，就发生了铅中毒。铅中毒能引起死胎、流产和不育，即使生下的婴儿活下来了，也往往是低能儿。试想，如此下去，庞大的罗马帝国怎么会不灭亡呢？

最新出版的《英国医学杂志》刊登了爱丁堡研究人员的研究报告指出，1970 年后出生的男子拥有的精子数，比 1959 年以前出生的男子拥有的精子数要少 25%。一份 1995 年对巴黎市民的调查发现，过去 20 年，男子的精子数量平均每年减少 2.1%。丹麦哥本哈根大学的研究人员对 21 个国家 1.5 万名男子的调查结果表明，近半个世纪以来，男性精子数量从 1.3 亿／毫升下降至 6000 万／毫升，连原来的一半都不到。另据上海《大众医学》的另一研究报道指出，人类精液的平均精子密度，已由 1940 年的 1.13 亿 / 毫升下降到 1990 年的 6600 万 / 毫升；每次射精的平均精液体积，由 3.4 毫升下降到 2.8 毫升。

然而，更严重的是，不仅精子数量在减少，而且精子的质量也在下降。畸形的、缺乏活力的精子数量在增加，使男性的整体生育能力呈下降态势。目前，发达国家已有 20% 以上的夫妇没有子女。将来，不能成为父母的夫妇会更多。纽约市生育研究基金会的卡他宁医生说："60 年代仅有 8% 的男人前来咨询生育问题，但现在这一数字上升为 40%，这引起了我们的极大关注。"

对男性精子数量和质量下降以及不育的原因，科学家们认为，不能归咎遗传因素对男性生殖腺的影响，而是环境恶化所致。近年来有证据证明，一系列的不育症与 DDT、某些二氧化物及聚氯联苯等化学合成材料对环境的污染有关。由于化学品的广泛应用，水、空气、土壤都受到不同程度的污染。化学微粒一旦进入体内，会对人体的激素水平产生不良影响，从而影响人的生育能力。动物实验表明，在 DDT 等化学物质的影响下，雄性个体趋向雌性化，并导致精子数量下降，生殖器官畸形等。

在日常生活中，影响男性精子数量和质量的化学物质在不断增加。如磷酸盐等一些食品添加剂妨碍了锌的摄取，而锌是精子的主要成分之一。人们使用的合成洗涤剂和洗发剂中的某些表面活性剂，会破坏精子头与尾的结合等。总之，环境污染造成的人类精子数量的不断减少和其质量的下降，已成为一个国际性的问题，正引起科学家们普遍的忧虑和关注。如果这种情况继续恶化，到下个世纪，人们不得不乞求于精子库了。尽管如此，人类还是会面临"断子绝孙"的危险！

113　孕前宜注意性生活习惯

性交的频度。苏联学者指出，已婚男子，20—30 岁时 1 周进行 2 ～ 3 次；

30—40 岁为 2 次；40—50 岁为 1 次；50—60 岁为 2 ~ 3 周 1 次。一般来说，25—30 岁的青年人，新婚伊始，性交比较频繁，数月后就降至每周 1 ~ 2 次，40 岁以后，一般就 1 ~ 2 周 1 次。其原则是性交的频度次日不感到疲劳、心情愉快和不影响健康为度。

如果性生活过于频繁则可以引起不育，因为一个精子在精曲小管（曲细精管）从诞生到成熟，需要 64 ~ 72 天时间。另外，精子在附睾内还要停留 19 ~ 25 天才能进一步成熟、获能，这时的精子才具有活动性和受精能力。所以，就一个精子的整个成熟过程大约需要 90 天的时间。我们明白了它的生成与发育时间，就应该注意掌握，如果用之过快，就会使精子供不应求，频频射精者，生精细胞还没有发育成熟，就被排出，当然女方不会受孕。

睾丸内的间质细胞是专门帮助人体显示男性特征的"角色"，因为长在曲细精管外的疏松间质组织里而得名。间质细胞能生产睾酮，人类的这种雄激素可以促进男性生殖器官的生长和发育、促进睾丸制造精子、诱发和保持性欲望，是男性不可缺乏的激素。如果性交过频，常常会使睾酮分泌过低，也会出现供不应求，使精液质量下降。

从上述两方面看都可造成精液量减少、精子密度降低、精子活动力和生存率都有可能下降，因此，可以造成不育。

114 怀孕前宜节欲一天

路透社 6 月 25 日报道，对那些精子数量少的男性来说，节欲 1 天，就可以提高精子的质量，从而大大提高女性受孕概率。这个研究成果对于急于当爸爸的男性来说，无疑是一条喜讯。

以色列比尔歇瓦索若卡医学中心的伊利亚·莱维特斯主持了这项研究。他在医学刊物《生育与不育》上发表报告说，目前绝大多数精子量少的男性都会遵从世界卫生组织的建议，节欲 2 ~ 7 天后提取自己的精子样本，以便进行人工授精，或者积极进行性生活，以解决不育问题。

但是他们发现，参加该试验的 3506 名精子数量较少的男性，在节制性生活时间长短不同的情况下，精子的浓度、健康概率以及活跃程度的差异是相当大的：精子浓度的最高点出现在节欲 1 天之后，随后开始迅速走低；精子活跃性最高点也同样出现在节欲 1 天之后，随后会慢慢下降；精子健康概率在节欲后 1～2 天内达到最高点；其活跃性在节欲 1 天之后开始增强，并保持了 7 天之久。

莱维特斯和他的同事断定，对于那些因为精子量少而不育的患者来说，要想得到高质量的精子，男性应该在节欲 1 天之后提取精液样本，或者进行性生活。研究人员还建议，节欲时间一定不要超过 10 天，否则就一点效果都没有了。

115　宜了解先天之精是形成胚胎的物质基础

中医学认为"精"是胚胎的物质基础。《内经》明确指出："人始生，先成精"，"生之来，谓之精，两精相搏谓之神"，"两神相搏，合而成形，常先身生，是谓精。"应该强调的是上述引文中的"精"（气），是指来源于父母遗传或男女合成的生殖之精，即先天之精。这一点从《沈氏女科辑要》卷上受胎总论中可以得到印证。王士雄引《阅微草堂笔记》云："夫胎者，两精相搏，翕合而成者也。媾和之际，其情既洽，其精乃至。"换言之，男女媾和之精是形成胚胎和孕育成胎儿的物质基础。这种精气在"其情既洽"的条件下先身而生，具有遗传特性，是生命的本原物质。没有精气，就没有生命。这与西医胚胎学中受精是两性"生殖细胞相互激活和双亲遗传物质相互融合的过程"以及受精卵发育成胚胎是创造新生命先决条件的观点，也基本相同。

116. 精液异常宜采取的食疗药膳

精液异常是指男子精液中精子的总数、成活率、活动力、畸形率、液化时间不正常等的一种病症，也是造成男性不育的最主要的因素。导致疾病的原因也是多方面的。这使男性产生严重的自卑感，甚至胡乱猜疑，影响家庭和睦。于是到处求医问药却不奏效，其实饮食疗法不失为一条既具特色又颇有疗效的方法，患者不妨一试。

1. 滋阴化液汤　鳖1只，知母、黄柏、天冬、女贞子各10克，银耳15克，生姜、葱、味精各适量。用开水将鳖烫死，去爪、头、内脏，放入水、姜片、葱，武火烧开后改用文火煨；熟后加银耳、药袋（内装知母、黄柏、天冬、女贞子），加味精吃肉饮汤。适用于阴虚火旺，灼伤津液导致的精液凝固不化。

2. 益气健脾汤　将母鸡1只，收拾干净，麻雀脑5个，同用水煮；待七成熟时加黄芪20克，山药20克，水发香菇15克，葱、姜、盐、料酒用文火煨烂。人参15克用开水泡开，蒸半小时喝汤吃人参。主治脾肾气虚，食欲不佳，精液不固，精子活力差等。

3. 益肾生精汤　用水将牛鞭100克发胀切段，猪骨髓200克剁成段，黑豆200克用温水泡开。将上物炖烂，加枸杞子15克，鹿角胶30克，盐放入，煮10分钟后放味精，饮汤吃肉及黑豆。适用于肾阴不足而致精子数稀少。

4. 温肾活精汤　巴戟天15克，菟丝子15克，肉苁蓉10克，狗鞭20克，羊肉100克，肉桂10克，花椒、生姜、料酒、味精、猪油、细盐各适量，煮好吃肉喝汤。此方适用于肾阳不足导致精子成活率低，有温补肾阳作用。

5. 芡实茯苓粥　芡实15克，茯苓10克，捣碎加水适量，煎烂，再加大米适量煮成粥，一日分顿食用，连吃数日。此方为精液异常良方。

6. 巴戟二子酒　巴戟天、菟丝子、覆盆子各15克，用米酒500毫升浸泡，7天后可服用，每次1小杯，一日2次。适用于肾虚所致精液异常、神经衰弱等。

7. 鹿鞭粥　鹿鞭一对（去膜切细），肉苁蓉100克，粳米100克。用水煮米粥将熟时加入上述两药物，以及适量葱白、花椒、盐食用。适用于精液异常患者。

8. 蛤蚧粉 晾干研细末，每次 2 克，温酒送服。对精液异常尤为适合。

117 无精子症宜在饮食方面注意什么

无精子症是男性不育症的一种。患者伴有面色萎黄、腰酸痛、头昏乏力、食欲不振等症状，但性生活正常。

1. 宜戒烟 吸烟是造成男性不育症的重要原因之一，有人检查了 222 名已婚男性的精液质量，其中 127 人完全不吸烟，另外 95 人则每天吸烟至少 4 支以上。两组检查结果表明：吸烟组精液精子的平均浓度为每毫升 2500 万个，不吸烟组平均每毫升 6300 万个。目前一般认为能够受孕的最低精子浓度是每毫升 4000 万个。吸烟组活动精子仅占全部精子的 49%，不吸烟组则达到 63% 以上。统计学分析表明，吸烟组精子浓度与活动精子百分比都显著低于不吸烟组。精子浓度低，而且其中能够活动的精子比例又小，这是引起男性不育症的主要原因之一。

吸烟为什么能降低精子浓度、抑制精子活力？主要是烟雾中存在一种抑制胆碱乙酰基转移酶的活性物质，胆碱乙酰基转移酶本来是促进精子活动的，受抑制后使精子的活力降低，所以导致男性不育症。

2. 忌吃芹菜 常吃芹菜可致男性精子数量减少，但停吃 16 周后，又可恢复到正常的精子量，且无副作用。有人选择 18—20 岁的男子进行试验，每天让他们吃 75 克芹菜，连续食用 1 ~ 2 周后，使受试者的精子量明显减少至每毫升仅3000 万个。这样少量的精子数一般难以使女子怀孕。因此，缺、无精子症患者，要尽量避免吃芹菜；否则即使吃许多补益药，也不会起作用。

118 养精、固精的营养食谱

具有生殖作用的精，中医学称之为"先天之精"。父母之精结合是构成新的个体的最基本物质，也是优生的物质基础。就个体的体质因素而言，虽然"后天"的因素有影响，但主要与先天禀赋有关，即父母的体质因素，通过精子和卵子里的染色体（主要成分是核酸），遗传给后代，形成子女体质的个体特性，包括个体外形、容貌、性格、体内外环境应激能力，以及智力等方面。因此，优生的关键在于父亲之精良好，而阴精的发育良好有赖于在孕前要常吃一些养精、固精的营养主食，菜肴、汤膳与药膳，甚至是一些养精的药膳。

1. 天门冬饼

原料：天门冬 1000 克，黑芝麻 100 克，黑豆粉 500 克，蜂蜜 50 克。

制作：将天门冬加水浓煎，取汁 300 毫升，加蜂蜜熬炼，再入黑芝麻、黑豆粉，和匀捏成直径约 9 厘米、厚约 1.5 厘米的饼。每日 3 次，每次食 1 饼，嚼烂，温酒送服。

功效：固齿养精，益寿延年，常葆青春。适用于牙齿早脱、须发早白、面色早枯等早衰之症。腹胀者不宜服。

2. 砂锅冻豆腐

原料：冻豆腐 250 克，熟五花猪肉、水烫油菜、水烫胡萝卜各 25 克,海米、香菜、精盐、花椒水、葱段、姜块各少许。

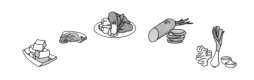

制作：把冻豆腐用冷水解冻，用温水洗一下，捞出挤净水分，切成长方厚片；香菜和油菜切成段；胡萝卜、熟猪肉切成长方形片；姜块用刀拍松，海米用温水泡开。

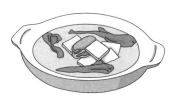

将冻豆腐放在砂锅里，把油菜、胡萝卜、熟肉、海米都码在冻豆腐上面，葱、姜块放在一边，添汤，加精盐、花椒水，移在中火上烧开；盖上盖，再移到小火

上炖 20 分钟，揭去盖，取出葱、姜块，放入味精、香菜段，再盖上盖，即成。

功效：补精血、益优生。

3. 白汤杂碎

白汤杂碎为北京回民小吃，其成品汤色乳白，杂碎软烂，味清香。一位台湾地区回内地探亲的朋友，一次连吃 3 碗，仍未尽兴，他说食后"满齿留香，回味无穷"。

原料：羊肚、羊肠、羊肺、羊心、羊沙肝等共 1000 克。芝麻酱 50 克，盐 10 克，香菜 25 克，辣椒油 5 克，姜片 10 克，花椒、大料各少许（装成纱布包）。

制作：①将羊肚、羊肠、羊肺、羊心、羊沙肝等分别洗净，先用开水焯一下，去异味。芝麻酱用凉开水调开。香菜洗净切成末。②锅上火加水烧开，下入花椒大料包及葱段、姜片、盐，入味后下入羊杂碎，煮至熟透。捞出改刀，再回锅大煮，待汤汁呈乳白色为止。食用时将白汤及杂碎盛入小碗中，浇上芝麻酱、辣椒油，放上香菜末即可。

4. 茯莲窝头

原料：白扁豆、白莲子、白茯苓各 50 克，白菊花 15 克，山药 50 克，面粉 200 克，白糖 100 克。

制作：将扁豆、莲子、茯苓、山药、菊花磨成细粉，加鲜酵母令其发酵，做成窝头蒸熟后食用。

功效：补益，孕前服用生精保精。

5. 酿黄瓜

原料：黄瓜 500 克，豆腐 1 块，莲菜 50 克，蘑菇 50 克，蛋清 2 个，香油 10 毫升，盐、葱、姜、味精各适量。

制作：①将黄瓜洗净，顺切两半，再切成 3.3 厘米长的段，去掉瓤籽备用；将蘑菇洗净去掉杂质，莲菜去皮洗净，均切成末；将豆腐压成泥，放入蘑菇、莲菜、葱、姜末、盐、味精、蛋清、香油，调拌匀备用。②将馅酿入黄瓜中，上笼蒸 10 分钟取出，摆在盘内即成。

说明：此菜出自《素菜巧作》，特点是黄瓜嫩烂，清鲜适口。

功效：养肾生精。

6. 桑椹糯米粥

原料：桑椹 100 克，糯米 150 克。

制作：先将桑椹洗净捣取汁液，去渣后与淘洗干净的糯米一同煮粥，日服 2 次，空腹食用。

功效：滋补肝肾，养精。适用于五痔下血、烦热羸瘦。

7. 牛乳饼

原料：鲜牛奶 1000 毫升。

制作：将鲜牛奶放入锅内，慢火加温，不久牛奶上层生成一块奶皮。即把火关小，将皮细心搭起，不要弄皱。冷后奶皮会变得硬一些。捞后再将牛奶加温，又成奶皮，将皮捞起。反复多次，待奶成水即止。

用法：将奶皮包果酱或覆盆子，食之。

功效：养精，美容颜，白肌肤。

说明：牛乳为补益身体的佳品，具有养精、润养容颜的功用。现代研究证实，牛奶中含有美容作用的维生素，其蛋白质中含有人体全部必需氨基酸，有利于皮肤细胞的修复再生，能延缓皮肤的衰老。覆盆子，古代方药书谓能"悦泽肌肤、益颜色"，故选用覆盆子与牛乳饼同食，可谓相得益彰。另外，取奶皮所剩的牛奶水，可用来洗面，也有益颜美容之功。

8. 咖喱鸡蛋

原料：鸡蛋 2 个，花生油 30 毫升，葱头丝、芹菜末、大蒜末、姜末各 10 克，咖喱粉 5 克，鸡汤、味精、盐各适量。

制作：先用花生油把鸡蛋炒熟，打碎，撒盐和胡椒粉，待用；余下花生油烧热，放葱头丝、芹菜末、大蒜末、姜末炒至黄色，再放咖喱粉、面粉炒香味，用烧开的鸡汤冲开，搅匀，放味精、盐、过滤，弃渣后，浇在鸡蛋块上。

说明：咸香微辣，味鲜可口，增加食欲。

9. 鳝鱼汤

原料：活鳝鱼 250 克，调料适量。

制作：鳝鱼去头、内脏，拆骨后洗净，入烧开的荤汤中煮沸，再加料酒、葱、姜、盐调味即可食用。

功效：该汤补虚损作用明显，还可补气血，特别适于体虚乏力、气血不足的人孕前食用。

10. 梅花鹿肝糕

原料：鹿肝 250 克，蛋黄 500 克，枸杞子少许，盐 20 克，味精 5 克，油 100 毫升，料酒 40 毫升，香油 5 毫升。

制作方法：取一汤碗，将梅花形模子放在汤碗中间，将蛋黄加调料搅匀，放在梅花形模子外边，模子中间放入鹿肝，上锅加工熟，用枸杞子点缀即可。

食疗功效与食补价值：滋补阴精，益肝健脾，益寿延年。

119　做父亲的宜要预防微量元素缺乏

现在人们已经了解了母亲孕期营养的状况对优生有重要意义，可是准备做父亲的人为什么也要注意预防微量元素缺乏的原因，很多人就不知道了。

现代医学研究证明：微量元素对男性的生殖内分泌功能有重要影响，特别是影响到精液的质量。如锰的不足或缺乏，能引起睾丸组织结构上的变化，使生精细胞排列紊乱，精子细胞的结构发生异常。铜能明显影响精子的存活率和活动度，铜缺乏能减低精子穿透宫颈黏液的能力，也能导致精子浓度的明显下降。在不育男子的精液中，铜离子浓度有明显的改变。锌在人体中含量约为 1.5g，在男性主要集中分布于睾丸、附睾和前列腺等组织中，精液中含量尤为丰富，比血浆的锌含量高出 50 ～ 90 倍。锌缺乏可导致睾丸萎缩，精子数量少、质量差，使生殖功能降低或不育。即使精子有授精能力，其妻流产率也高，且易引起子代的畸形。缺锌影响生殖功能的主要原因，是其影响精子代谢、精子膜稳定性。临床研究证明，给缺锌的男性补充锌剂后，精子的数量和质量均有明显的改善。硒的不足可引起睾丸发育和功能受损，附睾也会受到很大影响。缺硒的男性性欲减退，且其精液质量差，影响生育质量。可见要想生个健康的宝宝，不仅要求母亲要有充足的营养，也要求做父亲的身体健康才行。

120 男子汉宜注意补锌

原因是男子汉若患锌缺乏症，将使性器官、第二性征发育以及先天后天肾精、阳气、元神受到不同程度的抑制，甚至失去充盈给养源。有的医学家甚至把成年男性缺锌的临床表现和造成的后果归纳为一首打油诗："睾丸变小变松软，生精上皮萎缩短。阳痿不举浑无力，枉为男儿自伤感。"

据化验分析，成年男子过一次正常的性生活，耗损精液中锌可达 1.8 毫克，相当于 300 多克猪瘦肉的锌储量，由上可知，中年男子一旦罹患锌缺乏症，男子汉大丈夫的阳刚气概，将难以尽情发挥。

现代医学认为，锌元素是人体中 70 多种合成酶的重要成分，并与 200 多种酶的活性有直接关联，特别是直接并广泛"参与男性生殖生理过程多个环节的活动"，"维持和助长性的功能，提高精子数量，参与睾酮的合成"，"充实养生精上皮和精子的活力"，并"参与人体任何蛋白质的化合"。据医学家们无数临床试验表明：正常男性精液中的锌含量必须保持 15 ~ 30 毫克 /100 毫升的健康标准，如果低于这个标准极限，就意味着缺锌或失锌，从而造成锌缺乏症。

要有效地防治锌缺乏症，关键在于平衡膳食，通俗地讲，就是样样都吃，一般地说，只要不挑食、偏食、节食，就可以从平常膳食中摄取足够的锌。我国的锌供给量规定成人为 15 毫克，如果每人每天吃动物性食物 120 克，即可得到 4.2 毫克锌，吃谷物、蔬菜约 1 千克，即可获得 10 ~ 15 毫克锌，那么总共每天可得到 14.2 ~ 19.2 毫克锌，是能满足供给量标准的。

121　应重视体重对精子的影响

男性的体重不仅与健康息息相关，还会影响生殖能力。最近，丹麦科学家的一项调查研究结果表明，太胖或太瘦的男性，精子数量比正常人少，严重的还会影响其生殖能力和精子活力。负责此项研究的丹麦大学教授约翰森表示，他们分析了1600名年轻丹麦男性精液中的精子数量、浓度等重要参数及精子形状、存活时间、睾丸尺寸、荷尔蒙分泌水平等各项指标，结果发现，一些体重过重或者过轻的男性，精子数量比正常水平要低20%左右，这一数字足以影响其生殖能力。但约翰森教授说："这种由体重造成的生殖能力下降是可以治疗的。"他将做进一步研究，以观察男性体重与生殖能力间的关系。

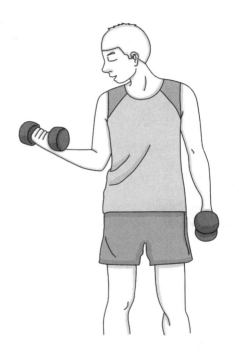

同时，约翰森教授推断，体重偏轻的男性精子质量低下的原因与胖子不一样。可能是节食或慢性病引起的。他表示，男性应当注意自己的体形，光节食不行，还要进行锻炼和改变生活方式，才能得到真正的健康。

122　维生素C能保护精子

据美国学者报道，维生素C可使成年男子的精子免受有害物质引起的基因损伤。而此种损伤极可能使其子女罹患可怕的遗传病或癌症。

一项对成年男子饮食的研究发现，当减少维生素C的摄入量时，其精子中脱氧核糖核酸的损伤几乎成倍增加。维生素 C 在精液中有较高的浓度，而精液中的维生素 C 可使精子内的重要成分免遭氧自由基的损伤。

美国食品药品管理局推荐每人每天至少摄入 60 毫克维生素 C，相当于一只橘子中的维生素 C 的含量。这种剂量不足以保护吸烟者的精子，但可能是防止非吸烟者精子受损的最低剂量。每百克含维生素 C 100 毫克以上的食物有鲜枣、猕猴桃、菜花、草莓、橘子、蒜等。

一些专家认为，通过食物调摄性功能，防止性衰老是安全有效的途径，当然，必要时可以适量补充上述维生素制剂。

123 孕前男性宜防腮腺炎

每当患者来到男性不育门诊就诊时，医生总会问他是否得过腮腺炎（也就是人们常说的"痄腮"）时，他们总觉得纳闷，"怎么，腮腺炎也和不育有关系？"

流行性腮腺炎是常见的呼吸道传染病，病原体是腮腺炎病毒。病发时腮腺肿大，局部疼痛，通常 1 ~ 2 周就可痊愈。可是有的患者会在腮腺炎症状发作后第 7 天左右出现阴囊红肿，睾丸也同时肿胀、疼痛。发病时间一般持续 3 ~ 5 天，重者可达 2 周。睾丸疼痛轻重不等，相差较大，难以根据疼痛轻重判断睾丸损伤的程度。有时只有一侧具有体征，但这并不意味着对侧睾丸未受累。

为什么腮腺炎患者容易并发睾丸炎呢？原来，腮腺炎病毒的一个特点是不仅对腺体有作用，对睾丸也有相当的"亲和力"。腮腺炎病人中合并睾丸炎者占 1/5 ~ 1/4，其中有 1／3 ~ 1／2 为单侧患病，1/3 为双侧患病。

一般认为青春期前列腮腺炎合并睾丸炎较少见，即使受累通常也可完全康复，所以造成睾丸永久性损伤的机会较少。青春期以后患腮腺炎者更容易并发睾丸炎，并且发生在青春期后的睾丸炎可导致睾丸受到不可修复的损伤，严重时可造成睾丸萎缩。双侧睾丸炎患者中约有半数具有睾丸轻度萎缩。萎缩若发生在一侧睾丸，对生育影响较少，也不会影响婚后性生活。如果双侧睾丸均受累，很可能导致不育。

据调查，只有 5% 的患者仍有生育能力。此外，成年男子的双侧腮腺炎睾丸炎还可以引起性腺功能低下，有时同时引起精子数目严重减少或无精症。因此，青春期后患腮腺炎，一定要注意卧床休息和及时治疗，以避免睾丸炎的发生。

124 准爸爸宜慎洗桑拿浴

桑拿浴不仅洗时舒服无比，而且还有健身祛病的功效，因此，很受人们的欢迎。

在洗桑拿浴时，室内的温度一般可达 80℃ 左右，只要浴上 5 分钟，就能挥汗如雨。然后到另一个房间，躺在床上，便有促进血液循环、细胞的新陈代谢，对心血管疾病，如早期高血压、动脉硬化或轻度冠心病等均有一定的疗效。

但是，桑拿浴并非人人都可以洗，未婚男青年和已婚未生育的男子就应慎洗。男子的精子产生于睾丸，而睾丸对温度的要求又比较严格，必须在 34 ~ 35℃ 的条件下，才能正常地生长发育。如有隐睾的患者，只是因为异位的睾丸温度比正常人高 2 ~ 3℃，精子便不能生成。因此，未婚男子和婚后希望生育的男子，应尽量少洗桑拿浴。

另外，对患有严重的器质性心脏病、出血性疾病及传染病的人，应属禁洗桑拿浴者。

125 性爱的基础是男人宜有"三至"

古人曾认识到，男女的性事前后，男子的性欲和性兴奋突出表现在阴茎外表的生理变化上，并将阴茎的变化用 3 种不同的"脏气"来描述兴奋的强弱。如《广嗣纪要·协期》云："男女未交合之时，谓阳道奋昂而振者，肝气至也；壮大而热者，心气至也；坚劲而久者，肾气至也。三至俱足，女心之所悦也。若痿而不举者，肝气未至也。肝气未至而强合则伤其筋，其精流滴而不射。壮而不热者，心气未至也，心气未至而强合则伤其血，其精清冷而不暖也。坚而不久者，肾气未至也。肾气未至而强合则伤其骨，其精不出，虽出亦少矣。"这明确指出，如阴茎充血、竖起，这是肝脏之精气已至的表现；阴茎粗大发热，是心之精气已至的表现；阴茎粗硬持久，则是肾气已至的征兆。当男子的心、肝、肾三脏之精气充盛时，则阴茎可壮大、发热且持久，这可促进女方的性欲和喜悦。还认为，若阴茎软弱而不能勃起，则是肝之精气未至，此时不宜强行交合，否则可伤筋而致精液流滴而不能射。若阴茎已勃起粗大但不出现温热的是心气未至的表现，此时强行交合则伤血，其精液亦多清冷而不温。若阴茎虽较坚大但却不能持久的，则为肾气未至，此时如强行交合则伤骨，并难射精或射精少，由此可见，古人强调性交一定要有强烈的性兴奋，夫妇才宜正式交合，不可勉强应付或仓促成事，是很符合性卫生的。

男子性欲的表述，除上述的"三至"外，尚有提出"男候四至"，如《玉房秘诀》说："……交合之道，男候四至乃可致女九气。"何谓四至？玄女曰："玉茎不怒，和气不至；怒而不入，肌气不至；大而不坚，骨气不至；坚而不热，神气不至。故怒者精之明，大者精之关，坚者精之户，热者精之门。四气至而节之以道，开机不妄，开精不泄矣。"这即是说，如阴茎不充血发红，是因为阴阳之和气尚未到来；虽充血发红，但阴茎不勃大者，为肌之精气未到；阴茎虽勃起但不坚挺的，是因为骨之精气未至；阴茎虽大且坚挺，但却不够温热的，为神气尚未到来之故。所以说，阴茎能充血，为性欲已动之明证；阴茎怒而大，为能射精的关键因素；阴茎大而坚，为能施精的征兆；阴茎坚大而温热，则可提供射精的通道门户。故古人认为，夫妇交合，男方须待"四气"的到来并加以适当的节制，就可常葆生机，延年益寿。

古人对男子性欲的宏观观察，主要从阴茎的充血、壮大、温暖和持久等方面来分析，并认为这是男子能有效交合的必要条件。

以上所述的"三至"和"四至"虽提法不太相同，但都为用以表达男子性欲冲动的相关程度，以示其性兴奋的生理状态。

阴茎的男候不至，则是古人所诊断的阳痿的3种或4种类型，即不怒、怒而不大、大而不坚、坚而不热等，并认为其原因分别是和气不至，肌气不至，骨气不至，神气不至，或可判定为心气、肝气、肾气的未至所引起。这为研究阳痿病机和证治的分类提出了新思路，其理论思维亦可为阳痿的现代治疗学提供指导。

126　补精、养精、固精宜服的偏方验方

方一　猪胰1具，淡菜150克，适量料酒、精盐、胡椒粉、姜片、肉汤。将猪胰洗净，放入沸水锅中，氽一下，捞出切片，将淡菜浸泡，洗净，然后放锅内加适量水煮，开锅后捞出洗净，再在锅中加入猪胰、料酒、精盐、胡椒粉、姜片、肉汤烧煮至肉熟烂，盛入汤盆即成。

本方益精血，润燥，补五脏，适用于身体虚弱者。

方二　鸡蛋2个，枸杞子10克，熟猪油10克，精盐1克，酱油8毫升，味精2克，湿淀粉10克，鲜汤120毫升。选用新鲜鸡蛋壳入碗中搅散，加精盐、味精、湿淀粉，用冷鲜汤调成蛋糊，枸杞子用温开水去泥沙，开水浸涨，将装蛋糊之碗入笼。用旺火开水蒸10分钟，撒上枸杞子再蒸5分钟。熟猪油与酱油一起蒸化，淋在蛋面上即成。

此菜质地细嫩，味道鲜美，营养丰富，老幼均宜。

功用：补肝肾，益精血。适用于消渴、目昏、腰痛、膝痛等症。

方三　枣皮、枸杞子、熟地黄各15克，淫羊藿20克，巴戟天15克，龟胶（烊化）、鹿胶（烊化）各10克，黄芪、党参各30克，当归12克。水煎服，每日1剂，分2次服。

本方为重庆著名中医段亚亭方，功能补肾填精，补益气血，适用于因肾精虚亏、气血不足所致的各种疾病。

若精血亏甚者，加制首乌、紫河车、黄精；若肾阳虚，阴寒内盛者，加制附片、肉桂；若遗精、滑精者，加金樱子、桑螵蛸、芡实、莲须；失眠者加酸枣仁、夜交藤、龙骨、牡蛎；腰痛剧者，加川断、杜仲、枸杞子。

先天禀赋不足或后天调摄不当而机体亏虚。或久病失养，或七情劳倦过度，

或饮食内伤，房事不节等是导致肾精虚亏、气血不足的主要原因。临证可见：头晕目眩、神卷乏力、面色苍白、耳鸣形寒、腰膝酸软；或见女子月经不调、崩漏、带下，男子遗精、滑精、阳痿、早泄、不育等疾病，均可以双补汤加减运用。该方集补阴补阳药为一体，宋《素问·五常政大论》"虚者补之"的原则，滋阴填精，温肾壮阳，补益气血，以此调补人体阴阳之不足，达到阴平阳秘之目的。现代药理研究认为：以上补虚药可以提高人体免疫功能，增强机体的抗病能力，又能使紊乱机体恢复正常，并能促进骨髓造血功能，起到消除疲劳、强壮体质、防病治病的作用。

方四　白果、莲子各100克，糯米50克，乌骨鸡1只，食盐、黄酒、葱白、生姜各适量。乌骨鸡去毛及内脏，放入开水锅中略烫后捞出备用。白果去壳，莲子去心，糯米淘洗干净，共装入鸡腹内，乌鸡放入锅中，加清水、葱、姜、黄酒、旺火烧沸，改用小火炖至熟烂，再加食盐，略炖即成。

本方有补肾精，止带浊功效。适用于肾虚精亏，带下量多，淋浊。

本方出自《濒湖集简方》，方名为后补，原方用于"赤白带下，下元虚惫"，为补肾止带常用方。肾虚精亏，下元虚惫，任带不固，气化无力，则见带下和淋浊。法宜补肾精，止带浊。方中以乌骨鸡为主，补虚损，止带下；以白果、莲子、糯米为辅。白果收涩止带，莲子益肾固精，糯米补虚益气，诸料合用，共成补肾止带之方。本品和枸杞子炒鸡蛋同用于肾虚带下，但本品固涩之力较强，多用于肾虚带下量多清稀者；枸杞子炒鸡蛋侧重于补肾益精，多用于一般肾虚精亏及带下。又本品补肾固涩，还可用于肾虚遗精。

方五　水发海参200克，火腿50克，素油、黄酒、湿淀粉、白糖、生姜、葱白、酱油、食盐各适量。水发海参洗净，切成条块，放入开水中略烫后捞出备用。火腿切片备用，素油倒入炒锅，烧热，放入葱、姜略煸，再放入海参、火腿翻炒，再加黄酒、白糖、酱油、食盐、清水，小火煨，烧至汤汁浓稠时，湿淀粉勾芡即成。

本方有补肾益精、养血充髓功效。适用于精血亏虚。虚弱劳怯，阳痿遗精，产后虚羸，久病体虚，衰老瘦弱。

本方出自《随息居饮食谱》，方名为后补，原方用于"产虚，病后，衰老，旭屠"，为治疗虚弱劳怯常用方。虚弱劳怯，多由久病体虚，气血耗损，精血亏虚所致，法宜补肾益精，养血充髓。方中以海参为主，血肉有情之品，大补肾气，益精血；以火腿为辅佐，益气血，充精髓，以增强海参补肾益精之功。两者合用，共成补肾益精，养血充髓之方。本品气血并补，阴阳并调。主要用于气血两虚，阳衰精亏之虚弱劳怯。

此外，《随息居饮食谱》还以海参配猪肉煨食，重在温补养血，主要用于虚冷劳伤。《调疾饮食辨》以本品去火腿，加虾仁煨食，重在温肾益精，专用于阳痿；以本品去火腿，加老鸭炖食，重莲滋补肺肾，主要用于虚劳咳嗽咯血；《药性考》以本品去火腿，加木耳、猪大腿炖食，则专入大肠，用于虚火燥结。

本品对外感未清及痰湿盛者不宜食用。

方六 山药 150 克，水磨糯米粉、白糖、胡椒粉各适量。山药洗净，蒸熟后去皮，放入盆中，加白糖、胡椒粉，制成泥状，作馅心备用。糯米粉加开水和面，包山药馅心做汤圆煮食。

本方有健脾止泻，固肾益精功效，适用于脾虚久泻，肾虚遗精，尿频，消渴，精亏不育。

本方出自《刘长春经验方》。方名为后补，原方用于"久泄食减"，"大有滋补，久服令人精暖、有子"，为健脾益肾方。脾虚运化失常，则见泄泻；肾虚精亏，固摄无力，则见遗精，法宜健脾止泻，固肾益精，方中以山药、糯米粉为主，山药健脾止泻，固肾益精，糯米粉补脾益肾以助山药之力；以白糖、胡椒粉为辅佐。白糖补虚以助山药，胡椒粉温暖脾肾以助糯米，诸料合用，共成健脾止泻，固肾益精之方。

本品偏于温补，对脾虚寒者尤为适宜，中焦有热者则不宜食用。

方七 干蛤士蟆油 25 克，果脯 200 克，葡萄干少许，冰糖 50 克。将干蛤士蟆油用温水泡开，择去黑线，洗净。用开水氽一下捞出，切成小丁。将果脯、葡萄干洗净，果脯切成小丁。

将冰糖化成水，放碗内，再放入蛤士蟆油丁、果脯、葡萄干，上屉蒸 30 分钟取出即可。

此为甜汤菜，高级滋补品蛤士蟆油，能补肾益精，润肺养阴，配以补中益气、和胃润肺的果脯与冰糖，其滋补作用增强。本菜具有补肾益精，润肺养阴并有化痰止咳的作用。常治疗体虚乏力，肺肾虚弱、肺虚咳嗽、肺痨吐血以及神经衰弱等。

方八　赤首乌 500 克，红枣 90 克，白首乌 500 克，莲肉 90 克，生地 120 克，当归 60 克，生姜汁 120 毫升，蜂蜜 90 毫升，核桃肉 90 克，糯米 2000 克，枸杞子 60 克，麦冬 30 克，酒、油各适量。

先将赤白首乌用水煮过，捞出，生地以酒洗净，再用煮过何首乌煮，煮至水渐干，加入生姜汁，以小火煨到水尽，然后将地黄捣烂，备用，糯米煮成干饭，待冷，加适量酒曲拌匀，发酵酿酒；待有酒浆浸出时，将地黄拌入酒糟中，3 日后去糟取酒液，再将其他密封容器，隔水加热 1.5 小时，取出，3 日后可开取饮用、每次 30 ~ 50 毫升，每日 2 次。

本方补肝肾、益精血、乌须发。

方九　制何首乌、茯苓各 200 克，当归、菟丝子、牛膝、补骨脂、黑芝麻各 50 克。

将何首乌、茯苓、当归、枸杞子、菟丝子、牛膝、补骨脂、黑芝麻、水各适量，浸泡透发，再放在锅内加热煎煮，每 20 分钟取煎液 1 次，加水再煎，共取煎液 3 次，合并煎液，先以大火，后改为小火继续煎熬浓缩，至汁液稠黏如膏时，加入蜂蜜 1 倍，搅拌均匀，加热煮开即可停火，待冷装瓶备用。每次 1 汤匙，以开水冲化饮用，每日 2 次。

本方固精气、乌须发、壮筋骨。

方十　磁石 50 克，猪肾 1 对，葱花、豆豉、姜末、胡椒粉、食盐各适量。

磁石捣碎研细，水淘去赤汁，用棉布包裹备用。猪肾去除筋膜，冲洗干净，细切备用。磁石放入锅中，加清水，煮汤，去除磁石，加猪肾及上述调料，煮作羹，空腹食之。

本品有补肾潜阳，益精聪耳功效。适用于肾虚阳浮，耳鸣耳聋。

本品出自《圣惠方》，原方用于"久患耳聋，养肾脏，强骨气"，为肾虚阳浮耳聋代表方。久病失于调治，或老年虚衰，肾精亏虚，虚阳上浮，耳窍失聪，则见耳聋，法宜补肾潜阳，益精聪耳。方中以磁石补肾潜阳，以猪肾益精聪耳，合用而成补肾潜阳，益精聪耳之方。本方对老年肾亏耳聋尤宜。

 注意夫妻不宜过性生活的情况

1. 请勿"醉以入房"　中医学的经典著作《黄帝内经》在论述人为什么不能尽终其天年，度百岁乃去时，指出"醉以入房"是一条重要原因。正如《素问·上古天真论》中说："醉以入房，以欲竭其精，以耗散其真，不知持满……故半百而衰也。"

入房，又称"房事"。所谓"醉以入房"，是指酒醉以后肆行房事。性生活是人类生活的重要内容之一，故亦有人将其和物质生活、精神生活一起列为人类三大生活。确实，夫妻间的性生活，从微观来看，关系到家庭的和睦、夫妻双方的健康、孩子的优生优育；从宏观来看，关系到社会的安定、民族的兴衰、人类的发展。因此，怎样过性生活才益于健康？这个问题越来越引起人们的兴趣和关注。诚如古人所说："房中之事，能生人，能煞人。譬如水火，知用之者，可以养生；不能用之者，立可尸矣。"这就说明，只有正确行房事，才能有益身心健康与延年益寿，否则损寿伤体。"醉以入房"，就是错误的性生活方式，正如唐代著名医学家孙思邈所说："醉不可以接房，醉饱交接，小者面黯咳喘，大者伤绝脏脉损命。""昼则以醇酒淋其骨髓，夜则以房室输其血气。"这就是说，"醉害"与"纵欲"，是健康长寿的两大祸害。《寿世保元》亦云："大醉入房，气竭肝肠。男人则精液衰少，阳痿不举；女子则月事衰微，恶血淹留。"

中医学并不反对饮酒，主张少饮为佳，因为经常过量饮酒可以发生慢性酒精中毒，引起严重的营养缺乏症。现代医学研究证明，酒是刺激性很强的物质，易引起性器官充血兴奋，使人失去自制能力，而导致房事过度，必欲竭其精而后快，致使恣欲无度，肾精耗散过多。现代免疫学家认为，长期的"醉以入房"，会使人体免疫系统的调节功能减退；因为性交频繁，能引起高度的全身性兴奋，从而促使人体能量的高度消耗，器官功能的适应性减弱。

"醉以入房"，不仅影响到自身，还会严重损害下一代的健康与智力发育，有人调查发现，因"醉以入房"怀孕的胎儿，出生后易引起精神失常、高血压、溃疡病等多种疾病。

2. 情绪不佳时不宜过性生活　在生气、恼怒、吃惊、悲哀的情况下，最忌男女交合。如著名医学家孙思邈说："人有所怒，气血未定，因以交合，令人发痈疽。"这是说，若人在恼怒时过性生活会得痈疽病；我国现存最早的医学经典著作《黄帝内经》里也论述了小孩的癫痫病与其母亲受孕时受惊吓有关系。

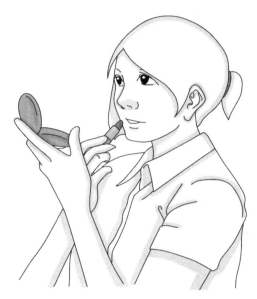

3. 身体疲倦时不宜过性生活　医学名著《千金要方》里说："远行疲乏勿入房，为五劳虚损，少子。"这里明确告诫人们，若在身体疲劳时过性生活，可得虚损病，甚至不孕症，原因是性生活本身对人体就有很大的消耗，再加上劳累，久而久之就会使人出现虚损的情况。因此，在身体感到疲劳，无精打采时，最好不过性生活。若性欲较强，可在第二天清晨5－6点钟，双方得到充分休息后进行。

4. 患病期间或患病以后的恢复期间要禁止性交或节制性交　因为这个时候，病人身体正处于气血不足、阴阳失调的阶段，性交自然会加重病情、损伤身体。若是病中行房受孕，则对母体及胎儿的发育危害更大。从遗传学观点来看，母体患病受孕，易使母病及子，子必受累，所以胎儿易患遗传性疾病。

5. 妇女在月经、怀孕、生产、哺乳期间应该禁止性交或者节制性交　在此阶段，妇女的身体一般处于血海不足、负担繁重的状态，邪气容易乘虚而入。因此妇女要注意调养身体，防止因性生活不慎重而对身体造成损伤。具体地说，在月经期间性交，很不卫生，容易引起妇科病；在怀孕期间性交，会使子宫收缩，容易引起流产，故应节制性生活；在孩子出生后100天内也要禁止性交，因为产后妇女体质极为虚弱，需要较长时间的调理补养，才能恢复健康。如果不加摄养，反而交合阴阳，耗伤精血，邪气便可乘虚而入，造成很多疾患；哺乳期也应当节制房事，不然的话，会降低奶的质量，或者使奶水减少，这样自然会影响孩子的发育了。

6. 不要和除配偶以外的人性交　现在性病又在我国蔓延起来。有些人只管一时痛快，对自己的性交对象不加选择。其实这样做一害自己、二害别人。因为归根结底，性是双方的事，性对另一方必定会产生影响。奉劝这些人，还是好自为之，洁身自爱，若真的有一天传染上艾滋病，后悔晚矣。因此，为了您和您家人的幸福，还是不要和自己不认识的人性交为好。

综上所述，性生活必须讲究宜忌，这对健康是大有裨益的。

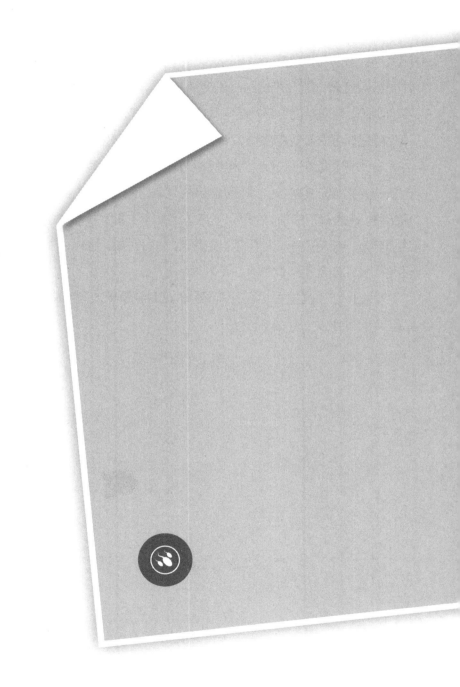

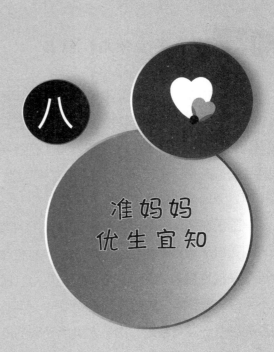

八

准妈妈
优生宜知

128 孕前不宜使用化妆品

自20世纪30年代起，DBP（邻苯二甲酸二丁酯）被用于多种消费产品，在化妆品中作为增透剂和润滑剂使用，以降低指甲脆性并减少开裂。近一时期，随着人们生活水平的提高，不少爱美女士已经不单单做面部和身体的美容，对指甲美容也重视起来，尤其是一些年轻的白领女士。因此，各种美甲产品中的DBP也就不可避免地伴随着食物等进入体内。

美国国家环保局制定的人体DBP的允许剂量是每天每千克体重100微克，研究人员通过动物实验发现，DBP有抵抗雄性激素的作用，即抑制与雄性生殖系统发育有关的性激素，造成雄性幼鼠出生后，尿道下裂，阴茎发育异常，隐睾（睾丸不下行）等缺陷，同时大剂量的DBP还可以造成幼鼠的肝脏及肾脏肥大，肝病变及神经系统发育缺陷，由于人类所受到的毒物与毒物对动物产生影响之间存在很大差距，所以现在还不能肯定DBP与人类先天缺陷会联系在一起，但是，为了您有一个健康的宝宝，对于育龄妇女来说不妨暂时放弃外表的美丽，毕竟生育孩子不能重新来过。

129 宜从白带变化发现性病

一旦罹患某些性病，白带就会出现量与质的变化，因此，看白带是辨别病的一个重要方面。

1. 淋病　时常有白带增多，白带淡黄，为稀脓性。同时可有排尿困难，小腹痛，且外阴明显红肿，尿道有大量脓性分泌物排出，在显微镜下可见到大量淡红色豆状成对的淋球菌。

2.阴部尖锐湿疣　可有白带增多，呈黄色脓性，散发恶臭，在外阴、阴道或宫颈处可见乳头状、蕈状、菜花样或鸡冠样凸起，凸起物呈灰色或红色，表面湿润，质地柔软。

3.细菌性阴道炎　过去称为非特异性阴道炎，患者白带增多，白带呈均匀一致的灰白色，有特殊的鱼腥气味，性交时气味加重。

4.滴虫性阴道炎　白带增多，外观呈灰黄色，污浊，带泡沫，有臭味，有时呈白色，或黄白色稀液体，或为大量脓液。可有外阴瘙痒，灼热，疼痛及性交痛不适，阴道分泌检查可出现活动的滴虫。

5.白色念珠菌性阴道炎　在急性期白带增多，白色豆腐渣样白带为本病的典型特征。且白带中可查出孢子和假菌丝，此外，外阴奇痒并灼痛。

由上可知，许多性病的表现是以白带增多为主，有时甚至仅仅表现为白带增多，若发现自己的白带异常，特别是在不洁性生活之后发现白带异常的人，应及时去医院诊治，排除性病，以免给个人和家庭造成危害。

130　宜在孕前调换工作的妇女

随着社会的不断发展，越来越多的女性加入到各行各业的工作中，成为职业女性。有部分妇女工作环境中含有较高浓度的化学物质，影响女性的生殖功能，进而影响胎儿的健康发育，因此为提高人口素质，实现优生优育，有些职业岗位的妇女应在考虑受孕时暂时调换工作岗位。有些毒害物质在体内的残留期可长达一年以上，即使离开此类岗位，也不宜马上受孕，否则易致畸胎，故应采取适当的避护措施。在发现怀孕后，受精卵、着床胚泡及早期胚胎可能已遭受侵袭，再采取避护措施就为时已晚。以下职业岗位的妇女应调离工作岗位：

1.某些特殊工种　经常接触铅、镉、汞等金属，会增加妊娠妇女流产和死胎的可能性，其中甲基汞可致畸胎，铅可引起婴儿智力低下；二硫化碳、二甲苯、苯、汽油等有机物，可使流产率增高，氯乙烯可使妇女所生的婴儿先天痴呆率增高。

因此，这些岗位的职业女工，应在孕前调换工种。

2. 高温作业、振动作业和噪声过大的工种　研究表明，工作环境温度过高，或振动甚剧，或噪声过大，均可对胎儿的生长发育造成不良影响，因此这些岗位的职业妇女应暂时调离岗位，以保障母婴健康。

3. 接触电离辐射的工种　研究结果表明，电离辐射对胎儿来说是看不见的凶手，可严重损害胎儿，甚至会造成畸胎、先天愚型和死胎。所以，接触工业生产放射性物质，从事电离辐射研究、电视机生产以及医疗部门的放射线工作的人员，均应暂时调离工作岗位。

4. 医务工作者　医务人员尤其是某些科室的临床医生、护士，这类人员在传染病流行期间，经常与患各种病毒感染的病人密切接触，而这些病毒（主要是风疹病毒、流感病毒、巨细胞病毒等）会对胎儿造成严重危害。因此，临床医务人员在计划受孕或早孕阶段若正值病毒性传染病流行期间，最好加强自我保健，严防病毒危害。

5. 密切接触化学农药的工种　农业生产离不开农药，而许多农药已证实是可危害妇女及胎儿健康，引起流产、早产、胎儿畸形、弱智。因此，农村妇女应从准备受孕起就应远离农药。尤其应加强乡镇企业劳动妇女的防护。

131　宜治好牙病再怀孕

计划怀孕，期待做妈妈的女性还有一个非常重要的准备工作，那就是对口腔和牙齿进行一次全面细致的检查，为什么呢？北京妇产医院主治医师聂东云告诉记者，怀孕期间，口腔很容易出现各种各样的问题，而且研究表明，口腔疾病还会影响胎儿的发育。

首先，怀孕以后，女性体内激素水平增高，引发牙龈毛细血管扩张，导致牙龈充血、水肿、肥大，甚至发生炎症，尤其在怀孕头3个月及分娩前3个月更加严重。医学上称之为妊娠期牙龈炎。妊娠期牙龈炎一般在妊娠2～3个月开始出现症状，至 8 个月时达到高峰，牙龈呈鲜红或暗红，极度松软光滑，轻触即可出血，甚至自发性出血，牙齿松动。有些患者发生牙龈瘤，严重者可因巨大的牙龈瘤而妨碍进食。

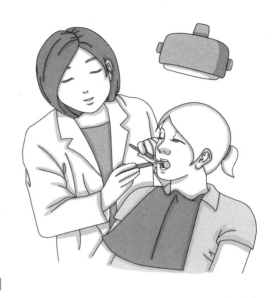

　　还有孕期由于唾液量和成分的改变，有好发龋齿的倾向，而且病情更严重，此外怀孕后智齿冠周炎更易复发且较严重。

　　此外，拔牙是一个普通的小手术，但对于孕妇来说，口腔对拔牙引起的刺激会产生较为明显的炎性反应，导致拔牙伤口愈合较慢，也容易引起局部甚至全身感染。而妊娠期间禁用甲硝唑等抗生素，这会导致炎症的控制、伤口的愈合都较困难。

　　因此怀孕前要先看牙，对潜在和轻度的口腔病进行彻底治疗，如牙龈炎、龋齿、智齿等，避免孕期慢性牙病的急性发作。

132　哪些妇女暂时不宜怀孕

　　一般来说，凡是给孕妇或胎儿带来不良影响的疾病在未治愈前都不能怀孕。否则，会使病情加重，并影响胎儿的生长发育，严重的会因怀孕、分娩造成生命危险。

　　为了确保孩子健康，实现优生优育，女方身体比较虚弱，患有严重的心脏病、高血压、肝炎、肾炎、肺结核、糖尿病、骨质软化症、恶性肿瘤、严重贫血、甲状腺功能亢进、哮喘、癫痫等疾病，如果在急性期，必须积极治疗，暂时不宜怀孕，待疾病控制后，身体情况能够胜任妊娠负担或不具传染性时受孕。这样既保护了母体健康，又可以避免因疾病或用药而造成的胎儿发育异常。此外，患有阴道炎的妇女应在治愈之后再受孕。

妇女患某些良性肿瘤，如腹腔、盆腔、乳腺、甲状腺等部位良性肿瘤者，在孕前应手术或药物治疗，以免孕期疾病加重，难以处理。其他腹腔疾病，如亚急性或慢性阑尾炎经常发作也应在孕前治疗，以免孕期发作时给手术麻醉和用药造成困难；同时也可避免影响胎儿的发育或造成流产。

对患上述疾病的妇女，经过治疗，病情有好转或已经痊愈的，应进行医学咨询，选择合适的时机受孕。另外，第一胎患了葡萄胎，经刮宫治愈后，也要坚持避孕 2 年；患有某些遗传性疾病的人也不宜生育，以免影响下一代健康。

133 不宜未婚先孕

未婚先孕是一个值得重视的社会现象。未婚先孕，不利于优生和妇女的心身健康，更不利于社会秩序的稳定。

未婚先孕的年轻女性，经常处于羞耻、焦虑、忧郁、紧张、恐惧和绝望的心理状态。没有舒适的家庭照顾，没有必要的孕期保健，没有足够的休息和营养，其体质会大幅度下降，给疾病的产生提供了契机。不少未婚先孕的少女，由于主观和客观条件的突变，精神受到严重刺激，心理障碍和人格障碍因此而生，对日后的婚恋生活有着严重的不良影响。未婚先孕少女，羞于去医院做人工流产。

即使是男女双方感情甚笃，未婚先孕也不是件好事。因为，未婚先孕后，总是怕别人知道，往往会采用穿紧身衣裤，甚至是以布带裹腹，以期保持体态而渡过难关，直到明媒正娶之后，才让腹部自然外露。这段时期，当事者总是被不良情绪困扰着，加之较为繁重的工作等因素，使腹中胎儿受尽磨难而难获优生。据资料表明，未婚先孕所娩婴儿，畸形、智力低下等先天性疾病的发病率，高于正常婚育婴儿的 2 倍以上。而且，前者的平均体重不足，免疫功能较差，在养育中易患多种疾病。

未婚先孕的少女，有很大比例是受人玩弄或早恋冲动造成的。她们若被遗弃，在自卑自弃中难以重新振作。有的则会千方百计地设法报复致孕的男性，或者玩弄其他男性，自甘堕落，从而走向犯罪道路。此类事件的出现，导致各式各样的家庭纠纷和社会矛盾激化，诉讼案件增多，给社会增加不稳定因素。另一方面，未婚先孕有可能娩出无父母抚养的婴儿和非优生婴儿，又会给社会带来不良影响和经济负担，给计划生育工作带来阻力。

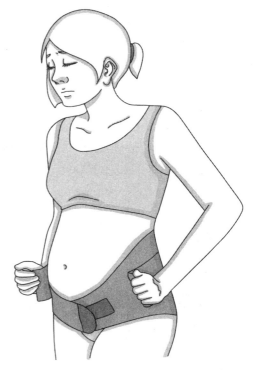

现代生活虽然丰富多彩，但年轻女性，特别是涉世不深的少女，应自尊、自重、自爱，切莫为名利或情感所扰而未婚先孕。

134　孕前宜加强月经期卫生

经期讲究卫生更重要。因为妇女一生之中，有 30 多年要来月经。月经期间，不但全身抵抗力较差，易于感染疾病，并且由于子宫颈口微张、子宫内膜剥落和阴道酸性分泌物被经血冲淡而丧失了抑制细菌生长的自然防御作用，一旦细菌入侵，极易引起生殖器官发炎，甚至造成不育。所以，在月经期间必须注意以下几点：

1. 注意卫生，预防感染

（1）月经垫与月经带的卫生：消毒草纸和药房出售的月经棉都可以做月经垫。应以勤换为原则。不然，时间过长，易将月经垫弄脏而有利于细菌的繁殖与入侵，并且，血垢刺激皮肤有引起阴部溃疡或发炎的可能。

（2）阴部清洁：经期必须经常保持阴部清洁。最好每次换月经垫时，都用温开水洗1次。洗时切忌坐入盆中，以防脏水进入阴道。行经时洗澡也不可盆浴，只能淋浴或擦澡。此外，大小便后，要从前面向后面揩拭，以免将肛门附近的脏东西带入阴道。

（3）禁忌房事：月经期间，绝对不能性交。否则不但容易将细菌带入阴道引起发炎，并且由于性交的刺激，盆腔必然充血，将使经血增多或经期延长。

2. 注意保暖与避免受凉　来月经的时候，必须注意保暖，尤其是下半身的保暖更为重要，避免用冷水洗澡、洗脚、洗头等。因为，月经期间如果受到突然或过强的冷刺激，子宫及盆腔内血管将过度收缩，有可能引起月经血过少或月经突然停止。此外，受凉以后，身体抵抗力更加减低，也易于感染疾病。

3. 心情舒畅与情绪稳定　过度的情绪变动有可能影响月经的正常来潮，并且加重月经期间的不适。月经的正常与否与人的精神状态关系极其密切。因为，月经是在大脑皮质的管制下，并由它来调节的。不论是情绪的波动或精神的紧张，都能影响大脑皮质的调节功能，从而引起月经失常。有些妇女来月经时，本来脾气就比较急躁，要是不注意克制，过于激动，很有可能使月经减少或者突然停止。因此，月经期间应尽量保持心情舒畅。

135 孕前忌到大型商场

据卫生、环保部门对大型商场环境进行的监测，大型商场的空气不仅含菌量大，而且悬浮颗粒物浓度超过规定限度，多者超过10倍以上；二氧化碳浓度高于室外3倍。按国家公共卫生标准，商场每平方米空气含菌量应少于600个，实际测定，大型商场普遍超过规定标准几倍至几十倍，有的含菌量高达10万个，是标准的18倍。此外，人流带来的噪声大多也超过国家规定（不包括出售音响设备的柜台）的应控制在60分贝以上的要求，有的已达80分贝以上。

以上这些污染中的任何一项都对人体健康危害很大，影响着顾客尤其是售货员的健康。含量过高的二氧化碳可使人血压升高、头昏脑涨；悬浮颗粒物质则可引起呼吸道疾病，如鼻炎、咽炎以及肺部疾病；噪声的刺激会使人心情烦躁、反应迟缓等。

136 停服避孕药后不宜急于受孕

原因是口服避孕药中含有雌性激素和孕激素，这些激素从人体内排泄出去相当缓慢，口服避孕药1个月，体内的激素需要5个月才能排泄空；若在5个月以内受孕，体内的这些激素会影响胎儿的正常发育，甚至引起胎儿畸形，夫妇都想生育一个健康、活泼的宝宝。因此，在计划要孩子时，应在停止服避孕药半年后受孕，而不宜马上受孕。

137 育龄妇女不宜太胖

女性皮下脂肪较丰满，且相对集中于乳房、臀部和腹部。但若皮下脂肪积累过多，不仅无美感，而且会引发多种疾病，尤其是育龄妇女，更应重视肥胖对生育的影响。

现代医学研究表明，肥胖可引起女子闭经、月经不调和不孕等。据统计，以往月经正常而肥胖后发生月经异常的女子中，继发性闭经、月经稀少或过多等发生率为50%；不孕症发生率为18.5%，较一般同龄女子高8.5%～11.5%。肥胖女子不仅不易受孕，且怀孕后的产科并发症也较多。过度肥胖引起的妊娠高血压综合征、巨大胎儿、胎盘早期剥离、难产及胎死子宫的发病率都远远高于正常体重的女子。

肥胖还会导致会阴部多汗、外阴炎、湿疹及大腿根部摩擦性皮炎。上述疾病因瘙痒等症状，不仅给患者带来诸多难言之苦，而且还会引起性欲减退、性淡漠等，以至影响性生活，减少受孕机会。

138 女性生理"顺畅"宜采取什么饮食法

女性生理不顺，可以靠饮食来调理。

月经时常早来的人，应少吃辛香料，少吃肉，少吃葱、洋葱、青椒，多吃青菜，吃饭前要按摩耳朵祛除疲劳，内心不要有不安和紧张。

若月经总是迟来，宜少吃冷食多吃肉。经期第一二天最好吃姜炒鸡肝或猪肝，多服补血的食品。

所谓"早来"、"迟来"，系依据个人生理周期来算，不管是 28 天周期或 30 天周期，早来 5 天以上或晚来 5 天以上，都是生理不顺，表示身体与精神有了不平衡的现象。

在月经前、中、后 3 个时期，若摄取适合当时身体状态之饮食，可调节女性生理心理上种种不适，也是使皮肤细嫩油滑的美容良机。

月经前烦躁不安、便秘、腰痛者，宜大量摄食促进肠蠕动及代谢之物，如生青菜、豆腐等，以调节身体之不适状态。

月经来潮中，为促进子宫收缩，可摄食动物肝脏等，以维持体内热量。此时，甜食可多吃，油性食物及生冷食物皆不宜多吃。

月经后容易眩晕、贫血者，在经前可摄取姜、葱、香辛料等；在经后宜多吃小鱼以及多筋的肉类、猪牛肚等，以增强食欲，恢复能力。

139 女性预防泌尿道感染宜采取的方法

女性 3 种不良习惯与泌尿道感染发生率增加有很大关系。

少数女性大便后随便用不干净的纸揩拭，而且大多是由后向前擦，这会将脏物与污染物和大便或多或少地带到尿道口附近，大便中大量的大肠埃希菌到达泌尿道和阴道，就会引起尿路感染。

还有些妇女因上厕所不便或其他原因而憋尿。这样人体通过肾脏和输尿管排到膀胱里的尿液就会滞留在膀胱内，使膀胱壁肿胀起来，就会刺激感觉神经末梢，引起尿急、尿频，炎症蔓延到尿道，导致尿道壁红肿，造成排尿不畅，并产生疼痛。

有些女性的内裤常常前后混穿，这也容易引起泌尿道感染。因为大便后虽用手纸揩拭，但难能揩得很干净，偶有少量粪便留在肛门周围而沾染内裤上，如果内裤脱下后再穿上时不注意前后穿反了，粪便中的细菌和脏东西极易进入尿道生长繁殖，而且能上行到膀胱、输尿管，引起泌尿道感染。

为防止泌尿道感染的发生，必须要及早改掉这3种不良习惯，实行正确的卫生做法。奉劝妇女不要憋尿，大便后擦肛门应从前向后进行；内裤前后要有明显标志，穿时分清前后面并要勤换、勤洗、勤晒，保持清洁卫生，以免感染。

 忌妇女摄入不足所致生育能力的低下

由美国国立卫生研究院等多家单位联合资助的一项研究表明，节食或运动过量都会使妇女体内热量供应不足，导致卵巢控制激素分泌失调，影响生育能力。俄亥俄大学的科学家近日在美国内分泌协会的第 79 届年会上报道了这一成果，这是科学界首次将女性生育能力下降和体内热量储存减少联系起来。他们认为，只要女性从食品中摄入的能量不能抵消其维持正常身体活动和运动的需要，女性体内莱普亭激素的浓度就会下降，身体就会通过激素浓度变化自动调节对各个器官的能量供应，保证生存必需器官的能量消耗，而通过降低激素浓度来抑制卵巢这类器官的活动性。

在研究中，22 名 18—27 岁的女性被分成 3 组：一组每天摄入 1673.6 ~ 2092 千焦（400 ~ 500 千卡）的热量，不参加体育锻炼；另一组每天摄入热量

4602.4 ~ 5420.8 千焦（1100 ~ 1200 千卡）的热量，进行中等强度的体育锻炼；第三组每天摄入热量 1800 千卡，从事高强度的体育锻炼。研究人员严格控制 3 个小组中每个人吸收和消耗的热量，然后监测其体内莱普亭和卵巢激素的浓度，结果发现随着体内能量减少，莱普亭浓度可以降低 50% ~ 70%，卵巢激素也明显减少。

141 忌信孕后酸儿辣女

长期以来，在我国民间，尤其是农村广大地区，关于胎儿的性别一直有许多的说法。这些说法家喻户晓、人人皆知，不少人还真信。那么，这些说法是否真的有科学依据呢？

酸儿辣女可谓是源远流长的说法。为此，一些生怕绝后的家庭，如果妻子、儿媳孕后喜酸，便十分欣喜；若喜辣，则对孕妇另眼相待，甚至强迫其做人工流产，以盼下次怀孕喜酸生男。其实，从医学的角度上讲，孕妇出现食欲和味觉方面的变化，如食欲下降、对气味敏感、嗜酸或嗜辣，甚至想吃一些平时并不喜欢吃的食物等，都属正常的妊娠生理反应。这是由于孕妇的内分泌活动较平时有所改变，新陈代谢活动也随之发生变化，继而对消化系统产生影响所致。这与胎儿的性别根本没有关系。此外，孕妇的口味还会受到不同地域、不同家庭的饮食习惯的影响。比如南甜北咸、西酸川辣，可是各地孕妇所生的新生儿的性别比率，并没有显著的差异。由此也可以看出，仅从孕妇口味的变化来判断胎儿的性别是绝对不科学的。

142 宜明白不会生男孩的原因

环境因素对家庭、生活的影响，真是无处不有。最近报道的英国一个"生女村"，就是新的例证。

在威尔士北部的名叫里黛姆韦恩的村镇里，过去两年出生的婴儿共有 12 个，全都是女婴。村民们因此而感到焦急，担心村镇的前途受到了威胁。这是一种偶然现象么？科学家认为，偶然的东西里包含着某种必然性。生物学家李斯特过去曾在印度进行过动物实验，发现给小鼠和猪喂了一定量的镉以后，它们生出的后代中，雄性出生率就明显下降。为此，他认真调查了里黛姆韦恩村的周围环境，发现环境中镉的成分增高了。经过检测，原来附近的一个旧锌矿中，含有较多的镉，并且逐渐污染了村镇的水源，使得村镇里近年的饮用水中，增高了镉的含量。李斯特最后指出：村里新生婴儿的男女性比例失调，其重要的一个原因就是镉对饮用水的污染。从而，初步揭开了这个"生女村"的谜，并采取了相应的环境治理措施。

143　孕前不宜多次人工流产

人工流产近年来还有逐渐增多的趋势。在这些人当中，有很多人还不知道这种做法是在摧残自己的身体，也确实容易引起早衰。妇产科专家认为，有三方面的原因：

无论自然流产还是人工流产，对于孕妇来说都不是正常的生理现象，而是异常的病理过程，对身体健康都会造成一定的危害。如果原来身体素质较好，偶尔有一次自然流产或人工流产，流产过程又较顺利，流产后又休息得较好，则对身体健康损害较轻微，经过一段时间，健康状况可以完全恢复到原来水平。但是，在较短时期内反复多次流产，情况就不一样了。因为，流产对身体所造成的损害，要经过相当长的时间才能完全恢复，在尚未完全恢复的情况下再次流产，这等于在未愈合的伤口上再撒上一把盐——旧病未除又添新病，身体是难以承受的，所受的损害程度要比上一次流产严重得多，而且一次比一次更为严重，极易造成多种妇科疾病。

流产对孕妇来说，不仅会对身体造成损害，而且还会影响其心理健康，甚至会引起心理障碍。这是因为，流产本身对孕妇都是个较大的劣性精神刺激。每次流产前后和流产过程中，孕妇大多是处于精神紧张、焦虑、恐惧、悔恨和内疚（未婚人工流产）之中；而反复多次流产者，精神上所受到的折磨程度更为严重，时间更久，对身心健康危害更大。这些势必引起身体的过早衰老。

由于激素的作用，早孕阶段大多数孕妇都会出现程度不同的妊娠反应，恶心、呕吐、食欲不振是常见症状，影响正常进食。因此，反复多次流产，势必造成反复多次的妊娠反应，对孕妇的健康造成较大的损害，会引起程度不同的贫血、消瘦、皮肤松弛、变得苍白、弹性减弱、无光泽，这些都是人体老化的表征。

所以，反复多次流产者要比同龄的健康人显得老些。

相当一部分的孕妇从早孕阶段就会出现蝴蝶斑、黄褐斑等面部皮肤改变，而且消退得较慢。如果反复多次流产，反复多次地在面部出现蝴蝶斑，势必影响面部美容。上述表明反复多次流产容易使人变老，加速老化过程，值得每一位随意进行流产的妇女认真、慎重地对待。

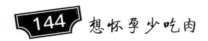

144　想怀孕少吃肉

许多女性为了生下健康的宝宝，在怀孕前就开始增加蛋白质等营养物质的摄入量。但是，饮食中蛋白质含量过高会降低女性怀孕的成功率。

由科罗拉多生殖医学中心主任大卫·加德纳博士领导的研究小组发现，如果饮食中的蛋白质含量超过 25%，就会干扰老鼠胚胎发育初期的正常基因印迹，影响胚胎着床和胎儿发育。

加德纳博士将雌性老鼠分成两组：第一组喂食蛋白质含量为 25% 的食物；第二组喂食蛋白质含量为 14% 的食物。4 周后，他让这些雌鼠交配，并将得到的 174 个胚泡移植到代孕雌鼠体内，以检查胚胎着床前母亲的饮食对胎儿发育的影响。结果发现，第一组雌鼠的胚泡中，只有 36% 显示出正常的遗传印迹，而第二组为 70%。第一组雌鼠的胚泡中，只有 65% 在移植到代孕雌鼠子宫内以后发育成胎儿，第二组则为 81%。第一组雌鼠的胎儿只有 84% 进一步发育，第二组为 99％。此外，加德纳博士还在代孕雌鼠怀孕第 5 天时对胚胎发育进行分析，结果发现，第一组雌鼠的胎儿的发育比第二组雌鼠的胎儿慢 1/3 天。

其实，以前的科学研究就已经发现，雌性奶牛生殖器官内的蛋白质代谢产物——胺的含量增加会改变 H19 基因的印迹，而 H19 基因在胚胎发育中发挥着重要作用。虽然目前的研究仍是在老鼠身上进行的，但加德纳博士认为，研究结果对人类同样有借鉴意义。高蛋白质食品主要包括肉、蛋、奶、豆等日常食物。"食谱中蛋白质含量过高，生殖系统中胺的含量就会相应提高，从而影响 H19 基因的正常印迹和胎儿发育，并导致流产概率增加。对于那些想要孩子的女性来说，蛋白质的摄入不应超过总能量的 20％。

145 孕前忌不用食物清扫血液

利用还原食物清除自由基。自由基是人体氧化过程中的副产物，它可损害脱氧核酸、胶原蛋白，破坏组织细胞，使人过早出现皱纹、老年斑，导致癌症、老年痴呆等多种疾患的发生。要清除自由基，应多食还原食物，如菠菜、韭菜、南瓜、葱、椰菜、菜椒、番茄、胡萝卜、小青菜、大豆、核桃、花生、开心果、腰果、松子、杏仁等壳类食物以及糙米饭、猪肝汤等。

抗污染食物清除污染物。现代人们的生活环境污染日趋严重，我们在日常生活中应常食下列具有抗污染作用的食品。

胡萝卜：可与重金属汞结合，生成新物质排出体外。

大蒜：可使体内铅浓度下降。

海带：加快侵入体内的放射性物质的排出。

绿豆：能帮助排出侵入体内的各种毒物，包括各种重金属及其他有害物质。

蘑菇：能清洁血液，排泄毒性物质，经常食用可净化体内环境。

猪血：含有大量血浆蛋白，经过人体胃酸和消化酶分解后，与侵入胃肠道的粉尘、有害金属微粒发生化学反应，变为不易吸收的废物而被排出体外。

黑木耳：其中的特殊成分可帮助消化棉、麻、毛纤维物质。

木瓜：可分解体内的废物和积累的脂肪碱性食物，清除酸性成分。

在正常情况下，人体血液中碱性略占优势，如果酸性成分过多，就会成为多种疾病的温床。日常食物如禽、畜、鱼、蛋类、糖、米、面等，在体内的代谢产物可使血液偏酸。因而，应多进食蔬菜、海带、水果、奶类等含碱性多的食物，以保证血液维持在偏碱性的正常状态。

146 养血是优生的根本

血是人体最宝贵的物质之一，它内养脏腑，外濡皮毛筋骨，维持人体各脏腑组织器官的正常功能活动，使目能视、脚能步、掌能握、指能捏、神志清晰、精力充沛，这些都是血的功能。若血虚，不能营养人体，则面色无华、视力减弱或模糊、眼球干涩、关节活动不灵、四肢麻木、皮肤干燥、发痒、神志异常、头痛眩晕、惊悸、失眠多梦等。因此，必须重视补血。

1. 历代医家、妇产科专家论血与优生　　血液是人体生命活动的物质基础，亦是优生、优育的物质基础。若血虚、血滞、血瘀亦可造成女子不孕。正如《黄帝内经》里所说："愿闻人之始生、何气筑为基？何立以为楯？以母为基，以父为楯。"基指基础，人体内胚胎的形成，全赖父精母血、阴阳两性结合而成。由于阴主内，阳主外，所以认为母之阴血在内为基础，父之精化为阳气为外卫，阴阳互根，从而促成了胚胎的发育生长。

《广嗣纪要》："求子之方，不可不讲。夫男子以精为主，女子以血为主，阳精溢泻而不竭，阴血时下而不愆，阴阳交畅，精血合凝，胚胎结而生育滋矣。不然，阳衰不能下应乎阴，阴亏不能上从乎阳，阴阳抵牾，精血乖离，是以无子。""故求子之道，男子贵清心寡欲，所以养其精，女子贵平心定意，所以养其血。盖男子之形乐者，气必孕，气必盈，志乐者，神必荡，不知安调则神易散，不知全形则盈易亏，故其精常不足，不能至于溢而泻也。此男子所以贵清心寡欲，养其精也。

女子之性偏急而难容，女子之情，媚悦而易感，难容则多怒而气逆，易感则多交而沥枯，气逆不行，血少不荣，则月事不以时也。此女子所以贵平心定意，养其血也。"女子无子，多因经候不调，药饵之辅，尤不可缓。若不渊甚经候，而与之合，徒用力于无用之地，此调经为女子种子紧要也。""女子阴质，取象于月，若自朔至掣，经水行不失其候者，结胎易，生子多寿。以月光渐生，月轮渐满也。若自望至晦，经水行或失其期者，胎难结，生子多夭。以月光渐消，月廓渐空也。""纵欲无度则精竭，精竭则少而不多，精竭于内而阳衰于外，萎而不举，举而不坚，坚而不久，隐曲不得，况欲论其精乎？是则肾肝俱损，不惟无子，而且有难状之疾矣。"

以上记载对不孕不育的病因病机有着极其深刻的认识。而对于不孕不育的辨证施治，中医文献的论述就更加丰富多彩。如以下的记载：

《妇人良方》："大率治病先论其所主，男子调其气，女子调其血，气血者，人之神也。然妇人以血为基本，苟能谨于调护，则气血宣行，其神自清，月水如期，血凝成孕，若脾胃虚弱，不能饮食，荣卫不足，月经不行，肌肤黄惨，面无光泽，寒热腹痛，难于子息，或带下崩漏，血不流行，则成瘕症。"

《济生方》："妇人气盛于血，所以无子，宜抑气散，盖香附子乃妇人之仙药也，不町渭其耗真气而勿服。妇人血弱，子脏风冷凝滞，令人少子，宜紫石英圆。"

《丹溪心法》："若是肥盛妇人，禀受甚厚，恣于酒食之人，经水不调，不能成胎，谓之躯脂满溢，闭塞子宫，宜行湿燥痰，用星夏苍术川芎羌活子滑石或导痰汤之类。若是怯瘦性急之人，经水不调，不能成胎，谓之子宫干涩无血，不能摄受精气，宜凉血降火，或四物加香附黄芩柴胡养血养阴等药。东垣有六味地黄丸以补妇人之阴血不足，无子服之者，能使胎孕。"

《证治准绳》："胡氏孝曰：男女交媾，其所以凝结而成胎者，虽不离乎精血，犹为后天滓质之物，而一点先天真一之灵气，萌于情欲之感者，妙合于其问。朱了所谓禀于有牛之初，悟真篇所谓生身受气初者，是也。医之上工，因人无子，语男则主于精，语女则主于血，著论立方，男以补肾为要，女以调经为先，而又参之补气行气之说，察其脉络，究其盈亏，审而治之，夫然后一举可孕，天下之男女无不父女无不母矣。"

《景岳全书·妇人规》："妇人所重在血，血能构精，胎孕乃成。欲察其病，惟于经候见之，欲治其病，惟于阴病调之。凡此皆其阴之病也。真阴既病，则阴血不足者不能育胎，阴气不足者不能摄胎，凡此摄育之权，总在命门，正以命门为冲任之血海，而胎以血为主，血不自生而又以气为主，是皆真阴之谓也。而补阴之法即培根固本之道也。是以调经种子之法，亦惟以填补命门，顾惜阳气之主。然精血之都在命门，而精血之源又在二阳心脾之间，亦无非补阴之者，源也。"

《辨证录·求嗣》："妇人又腰酸背楚，胸中胀闷，腹内生瘕，日日思寝，朝朝欲卧，百计求子，不能如愿，人以肾腰之虚，谁知任督之困乎。夫任脉行于前，督脉行于后，然皆从带脉上下而行也。故任督脉虚，而带脉坠于前后，虽受男子之精，必多小产。况任督之间有疝瘕之症，则外多障碍；胎胞缩入于疝瘕之内，往往精不能施。"

2. 养血的方法　以上各著名医学家从各个方面均论述了优生的物质基础是血。没有血，首先没有生命，当然更谈不上孕育。正如《黄帝内经》里所说："月事以时下，故有子。"没有血，哪来的月经；而没有月经，又怎么可以怀孕、生一个聪明可爱的宝宝呢？因此，要优生，必须先养血、补血，并积极防治各种血病。

（1）孕前必吃的养血补血的食物

①猪蹄：性平，味甘、咸，入脾、胃经。其成分含蛋白质、脂肪、胶质、钙、磷、铁等。

功效：补血、通乳、托疮、美肤。《随息居饮食谱》记载："填肾精而健腰脚，滋胃液以滑皮肤，长肌肉，可愈漏疡，助血脉，能充乳汁，较肉尤补。"适用于贫血、产后乳少、痈疽疮毒、血栓闭塞性脉管炎、腰膝酸软、皮肤干裂等症。

②猪血：性平，味咸，入肝、心、胃经。每100克猪血含蛋白质19克，脂肪0.4克，糖0.6克，铁45毫克。内含18种氨基酸，其中包括8种人体必需氨基酸。

猪血中的铁为极易被人体吸收的二价铁，具有良好的补血功能，尤其是对老年人、妇女和儿童缺铁性贫血具有很好的防治作用。研究还发现，猪血中所含的微量元素还有铬和钴，其中铬可防治动脉硬化，钴可防止恶性肿瘤的生长。功效补血、健脾、益胃。适用于贫血、头昏、头晕、脾胃虚弱、病后体虚等症。

③淡菜：性味咸、温，入肝、肾经。富含蛋白质、脂肪、糖类、烟酸和维生素 A、维生素 B 等。功能补肝肾，益精血。常用于治疗虚劳羸瘦，眩晕等症。《本草拾遗》说它"主虚羸劳损""血气结积。"《本草汇言》记载："淡菜，补虚养肾之药也。"《随息居饮食谱》认为它能"补肾，益血填精""益治肾虚有热"。

④菱角：又名菱实、沙角、水栗等，为菱科植物菱的果实。其肉厚味香，含有丰富的淀粉、葡萄糖和蛋白质等，营养价值可与栗子媲美，故有"水栗"之称，古时常以之代粮。本品性味甘、凉。生食清暑解热，除烦解渴；熟食益气养血，健脾和胃。早在《名医别录》中就被列为上品，认为它能"安中，补五脏，不饥，轻身"。《食疗本草》说："菱不治病，小有补益，晒干煮粥，香气较胜。"经常吃些菱粉粥，可以"补脾胃，强脚膝，健力益气"。

⑤牡蛎：牡蛎肉（亦名蛎黄）为牡蛎科动物近江牡蛎的肉，是沿海地区盛产的一种味鲜价廉的海产品。牡蛎肉含有多种营养成分，如含 10 种必需氨基酸、牛磺酸、无机盐（铜、锌、锰、钡、磷、钙）、多种维生素、碘、磷脂等。

中医认为牡蛎肉有滋阴养血之功，主治烦热失眠、心神不安。对牡蛎肉中的牛磺酸进行深入研究，证明牛磺酸不仅具有降血压、降血糖、减少动脉粥样硬化、改善心功能作用，还有保护视力、抗菌消炎、抗智力衰退等功能。所有的植物性食品中几乎不含有牛磺酸，而动物性食品中惟有牡蛎中含量最高，比鸡肉高出几十倍。所以，老年人常吃些含牛磺酸较高的牡蛎肉对身体的保健有益。牡蛎肉中胆固醇含量（112 毫克 /100 克）比鸡蛋（680 毫克 /100 克）低得多。牛奶中也含有一定量的牛磺酸，常喝牛奶可补充人体对牛磺酸的需要。当然，人体平常可合成一定量的牛磺酸，但在患某些疾病时，可出现牛磺酸水平下降。人体内保持充分的牛磺酸含量，对防衰老、防病保健、增强体力是十分必要的。老年人应重视牡蛎肉在医疗保健方面的重要地位，利用好这一味美价廉的水产资源。

⑥甘蔗：甘蔗除含大量糖分外，还有蛋白质、脂肪、胡萝卜素、B 族维生素、维生素 C 及钙、磷、铁、锰、锌等矿物质，尤以铁的含量居水果之冠。铁是人体

制造红细胞的重要物质，食甘蔗汁不仅有补血之功效，而且还有红润肌肤的作用。

中医认为，其性寒，味甘，具有滋阴润燥、和胃止呕、清热解毒之作用。适用于热病伤津、咽干口渴、小便不利、虚热咳嗽等症。

大便燥结：用青皮甘蔗榨汁1杯，与蜂蜜1杯混匀，每天早晚空腹饮服。

暑热烦渴：每天嚼食去皮甘蔗，或饮1~3次甘蔗汁。暑热咳嗽，口干，涕、唾，取甘蔗汁50毫升，加洁净粳米60~100克，添水适量煎服，润心养肺。

妇女崩漏、口干：用甘蔗头45厘米，洗净切碎，配乌枣60克，加水煎汤代茶饮服。

慢性咽喉炎：将去皮甘蔗切碎，配荸荠和茅根各适量，加水煎汤代茶饮服。

由于甘蔗性寒，脾胃虚寒，胃腹疼痛者慎用。

⑦黄豆芽：蔬菜淡季时，黄豆芽便成了人们日常生活中的主要副食之一。

现代科学研究表明，黄豆芽不仅营养丰富，而且还有神奇的医疗作用。据研究，黄豆芽含有蛋白质、脂肪、淀粉、维生素A、维生素E、维生素C、维生素B_1、维生素B_2、维生素B_{12}、胡萝卜素、烟酸、亚油酸、泛酸、酶、肌醇、糖、卵磷脂、脑磷脂、氮及钙、磷、铁、锌、铜、钼、钴、锶、氟、铬、硒等人体所必需的营养物质。黄豆在发芽过程中，不仅豆内所含的各种营养素易被人体吸收利用，而且有些营养素还神奇地增多了。

黄豆在发芽的过程中，在水解酶的作用下，淀粉和糖可分解成葡萄糖，脂肪可分解成脂肪酸，蛋白质可分解成氨基酸。这些均利于人体吸收。

（2）孕前宜常吃的补血食谱

①杏仁玉枣

原料：大枣150克，杏仁100克，芋头300克等。

制作：将大枣去核，放碗内加少许清水、旺火蒸约20分钟，取出碾碎，制成枣泥。把芋头蒸熟，剥去外皮，碾成芋泥。将枣泥搓成杏核形，芋泥成枣形包住，制成玉枣，码放碗内。糯米200克、杏仁（去皮）100克，一起磨成糊状。无油净锅，入清水750毫升，入白糖，烧开后撇沫，徐徐下入米糊轻搅，煮成羹状，加少量杏仁精，浇在玉枣碗中即成。

功效：补血，止咳，润肺，健脑。适用于肺虚久咳、脾胃虚弱所致记忆力差、不耐思考者食用。

②杞圆膏

原料：枸杞子 500 克，桂圆 400 克。

制作：去蒂枸杞子与桂圆肉加约 5 倍量水，分次煎取浓汁，直至枸杞子和桂圆无味后去渣，将药汁用文火慢慢熬煮成膏，用瓷罐收储。不拘时限频服，每次 2 ~ 3 匙。

功效：安神养血，滋阴壮阳，益智，强筋骨、泽肌肤，驻颜色。适用于心悸、失眠、健忘、腰膝酸软、面色不佳者食用。

③红枣水

原料：大红枣 500 克，红糖 500 克。

制作：将枣去核，加水煮烂，熬成膏状，加红糖 500 克，拌匀使溶。每次服 15 克，每日 2 次，开水冲服。

功效：本方健脾和胃，补益气血，抗衰老、疗疾延年。

④参杞羊头

原料：党参 18 克，枸杞子 10 克，陈皮 10 克，淮山药 24 克，羊头 4000 克，火腿 30 克，精盐、味精、羊肉汤各适量。

制作：将党参、淮山药分别洗净后焖软切片。枸杞子拣净杂质待用。羊头皮面用火燎去绒毛后，放入温水内刮净毛杂，砍成四瓣，取出羊脑，洗净血水，放锅加水煮熟，取出洗净，再入锅内加清水，放入陈皮、火腿，用旺火烧开，撇去浮沫、浮油，移至小火上，炖至烂熟，将羊头取出拆骨后切成长方块。将火腿取出切成片，放入盘子内，下入切成块的羊头肉，党参、淮山药、枸杞子洗净放在上面，加入羊肉汤，加盖上笼蒸 1 小时左右取出，用盐、味精调味即成。

功效：本汤菜补气养血，益肾健脾，适于脾胃虚弱，内寒腹泻，体虚消瘦，眩晕耳鸣者。

⑤萝卜肝片

原料：猪肝 250 克，白萝卜 250 克，精盐、植物油、葱、味精各少许。

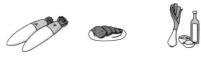

制作：猪肝剔去筋膜，洗净，切成薄片。萝卜洗净切成薄片。葱洗净切成葱花，锅内放植物油适量，烧至六成热，下萝卜片炒至八成熟，加少许盐出锅。锅内放植物油 2 匙，旺火烧至八成热，下肝片快速翻炒，至色变白，倒入萝卜同炒至熟，最后加入葱花、味精即成。

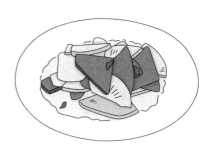

服法与用量：佐餐适量食之。

说明：本方有补肝养血，活血化瘀，软坚散结之功效。

⑥芝麻粥

原料：芝麻 50 克，粳米 100 克，蜂蜜 50 克，清水 1000 毫升。

制作：将粳米与芝麻分别用清水淘洗干净，放入锅内煮沸，先武火后文火，熬成粥状，调入蜂蜜，拌匀即可服用。

功效：补益肝肾，养血和血，润肠通便。适宜治疗肝肾阴虚，须发早白，身体虚弱，头晕目眩，贫血，肠燥便秘，四肢麻痹等症。

⑦姜汁菠菜

原料：菠菜 250 克，生姜 25 克等。

制作：将菠菜择净，断成 7 厘米的长段，洗净。生姜 25 克洗净后挤出姜汁。锅内注入清水 1000 毫升，烧沸后倒入菠菜，约 2 分钟捞出沥去水，装在盘内抖散待凉，装在碗内，加入姜汁、食盐、酱油、醋、味精、麻油、花椒油调拌入味，即成。

功效：养血通便。适用于老年便秘，习惯性便秘，痔疮，高血压及酒精中毒者食用。

⑧生焗枸杞叶（民间方）

原料：枸杞叶 250 克，冬笋 50 克，水发冬菇 50 克，白砂糖 6 克，食盐 3 克，味精 0.5 克，猪油 75 克。

功效：本方枸杞叶长于养血清热，宁神益智，《圣济总录》用之与猪心炒食治虚悸不宁；竹笋清热化痰，消食利便，冬菇极富营养，味道鲜美，是菌中珍品。三者合炒，淡素清香，别具一格，功能养血安神，清热化痰。用于血虚心悸、怔忡，心热烦躁，不眠，肺热咳嗽、痰稠及火毒目肿、疮疖等症，有一定疗效。本方可作神经衰弱、气管炎及化脓性感染患者之膳食。近年发现冬菇含抗癌物质，常食似有防癌之效。

制作：将枸杞叶择洗干净，冬笋、冬菇切成细丝，待用。炒锅置武火上烧热放入猪油，待油温升至七成热时，把笋丝、冬菇丝放入锅内，略炒后随即将枸杞叶倒入，煸炒颠翻几下，加入食盐、味精，白砂糖略翻几下，起锅装盘即成。

⑨九月肉片（民间方）

原料：菊花瓣（鲜）100 克，猪瘦肉 600 克，鸡蛋 3 个，鸡汤 150 毫升，食盐 3 克，白砂糖 3 克，绍酒 20 毫升，胡椒粉 2 克，麻油 3 毫升，姜 20 克，葱 20 克，湿淀粉 50 克。

功效：九月即菊花，性味甘寒，其气清香，能祛风、清热、平肝、明目，古代视为抗老益寿药，现代发现可降血压、扩冠状动脉；猪肉营养丰富，先炒至熟，后下菊瓣，确保香气浓郁。药食合用，共奏祛风明目，养血益寿之功。用于虚风上作之头昏头痛、眼花干涩等症，确有一定疗效。本方可作高血压、冠心病患者之膳食。身体虚弱或无病常食，能健身益寿，美人肤色，中年老年，最为相宜。

制作：将猪瘦肉去皮、筋后切成薄片，菊花瓣用清水轻轻洗净，用凉水漂上，姜、葱洗净后都切成指甲片，鸡蛋去黄留清。肉片用蛋清、食盐、绍酒、味精、胡椒面、淀粉调匀浆好。用食盐、白砂糖、鸡汤、胡椒粉、味精、湿淀粉、芝麻油（少许）兑成汁。炒锅置武火上烧热，放入猪油 1000 克，待油五成热时，投入肉片，滑撒后倒入漏勺沥油，锅接着上火，放进 50 克熟油，待油温五成热时，下入姜稍煸，即倒入肉片，烹入绍酒炝锅，把兑好的汁搅匀倒入锅内，先翻炒几下，把菊花瓣接着倒入锅内，翻炒均匀即可。

⑩六味牛肉脯（《饮膳正要》）

原料：牛肉 2500 克，胡椒 15 克，荜茇 15 克，陈皮 6 克，草果 6 克，砂仁 6 克，良姜 6 克，生姜 50 克，葱 50 克，盐 75 克。

功效：本方用营养丰富、能补脾胃、益气血、强筋骨之牛肉作主食，用胡椒、荜茇、陈皮、草果等散寒湿，理中气，开食欲，助消化，除腥气。用于脾胃虚寒、浊湿中阻之乏力困重、不思饮食，腹胀腹泻、脘腹冷痛，手足欠温等症，有较好疗效。本方可作慢性肠炎、消化不良患者之膳食。

制作：将牛肉剔去筋膜，洗净后入沸水焯至色变，捞出待凉后切成大片。将胡椒、荜茇、陈皮、草果、砂仁、良姜研成粉，再把姜、葱绞汁拌和药粉，加盐 75 克，调成糊状。把切好的牛肉片，用调成的药糊拌匀后，码入坛内封口腌制 2 日取出，用清水漂洗干净，沥干水分，再入烤炉中烤熟即成。

⑪神仙鸭（《鲍相璈验方新编》）

原料：（大份）鸭子 1 只，大枣 49 枚，白果 49 枚，莲米 49 枚，人参 3 克，绍酒 10 毫升，酱油 10 毫升。

功效：本方大枣、白果、莲子、人参四药同用，能健脾胃，补气血；再用全鸭作主食，更能增营养，补虚弱。药食合用，共奏健脾补虚之功。用于脾虚食少、乏力、腹泻，血虚眩晕、心悸、面色无华等症，确有良好效果。本方可作病后体弱及营养不良、贫血，糖尿病患者之膳食。

制作：鸭子宰杀后，煺净毛，剖去内脏，剁去脚，冲洗干净，沥干水待用。大枣洗净去核，白果去壳抠芯，莲米用水发胀后擦去表皮，抠去芯，人参切片烘脆再打成细末待用。将绍酒和酱油和匀，搽在鸭子的表皮和腹内（可在鸭皮上用竹签戳些小孔再搽）。将大枣、白果、莲米装在碗内，撒入人参粉和匀，填入鸭腹，再把鸭子放在篮子里，上笼用武火蒸 2.5～3 小时鸭熟即成。

（3）养血补血宜服的偏方验方

①方一：牛乳 250 毫升，粳米 100 克，白糖适量。粳米淘洗干净，放入锅中，加清水，煮至半熟时，再加牛乳，煮至粥成，调以白糖进食。

本方有大补阴血功效。适用于虚弱劳损、形体羸瘦。

本方出自《调疾饮食辨》《本草纲目》等，原方用于"大补阴血"，"老人甚宜"，为滋补虚损常用方。若日久失于调摄，或久病失于调治，脏腑亏损，阴血亏虚，则见虚损，法宜大补阴血。方中以牛乳血肉有情之品为主，能大补阴血，益虚损；以粳米为辅佐，补脾以助牛乳之力，合用而成大补阴血之方。本品滋补之力较强，尤宜于虚损重症。

本品滋润补益，对脾胃虚寒泄泻及痰湿水饮者不宜食用。

②方二：鲜乌贼鱼肉 250 克，桃仁 15 克，黄酒、酱油、白糖各适量。乌贼鱼肉冲洗干净，切条备用。桃仁洗净，去皮备用。乌贼鱼肉放入锅中，加桃仁、清水，旺火烧沸后加黄酒、酱油、白糖，再用小火煮至熟烂即成。

本方有养血调经功效。适用于血虚经闭。

本方出自《陆川本草》，原方用于"妇人经闭"，为治疗血虚经闭的代表方，血虚冲任失养，血海空虚，则见经闭。方中以乌贼鱼肉为主，血肉有情之品，功能养血调经；以桃仁为辅佐，活血调经。两者合用，一养血以调经，一活血以调经，而以养血为主，故适用于血虚兼有血滞之经闭及血虚经闭。

《唐瑶经验方》以本方去乌贼鱼，加莲藕煮食，则活血调经之力增强，原方用于"产后血闭"。

本方孕妇忌食。

③方三：鲜桑椹 1000 克，糯米 500 克。鲜桑椹洗净捣汁（或以干品 300 克煎汁去渣），再将药汁与糯米共同烧煮，做成糯米干饭，待冷，加酒曲适量，拌匀，发酵成为酒酿。

每日随量佐餐食用。适用于肝肾阴亏消渴、便秘、耳鸣、目暗、瘰疬、关节不利等症。

桑椹滋阴补血力强，辅以糯米补中益气，提高疗效。

④方四：羊乳 250 毫升，羊脂 60 克。羊乳、羊脂放入锅中，煮作羹食。

本方有补虚劳，益精血功效，适用于虚劳羸瘦。

本方出自《食疗本草》，原方用于"补肾虚，亦主中风"，为补虚劳，益精血方。久病体虚，脏腑耗损，精血亏虚，则见虚劳羸瘦，法宜补虚劳，益精血。方中以羊乳为主，补虚劳，益精血；以羊脂为辅佐，补虚润燥以助羊乳滋补，合用而成补虚劳，益精血之方。本品补虚滋润之力较强，对于虚劳羸瘦，肌肤枯憔者尤为适宜。

本品温润补虚，但外感未清及痰火内盛者不宜食用。

⑤方五：猪里脊、粳米各10克，花椒、食盐、茴香、香油皆适量。将里脊肉洗净，剁成肉末，入食盐、花椒、茴香、香油调拌，待用；粳米煮粥，粥将成时放入上述原料，再煮至肉熟米烂，每日2次。

猪里脊即猪脊背上的瘦肉，结缔组织较少，质地细嫩柔软，无腥膻异味，入馔效佳。含蛋白质20%左右，并富含B族维生素和铁等，脂肪约为8%。

据中医古书记载，猪肉味甘咸性平，具有滋阴、润燥的功效。《本草备要》谓："猪肉其味隽永，食之润肠胃，生津液，丰肌体，泽皮肤。"《随息居饮食谱》称："补肾液，充胃汁，滋肝肾，润肌肤。"

配方中猪里脊滋阴血，润肌肤；粳米健脾益气；花椒、茴香既可调味，又可温中补虚。全方滋养阴血，补中益气，常服可收肌肤滑润光泽之效。

痰湿内蕴者不宜服用。

⑥方六：鲜牡蛎250克。将其洗净，用黄酒、食盐、葱姜腌泡半小时后，取出，入火上烤熟即可。佐餐食用。

牡蛎的保健作用古已载之。我国明代《本草纲目》一书就记载牡蛎："气味甘温无毒。煮食，治虚损，调中……炙食甚美，令人细肌肤，美颜色。"日本古书也记载牡蛎："甘温，无毒，去脾胃内热，消汗，止渴，解酒，补阴养血，久食皮肤娇嫩。"牡蛎的美容作用源于它所含的蛋白质、糖类、不饱和脂肪酸、维生素和微量元素锌、铜、碘、硒等营养物质。它们既能滋补壮身体，又对皮肤起保健作用。

尽管牡蛎营养丰富，但远离海边的人们是很难吃到牡蛎的。为了使更多的人受益，中国和日本科学家联合研制成"牡蛎精"。"牡蛎精"是通过先进的工艺处理，提取牡蛎中的有效成分制成的，它保留了牡蛎的营养，并使其更容易被人体吸收。

⑦方七：猪皮 500 克，黄酒、大蒜、生姜、酱油、食盐皆适量。猪皮去毛，洗净，切成长条，放入锅内，加适量清水、葱、姜、黄酒，以小火煨炖肉皮将熟时加食盐、酱油、待肉皮熟烂，汁液黏稠时即可停火，倒入碗内，冷藏备用。佐餐食用。

猪皮味甘性寒，养阴清热，传统用于解除少阴肾经邪热所致的音哑症。近年来多用于润肤美容。

猪皮的胶原组织经过熬炼，水解成明胶，它是和构成人体皮肤的胶原结构相似的一种动物蛋白，其分子量较低，易被人体吸收。这种胶质蛋白有增加皮肤弹性，延缓皮肤衰老的作用。猪皮需要长期连续使用，才能产生较好的润肤作用。

有关单位从猪皮中提取出水解蛋白，研制成系列护肤品。经皮肤试验表明，它们无任何刺激性和副作用，易被皮肤吸收，滋润皮肤，有明显的止痒作用；能修补和促进伤口愈合，减退色斑，使皮肤变得光滑、洁白、细腻而富有弹性，可使皱纹变浅。

⑧方八：大猪蹄 1 个，松子仁、核桃仁各 30 克。猪蹄去净毛，入锅煮至半熟，去骨取皮，皮内装上核桃仁、松子仁及零星碎肉皮筋，卷好，外用线扎紧，再煮至烂熟时取出，待冷切片，装入盘中，佐餐食用。

据古书记载，本方中三味原料皆有滑润肌肤的作用。猪蹄养阴血，"滋胃液以滑皮肤"（《随息居饮食谱》）；核桃仁补肝肾，悦肌肤，"常服骨肉细腻光润"（《食疗本草》）；松子仁润肺养液，"润皮肤，肥五脏"（《日华子本草》）。三物合用共奏滋养润肤之功。

本方的美容作用与原料的营养成分是分不开的。猪蹄中的胶原蛋白，是养颜保健之佳品。核桃仁、松子仁属于坚果类食物，含脂肪和蛋白质都比较丰富，脂肪含量高达 40% 以上。其中主要成分是必需脂肪酸，它在体内有多种生理功能，缺乏时可影响细胞膜的功能，对婴儿可能引起湿疹，对成人可能导致一系列皮肤病变。此外，核桃仁、松子仁内的维生素 E 有延缓细胞衰老，减少皮肤色素沉着的作用。

凡高血脂、肥胖症、大便溏泻者不宜用本品。

（4）养血必服的中药

①枸杞：本品甘平，能养阴补血，益精明目，久服延年益寿。现代药理研究证明，枸杞有抗脂肪肝，拟胆碱样作用；根皮煎剂有降血糖作用；对恶性肿瘤患者，能提高其巨噬细胞吞噬率及 T 淋巴细胞转化率，具有调节免疫功能的作用。临床多用于老年性疾病及虚损性疾病。对枸杞有延寿作用的认识由来已久，在殷代的甲骨文《诗经》《山海经》中均有记载。历代《本草》还述及其有明显增强人体性功能的作用，故民间有"去家千里，勿食枸杞"之说。每服 6～18 克，可煮粥、嚼服，但外感邪气、脾虚夹湿者忌服。

②山茱萸：本品补肾、涩精气、固虚脱、强力长年，是中医长寿植物药。近代研究证明，山茱萸有对抗化疗、放疗的副作用，提高机体免疫功能的作用，被视为抗老延寿中药。如《扶寿精方》的草还丹，以山茱萸、破故纸、当归、麝香为蜜丸，有益元阳、补元气、固元精、壮元神的效果。每服 10～30 克，可入煎、丸、散剂，亦可浸酒、熬粥服用，但命门火旺及素有湿热者忌用。

③熟地黄：为玄参科植物地黄的根茎经加工蒸晒而成。功能滋肾、补血、延年。此药历来被视为中医抗衰老延寿的重要植物药。精是人体生命活动的物质基础，衰老是精亏所致，熟地黄填精滋阴，故可祛病延年。可用于多种老年病的预防和治疗，如冠心病、动脉硬化症、糖尿病、脑血管病、肝硬化、肾功能不全等，如熟地黄、天门冬为末。炼蜜为丸，名天地丸，久服白发变黑、齿落更生，延年益寿。凡老年男子多阴虚，宜用熟地黄。每服 10～30 克，可入丸、汤、膏剂，并可浸酒。但本品滋腻，凡脾胃虚弱，腹胀便溏及痰多、气滞者慎用。

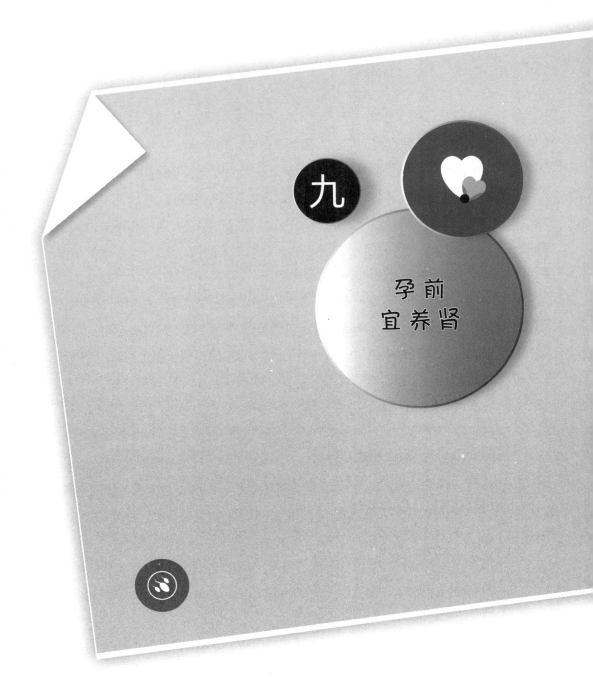

九

孕前
宜养肾

肾为人体藏精之所，素有"先天之本"的美誉。"肾主藏精"并非单指男性的精液而言，实际上五脏六腑的精华均蛰藏在肾中。肾中精华充实，则身强体壮、精神焕发；肾亏不足，则筋骨懈堕、命折寿天。无论男女，均是如此。

我国古代的哲学家早就把精看作是生命之源。如《易系辞》云："男女媾精，万物化生。"管子云："精存自生，其外安荣，内藏以为泉流，浩然和平以为渊，渊之不涸，四体乃固，泉之不竭，九窍遂通，乃能穷天地被四海。"中医学继承发展了古代的精气学说也十分重视精的生理作用。

《内经》曰："人始生，先成精，精成而脑髓生，骨为干，脉为营，筋为刚，肉为墙，皮肤坚而毛发长，谷入于胃，脉道已通，血气乃行。"张璐又曰："精不泄，归精于肝而化清血。"认为精是人类繁衍的物质基础，人之形体即由精所生成。而先天生殖之精又是摄取后天水谷之精和形成气血的先决条件。《内经》又曰："失神者死，得神者生。"若能"形与神俱"，则可"尽终其天年，度百岁乃去"。把神看作是人类生命活动的象征和要素。但是神的产生仍不离乎精。《内经》曰："两精相搏谓之神"，"神者水谷之精气"，"血气者人之神"。

可见先天之精是神的基础，后天之精是神的给养，两者不能失其一。故张景岳曰："人生系命于精。""精为元之根"，"精盈则气盛，气盛则神全，神全则身健，身健则病少。神气坚强，老而益壮，皆本乎精"。

由上可知，要优生，要生一个健康、聪明的宝宝，在孕前一定要注意养肾，使肾中之精不断充盈、积累。那么，又怎样养肾呢？

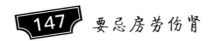 **要忌房劳伤肾**

　　房，即房事。因性生活为房中之事，故房事亦指性生活。劳指劳伤，是讲劳累过度，给人带来的伤害。所以，房劳是指性生活过度，会损伤人体健康。那么，又怎样防止"房劳"的产生呢？

　　首先，要行房有度。度，就是适度，即不能恣其性欲，漫无节制。不少养生家都主张成年之后当随着年龄的增长而逐渐减少房事。由于年龄不同，精力和性的要求有差异，因此不能超脱年龄和实际精力而恣意行事，否则就易伤损身体、折人寿命。

　　其次，要合房有术。从医学和养生角度来讲，夫妻合房要讲究适当的方法。在这方面，过去一直被视为禁区，搞得神秘莫测，稍作议论便被视为淫乱。其实，夫妻间行房事，顺应自然，合乎法规，讲究科学的方法，能使双方得到性的满足，增进感情，更重要的是有助于彼此的身心健康、延年益寿。

　　避免房劳的主要措施还有一些，如晚婚少育等，但关键是上述几条。在这里，我们再重复一句，为了您和您的后代健康，一定要避免"房劳"！

　　1. 应高度重视房事过度对健康的严重损害　所谓房事过度，即指纵欲。常言道："纵欲催人老"、"房劳促短命"，这些话并非危言耸听，而是寓有科学道理的。唐代著名医学家孙思邈说："恣意情欲，则命同朝霞也。"据现代研究认为，性生活过度，会导致内分泌失调，免疫防御功能减退，对各种疾病抵抗力减弱，致使代谢功能反常，易引起各种疾病，肿瘤发病率增高。所以，古人说："淫声美色，破骨之斧锯也。"

　　2. 避免"房劳"发生的具体措施　避免"房劳"，不是一朝一夕之事，应当从青年时就开始做起，直至老年，始终如一。

148 饮食养肾宜注意的问题

1. **蛋白质不宜多食**　尽管蛋白质是重要的营养物质，但不是多多益善，因为蛋白质的代谢产物必须通过肾脏排泄，蛋白质的摄入以每日每千克体重1克左右为宜。

2. **不宜过度节食**　减肥的原理大抵有两条：第一，减少营养摄入，以避免脂肪积存，如节食减肥；第二，增加能量消耗，以去掉多余的脂肪，如运动减肥。因为，适当合理的运动不但能够选择性地减少最易积存在女性腹部、臀部、大腿等部位的脂肪，而且可以同时加强全身其他部位的肌肉、韧带、骨骼的力量，使人"瘦"而健壮。许多女青年不了解这个道理，为了追求形体美，单纯靠过度节食减肥，结果虽然体形苗条，身体却瘦弱了，还可能引出许多其他的疾病，肾下垂就是其中的一种。

正常人的肾脏本来就是依靠腹膜、韧带和肾周脂肪层将其固定在腹腔后壁的。女性的肾窝比男性较小。腹壁肌肉瘦弱、营养发育不良。因生育而使腹肌弛缓无力、腹压不足，节食减肥使肾周脂肪减少、韧带松弛等，均可使肾脏固定的牢固程度减弱，而造成肾下垂。这也是肾下垂多见于20—40岁女性的原因。

当卧位与立位比较时，若肾活动度超过2~5厘米即为肾下垂。此时可摸到随意活动的肾下缘，并有压痛感，一般X线或超声检查可以确诊，并能明确下垂的严重程度和有无并发症。

仅20%的肾下垂者无症状。多数人在劳动或行走后发生腰酸背痛、平卧后消失；有的伴有消化不良、腹胀、失眠、眩晕、心悸等消化、神经系统症状。合并肾蒂或输尿管扭转时可出现剧烈的肾绞痛；合并感染时则会有尿频、尿急、尿痛，严重的还会导致肾盂肾炎、脓肾。一般来说，无症状，无梗阻的轻度肾下垂患者无须治疗。但要经常锻炼腹肌、避免用力屏气；增加营养，多进富含脂肪的食物；每天早晨起床前，用束腰带扎紧腰部或肾托托住下垂肾脏，然后再下床活动。症状严重而影响工作或合并有结石、感染、积水的患者，则可考虑手术治疗，把肾固定于正常位置，使输尿管不再扭曲，以保证尿路通畅。

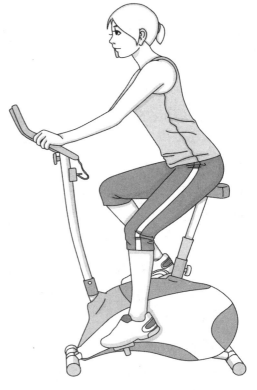

　　因此追求形体美的节食减肥者，应以体育锻炼为减肥的主要手段，以防止单纯节食所带来的诸多苦恼。

　　此外，在饮食上不宜多吃咸，养成淡食的习惯，原因是盐的摄入比较多，会增加肾脏的工作负担，易于引起心、脑、肾、血管等疾病，易于发生肾脏细小动脉硬化，一般来说，成年人每天摄入食盐应不超过 6 克为宜。

　　为了保护肾脏，还宜养成饮水的习惯，一日三餐所含的水是不够的，应通过饮水来补充，在气温高的季节饮水应更多些。成人要保持每天的尿量在1500 毫升左右。古人提出，每天晨起空腹先饮水，1～2 杯，等于冲洗一下脏腑，有利于体内代谢废物的排泄，可减少肾脏疾病的发生。

　　3. 及时控制感染　如遇患扁桃体炎、龋齿、皮肤感染时，应积极进行治疗，以免引起肾炎。

149　补肾气的营养食谱

　　天下做父母的，都希望生个健康、聪明、活泼的孩子。父母的健康，是孩子健康的基础，这是谁都明白的道理，可是做起来很不容易。有的未够结婚年龄，就恋爱同房、有孕、人工流产。有的虽然是婚龄期结了婚，由于缺乏两性知识，天天同房，同样伤精耗液。损伤元阴元阳，生下的孩子不健康，身体虚弱，病多。有的大量喝酒，"醉以入房，以欲竭其精"，生下的孩子同样不健康。所以要想后代健康，必须做到"节房帷，护肾精"。意思就是节制男女房事，以保护肾精。《内经》中指出："肾为先天之本。"肾精之盈亏，影响人的生长发育、衰老全过程。又指出人体衰老主要表现为"天癸竭，精少，肾气衰。"究其原因，多见于"醉以入房，以欲竭其精"所致。鉴于以上理由，医生认为要想生个健壮的孩子，首先要父母健壮，同时必须做到如下几点：①要求在30岁左右结婚（女的24—28岁，男的25—30岁）。②结婚后同房次数要事后不感疲乏为宜；③保持男女双方健康。凡是男女有一方正在患病，或患病虽然好转，但未完全康复之前，不得要孩子。④保持肾精的充足，采取食疗与药疗相结合。不论男方与女方出现肾阴亏（症见：腰痛、耳鸣、口干，同房时男方精液少、女方阴道分泌物少）均可用滋阴补肾法。

目前，经实践检验，下列食谱有益于肾气充沛。

1. 蛋面

原料：面粉 500 克，鸡蛋 250 克，骨头汤、紫菜、淀粉各适量；酱油、香油、味精、精盐、香菜末、葱末、姜末各少许。

制作：把鸡蛋打在盆内搅匀，再加入面粉，揉拌均匀，把揣揉光滑的面团，盖上湿布，醒好；淀粉做补面，擀成大张薄片，撒少许干淀粉，前后折叠起来，用刀切成细丝备用。

将骨头汤烧开，把面条下锅煮熟，撒入香菜末和撕好的小块紫菜、葱末、姜末，淋入香油，即可。

功效：补精血、壮身体。

2. 陈皮山药粥

原料：陈皮 15 克，山药 10 克，半夏 10 克，粳米 100 克。

制作：将陈皮、半夏煎取药汁，去渣后加入淘洗干净的粳米、山药，加水适量，用旺火烧开后转用小火熬煮成稀粥。

功效：粥稠味美，理气止痛，补脾益肾。

3. 蜂蜜粥

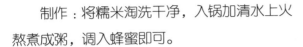

原料：蜂蜜 100 克，糯米 100 克，清水 1000 毫升。

制作：将糯米淘洗干净，入锅加清水上火熬煮成粥，调入蜂蜜即可。

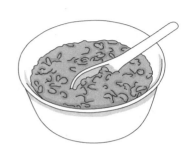

功效：补肾，润燥，止痛，解毒。主治胃、十二指肠溃疡、肺结核、肺燥干咳、虚劳久咳、慢性气管炎、高血压、动脉硬化性心脏病、肝病、神经衰弱、贫血、糖尿病、肠燥便秘等。

4. 莲肉糕（《士材三书》）

原料：莲肉 120 克，茯苓 60 克，粳米 120 克，白糖、清水各适量。

制作：莲肉、米微炒，与茯苓共研为末，入白糖、清水调匀，上火蒸制为糕，分切成 10 块。每次 1 块，每日 2 次。

功效：益脾和胃，安神长智。

5. 麦冬黑芝麻汤

原料：麦冬 100 克、黑芝麻 300 克、蜂蜜、冰糖或白糖各 500 克。

制作：将黑芝麻淘洗干净，沥去水，旺火炒至噼啪响声，即离火仍翻炒几下，倒出冷却研碎，麦冬去心洗净，加水半碗，浸 1 小时，切碎、复浸入水中，将麦冬及浸液、芝麻、蜂蜜、冰糖同时倒入瓷盆内，加盖、旺火隔水蒸 3 小时离火。每星期蒸热 1 次，每次 1 匙，每日 2 次，细嚼慢咽，食后饮开水半杯。

功效：本药膳滋补肾阴血。强身健体、延年益寿。

6. 浓鸡墨鱼糯米饮

原料：母鸡 1 只，墨鱼干（带骨）1 条，糙糯米 150 克，食盐少许。

制作：将母鸡宰杀洗净后，连内脏，与带骨墨鱼一同放入砂锅，加水炖烂熟，取浓汤备用，鸡肉，墨鱼捞出佐餐，以浓鸡墨鱼汤煮糙糯米成饮，加盐少许调味，以鸡肉墨鱼为菜，吃鱼汤糯米饮，一日两餐均可食之。

本方适用于肾虚之欲怀孕者。

7. 一品山药

原料：生山药 500 克，面粉 150 克，核桃仁、什锦果、蜂蜜、白糖、猪油、芡粉各适量。

制作：将山药洗净，蒸熟，趁热削去皮，放入大碗中，加入面粉揉捣均匀后，揉成面团，放平盘中做成圆饼状，饼上摆上核桃仁和什锦果料，上笼蒸 30 分钟。将白糖、猪油下入锅中，用大火加热，待猪油开始融化时，加入蜂蜜、湿淀粉调匀，待加热至白糖熔化，液汁黏稠，出笼后浇上糖蜜汁即可。

说明：香甜宜人。本菜肴不仅山药补肾气，且核桃仁、芡粉亦补肾气，加之蜂蜜益精血，故此菜孕前吃可优生。

8. 养生疙瘩汤

原料：面粉 200 克，青豌豆、枸杞子、海蛤肉各 5 克，鸡肉 50 克，盐少许。

制作：将海蛤肉、鸡肉、枸杞子放入锅内煮沸；在面粉上加适量水，拌出面疙瘩；把制好的面疙瘩放入锅中，再加入青豌豆、盐，调好口味即可。

特点：传统工艺，胶东风味。

功效：天然绿色，滋补保健，壮阳美容。

150 保肾宜开朗乐观

"以恬愉为务"是精神养生的重要原则。精神乐观是健身的要素，长寿的法宝，也是人体生理的需要，《内经》中曾说："内无思想之患，以恬愉为务，以自得为功，形体不敝、精神不散，亦可以百岁。"恬：安静；愉：愉快、乐观、开朗；务：任务。也就是说保持精神乐观，是人们自己的任务，只有这样才能够"形体不敝，精神不散，亦可以百岁"。

性格开朗乐观是胸怀宽广、气量豁达的精神心理活动的良好反映。乐观者长寿，这是从古至今的道理，古往今来，长寿之人，绝大多数都是性格开朗，性情温和的。

因此，开朗的性格对人体健康有很好促进作用。实践证明，性格孤僻，情志抑郁，情绪紧张，喜怒无常的人，比性格开朗豁达的人容易患病。患病后死亡率也高。同时发现，相当多的癌症患者，年轻时一般来说性格欠佳，在发病前大多有焦虑、失望、忧郁、压抑、愤怒等不良情绪存在。而性格开朗，情绪稳定，精神健康的人，癌症发病率低。因此开朗的性格有益于健康。

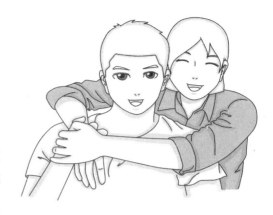

　　乐观者长寿是已被证明了的养生格言，科学家们发现，胜利者的伤口比失败者的伤口愈合要快，心情舒畅的人比忧郁的人患病少。据统计80岁以上的长寿老人，96％是乐观、富有人生乐趣的人。大教育家、思想家孔子曾说："知之者不如好之者，好知者不如乐之者"，"发愤忘食，乐以忘忧，不知老之将至云尔。"《内经》中说："喜则气和志达，荣卫通利"，说明精神乐观，可使人体营卫之气运行正常，气血和畅，生机旺盛，从而达到身心健康。《内经》认为乐观与心神关系密切。"膻中者，臣使之官，喜乐出焉"喜乐与宗气功能悠悠相关，心神旺，宗气行，喜乐才能表现于外，心神均则不被迷惑。心与肾的关系密切，心病常及于肾，所以保持乐观情绪也是肾保健的重要内容。

151　宜调七情、免五志对肾的刺激

　　《灵枢·本神》中说："肾，盛怒而不止则伤志，志伤则喜忘其前言，腰脊不可以俛仰屈伸，毛悴色夭，死于季夏。恐惧而不解则伤精，精伤则骨酸痿厥，精时自下，是故五脏主藏精者也，不可伤，伤则失守而阴虚，阴虚则无气，无气则死矣。"

　　肾藏志，如大怒不能自止，就会伤志。如志伤，精神就会迷乱而不能自制，

出现前言不搭后语，话出即忘的现象；出现腰脊酸软无力、不能俯仰屈伸，皮毛憔悴、色泽枯槁。过度的惊恐，恐惧状态不能自行解除，那么就会进一步损伤肾所藏之精。精如果被伤，就会发生骨节酸痛，足部痿软，进而出现厥冷，同时有遗精、滑精的症状发生。五脏是储藏精气的，不可损伤。如果损伤就会造成精气散失不能自守，如发展下去可导致阴虚，阴精虚损不能化气，久而久之，脏气就会衰竭，甚至危及人的生命。

本段经文再次论述了情志与肾的关系，如果不注意情志的调摄，就会影响五脏；尤其影响到肾，会出现脏气虚衰，五脏不藏的现象。同时本文也阐述了慎怒、保持心态平和的重要性。

152 恣情纵欲会伤肾阳造成厥症

《素问·厥论》中说："前阴者，宗脉之所聚，太阴阳明之所合也。春夏阳气多而阴气少，秋冬则阴气盛而阳气衰。此人者质壮，以秋冬夺于所用，下气上争不能复，精气溢下，邪气因从之而上也；气因于中，阳气衰，不能渗营其经络，阳气日损，阴气独在，故手足为之寒也。"

"厥"是什么呢？厥是一种脏腑、经络、阴阳、气血逆乱的证候。它会出现四肢凉冷，甚至突然昏倒、不省人事的症状。

前阴是人体许多筋脉聚集的地方。脾经和胃经在此汇合。一般来讲，春夏季节的阳气多而阴气少；秋冬季节阴气盛而阳气衰。如果自恃体质壮实，在秋冬阳气不足的时候，不知节欲保养，纵其情欲，房事过度，就会损伤肾阳。此时又得不到脾胃之气的补充，久而久之就会出现肾阳虚下元不固，造成滑精的症状，寒邪也因此上逆入侵人体，造成脾肾阳气虚衰。阳气不能渗透、营养全身各条经脉，以致阳气日益亏损，造成阴寒邪气独居体内，所以就会出现手足逆冷的现象了。

这里说明了一个道理，日常生活中要惜身保养，不能恃强而恣行房事。另外，还应该注意季节、时令的变化。如果造成"阳气日损"、"阴气独在"的情况，脏腑、经络就受不到温养，就会发生手足逆冷的症状。因此，节欲保精、顺应时令是很重要的养生保肾原则。

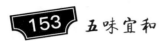

153 五味宜和

《素问·生气通天论》中说："阴之所生，本在五味；阴之五宫，伤在五味。是故味过于酸，肝气以津，脾气乃绝；味过于咸，大骨气劳，短肌，心气抑；味过于甘，心气喘满，色黑，肾气不衡；味过于苦，脾气不濡，胃气乃厚；味过于辛，筋脉沮弛，精神乃央。是故谨和五味，骨正筋柔，气血以流，腠理以密，如是则骨气以精，谨道如法，长有天命。"

阴精的产生，来源于饮食五味，但储藏阴精的五脏，又常因五味的进食不当而易受损伤。酸味本来能濡养肝脏，但过食酸味，可导致肝气过盛，造成肝旺胜脾，使脾气受伤，造成脾气衰竭。咸味入肾，过多进食咸味、能够伤肾，使肾气受伤，造成骨弱无力，肌肉萎缩。过食甜味，能使心气烦闷，出现喘急，颜面色黑，因为甘味入脾，其性滞缓，多食之后，脾气壅滞，影响到肾，使人肾气不均，所以发生胸闷、气喘。黑色是肾的主色，故见到颜面发黑等肾病之色。苦味入心，五行学说中，心为火脏，脾为土脏，火能燥土，故可因过于多食苦味使脾气失于濡润，因脾主运化，不能为胃行其津液，所以就会出现胃壅滞厚重的情况。辛味入肺，肺与肝在五行中为相生的关系，因此过食辛味可影响到肝，肝主筋脉，故筋脉败坏弛纵，可影响到心，使精神受到影响。所以注意调和饮食五味，能使骨骼端直，筋脉柔和，气血流畅、腠理致密，这样骨气就能受到五味精华的滋养，使骨骼强壮有力。平时能够遵守养生规律的人，才能长寿。

这里阐述了五味调和是身体健康、延年益寿的重要条件。大家知道，饮食五味能化生人体阴精（包括肾精），营养周身。但是如果过于偏嗜五味，反为其害，以致产生多种疾病。在《素问·至真要大论》中曾说过："夫五味入胃，各归所喜。故酸先入肝，苦先入心，甘先入脾，辛先入肺，咸先入肾，久而增气，化物之常也；

气增而久，天之由也。"由于五味有选择地先入某一脏腑，故过食某味，就会伤及相应的脏腑，接着还会影响到其他脏腑。在饮食调摄中，怎样做才能达到养生的目的呢？那就是要谨慎地调和五味。具体到肾，那就是要注意勿食过咸的食物。咸味食物有软坚、散结、补肾坚阴的作用。咸味入肾最主要的作用是滋补肾精、坚阴固精。这对于肾的固藏及主管的生长、发育、生殖等功能来说是有益的。但是，如果过于咸味，调摄失宜，就会出现经文中所提到的"肾气不衡""大骨气劳""短肌、心气抑"等现象。

在日常生活中，究竟怎样做才能"谨和五味"呢？《素问·脏气法时论》中曾说："五谷为养，五果为助，五畜为益，五菜为充，气味合而服之，以补益精气。"这里五谷，指米、谷、麦子、豆类、薯类等；五畜指牛、羊、猪、犬、鸡等；五果指各种水果；五菜指各种蔬菜。也就是说要平衡各种饮食，主食、副食多样化搭配食用。人体对营养素的需求是多方面的，同时各种食物的性与味，又是相互影响、相互关联的。因此，要做到食品多样化，合理膳食。再有就是要按时、节量，食有规律，避免饮食偏嗜。要顺时令、调五味、避生冷、宜清淡、忌厚腻。

154 冬季宜注意养肾的方法

在冬天尤要注意脚的保暖。俗话说"寒自脚生"，脚离心脏最远，血液供应少而慢，再加上脚上的皮下脂肪层薄，保温差。因此，脚的皮温最低，比如趾尖温度有时只有25℃。

注意足部的保健，实际上也就是对肾的保健。因为肾的经络起于足心。从全息论的角度来看，足底的特定部位与全身脏器存在着直接关系。脚底是反映全身的镜子。

因此，在冬天首先要有一双合适的鞋子，鞋子的底应该略厚一些，因为鞋底厚可使人少受冬寒侵袭；另外袜子要干燥，透气性能要好，一般选用棉线袜为宜，袜子和鞋垫在汗浸湿后，要及时晒干。

　　冬天切忌夜间憋尿。因为天气寒冷，有人就寝后因怕冷不愿起床小便而憋尿。这是一种不良习惯，是对肾有损害的一种做法。尿液中含有尿素、尿酸以及各种有毒的代谢产物，这些物质如果在体内积存过久，就可能对机体产生有害影响，甚至可引起膀胱炎、尿道炎。经常憋尿，还可能产生尿痛、尿血的情况。尤其是女性，其尿道比较短而宽，尿道括约肌功能比较弱，另外膀胱和输尿管交界部的"活瓣"作用也弱，憋尿常会使膀胱内尿液聚升而使尿液返流到肾，从而产生一系列不适的症状，如畏寒、发热、尿急、尿频、腰痛、乏力等，从而使肾脏出现病变。

　　冬天，要注意节制性生活。《内经》中说："夫精者，身之本也，故藏于精者，春不病温。"明代养生家高濂在《遵生八笺》中也指出："冬三月六气十八候，皆正养脏之令，人当闭精塞神，以厚敛藏。"并引《五经通义》说："冬至后阳气始萌，阴阳交精，万物气微，在下不可动泄。"古人还主张房事应该"春一、夏二、秋一、冬无。"这充分说明，冬天节制房事，固护阴精，是养肾的重要措施，对于预防春季温病，也具有重要作用。

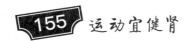

155　运动宜健肾

　　1. 常做养肾功

　　（1）屈肘上举：两腿自然分开，双手屈肘侧举，手指伸直向上，与两耳平。然后，双手上举，以两肋部感觉有所牵动为度，随即复原，可连做 10 次。

　　（2）抛空：端坐，左臂自然屈肘，置于腿上，右臂屈肘，手掌向上，做抛物动作 3～5 次，然后，右臂放于腿上，左手做抛空动作，与右手动作相同，每日可做 5 遍。

　　（3）荡腿：端坐，两腿自然下垂，先慢慢左右转动身体 3 次，然后两脚悬空，前后摆动十余次。此动作可活动腰、膝，有益肾强腰功效。

　　（4）摩腰：端坐，宽衣，将腰带松开，双手相搓，以略觉发热为度；再将双手置于腰间，上下搓摩腰部，直至腰部感觉发热为止。搓摩腰部，实际上是对腰部命门穴、肾俞、气海俞、大肠俞等穴位的自我按摩，而这些穴位大多与肾脏有关。

（5）"吹"字功：直立，双脚并拢，两手交叉上举过头，然后弯腰，双手触地，继而下蹲，双手抱膝，心中默念"吹"字音，可连续做十余次。本功属于"六字诀"中的"吹"字功，常做可固肾气。

2. 气功补肾　气功是通过调节呼吸与意念的方法达到补肾强精的作用。肾虚患者应以意守丹田（脐下 3 寸）为主。练功时体弱者宜静坐或侧卧，体强者可采用站立式、骑马式。全身放松、舌顶上腭、平心静气，意守丹田，两目微睁，呼吸缓慢匀细，吸气时收腹，呼气时腹部复原，每次 20 ～ 30 分钟为宜，选择晨起或睡前均可。

3. 强肾保健功

（1）搓揉头皮法：肾主骨，其华在发。搓揉华发，即可疏通经络，补肾益腰。可用左右手交替轻轻揉摩头皮，早、中、晚各 1 次，可防治中年眩晕和过早白发、脱发。

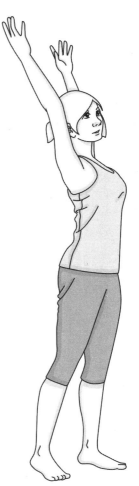

（2）叩牙固齿法：肾气与牙关系密切，肾气充则牙齿坚固。经常叩上下牙齿，有益齿根，气血流畅，延迟牙齿脱落。

（3）吞津咽唾法：中医认为，唾液乃肺之外液，静坐吞津可补肺生津，而肺为水源，五行之中为金，金生水，肾为水脏，故补肺之所以补肾也。吞津咽唾之法可与叩齿或练气功相结合，每日进行次数与时间不限，多多益善。

（4）鸣天鼓益耳法：其法以两手掌紧贴两耳，压紧外耳道，然后以中指和示指交替弹击后脑，耳中听见如打鼓之声，故名。每日 2 次，每次 30 下以上，有益于肾气上输至脑及两耳，能健脑聪耳，防治耳聋耳鸣。

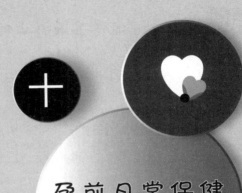

孕前日常保健
宜与忌

156 为什么孕前不宜在静止的车内开空调

曾经在福建省建（阳）朋（口）公路发生一起罕见的空调车乘员一氧化碳中毒死亡事故。

人们发现宁化县外贸公司的日产"得胜牌"面包车内，一名司机和一名女乘客僵死在座位上。经有关部门现场调查、尸体解剖、模拟实验等项检验鉴定，此案系因这一停靠路边的汽车内久开空调机，使原已磨损翘起的排气管从车的后盖缝中向车内排入大量一氧化碳而引起中毒，造成乘员死亡。

公安和卫生部门针对这一事故，提醒司机和乘客，谨防空调车内一氧化碳过量中毒。有关专家指出，人们乘坐有空调设备的汽车多习惯关紧门窗。但是，千万不要在静止的车内打开空调，以防汽车发动机排出的一氧化碳回流车内而发生意外。

157 为什么孕前不宜住新房

在人的一生中，最值得高兴的事也不过那么几件，其中之一是乔迁新居。然而，喜中有忧，因为一些人在搬进新居后，很快就出现了不舒适的感觉，如头痛、头昏、失眠、关节疼痛、四肢乏力、哮喘、流泪、起风疹、疙瘩，甚至出现心慌意乱、食欲缺乏、精神忧郁、记忆力减退等，这些病症很可能是由于乔迁新居而诱发的，俗称为"乔迁病"，医学家们称之为"建筑物综合征"。为什么会出现上述症状呢？

科学研究证实，建造新房和装饰新居所用的砖、石、水泥、钢筋、木材、胶合板、塑料、油漆、涂料、瓷器和新家具中含有一定量的对人体有毒害的物质，如氯乙烯、聚乙烯、甲醛、酚、铅、石棉等。在新建房屋或新装饰的新居内，上述多种有害物质同时存在，且这些物质间相互作用可使毒性作用增大；此外，由于新建房屋中湿度也较大，易使毒性物质和有害的粉尘微小颗粒滞留室内，污染居室内空气；还有，加上新房通常门窗紧闭，被污染的空气难以排放，于是室内空气中的那些无形凶手——挥发物质的浓度会升高。那么，又怎样防止乔迁病的产生呢？

（1）应等待新宅内稍微干燥后再搬进去，这样可使毒性挥发性物质含量降到最低点。

（2）在搬进前几天应将门窗打开通风换气，让有害物质挥发；平时也应经常开窗，保持室内空气流通。

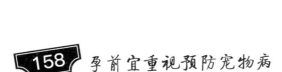

（3）尽量减少对新居的装饰装修，防止二次污染或加重新居的污染。

（4）在室内种植有消毒功能的花卉，如吊兰、仙人掌、龟背竹、常青藤等。

（5）乔迁新居不要操之过急，应先将有新家具的房间门窗打开几天，让油漆味加速挥发。

总之，在乔迁之喜时，一定要防"乔迁病"，不能在高兴时，让喜悦冲昏了头脑。

158 孕前宜重视预防宠物病

现在很多年轻女性都喜欢养猫养狗，但当在准备怀孕时，则担心会感染弓形虫病。

其实，几乎所有的哺乳动物和鸟类都能传染弓形虫。美国爱猫协会的一项调查显示，从人类的感染源来说，猫粪传染弓形虫的机会其实比吃未熟肉类要少。

人如果食用了感染弓形虫的动物的肉，如吃涮肉时温度不够或时间过短，用切生肉的案板切熟食，或者食用未经消毒的奶制品及没洗干净或生的蔬菜、水果，都可造成感染。猫是弓形虫的最终宿主，弓形虫寄生在猫的肠黏膜上，感染了弓形虫的猫所产生的粪便，可以把弓形虫传染给人。但虫卵被猫排出后，至少要在24小时后才有可能有传染性。所以，如果每天及时清理粪便，就会减少被感染的机会。需要说明的是，猫只是首次被传染弓形虫之后，在粪便中排泄一次弓形虫卵。家猫传染弓形虫的途径通常是食用死老鼠、鼹鼠、松鼠或其他被感染的小动物，故住在室内、从未与老鼠接触过的猫被传染的机会极少。狗是弓形虫的中间宿主，也可以传染弓形虫。但是，它的粪便和排泄物却都没有传染性，所以单纯和狗接触不会感染弓形虫病。

为此，有关专家建议，饲养宠物的女性在怀孕前，要做一项叫作 TORCH 的化验，这将查出有没有感染弓形虫。TORCH 一词是由几种病原体英文名称的第一个字母组合而成，其中字母 T 就代表弓形虫。如果 TORCH 检验显示已经感染过弓形虫，可以不用担心，因为女主人体内已经产生了抗体。如果显示从未感染过，则表明没有免疫力，那就要在整个怀孕期间，注意喂养宠物的方式和自己的饮食卫生。如果化验结果显示正在感染，暂时不要怀孕。如果在怀孕 3 个月内，女主人的 TORCH 检验显示感染了弓形虫，应立即中止妊娠，因为感染了弓形虫，对胎儿的发育影响较为严重。

159 宜注意指甲油影响生育

德国研究协会日前发布的新闻公报说，过去几十年全球男性精子数量的减少可能与轻工业中广泛用做软化剂的化学品邻苯二甲酸酯有关。那么，这种物质会对人体造成哪些危害呢？

据中国预防医学科学院环境卫生监测所研究人员介绍，邻苯二甲酸酯是一类能起到软化作用的化学品，普遍应用于玩具、食品包装材料、医用血袋和胶管、乙烯地板和壁纸、清洁剂、润滑油、个人护理用品，如指甲油、头发喷雾剂、香皂和洗发液等数百种产品中，其中指甲油的邻苯二甲酸酯含量最高。

清华大学化学系教授说，研究表明，邻苯二甲酸酯在人体和动物体内发挥着类似雌激素样的作用，可干扰内分泌，使男子精液量和精子数量减少、精子运动能力低下、精子形态异常，严重的会导致睾丸癌，是造成男子生殖问题的"罪魁祸首"。

160 男性趴着睡，精子易受伤

有不少男性朋友喜欢趴着睡，但这种俯卧位的睡眠方式不但容易压迫内脏、使呼吸不畅，对生殖系统也有一定影响。尤其对年轻人来说，危害更大。

首先，长期趴着睡会压迫阴囊，刺激阴茎，容易造成频繁遗精。频繁遗精会导致头晕、背痛、疲乏无力、注意力不集中，严重的还会影响正常工作和生活。年轻人对阴茎刺激反应敏感，更不应采取这种睡姿。还有，频繁遗精的人也要当心这种睡姿加重病情。

另外，阴囊是男人的"小冰箱"，它需要保持一个恒定的温度，才有利于精子的生成。趴着睡会使阴囊温度升高，所以对精子生长也有一定影响。尚未生育的年轻人尤其要当心。那么，采取什么样的睡姿比较好呢？一般来说，仰卧位或右侧位睡姿，既不压迫精囊，也不压迫心脏（左侧位会压迫心脏），对身体最好。

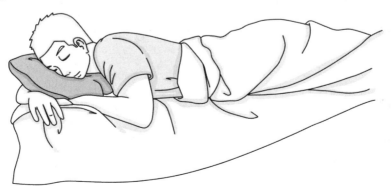

161 手机不宜放裤袋

这是专门研究生殖问题的专家李宏军发出的呼吁：因为这样会影响精子。

"使用手机时的无线电波被人体吸收后，将会产生手机辐射"的相关报道已引起关注。而有研究发现，长期使用手机对男性生育能力及精子的产生也存有不可低估的潜在影响。有报道称，手机放裤袋，可使男子的精子减少三成。

携带手机者经常喜欢将手机放在离身体就近的地方以方便使用，这将对人体健康构成威胁。将手机挂胸前会对心脏和内分泌系统产生一定影响；放枕头边会对大脑构成伤害；而常挂在腰部和塞在裤袋内，则对男性精子的威胁最大，因为裤袋是睾丸的近邻。

由于睾丸组织对电离辐射十分敏感，足以造成睾丸生精功能的一次性或永久性损伤。虽然手机的电离辐射量比较小，但是长时间携带手机，其日积月累效应就不可小视了，对于精子这种微小且脆弱的生殖细胞所造成的伤害也许将是它所无法承受的。匈牙利科学家最近对 231 名男性进行了 13 个月的研究，结果发现经常携带和使用手机的男性，手机释放出的辐射会使男士们的精子数目减少30％，极大减少了受孕的概率。同时，手机的辐射电磁波还将改变细胞的遗传特性（DNA），这不仅可降低男性的生育能力，还可使一些存活的精子可能出现异常情况；而一旦这些突变的精子成功受孕后，还将威胁到后代的健康状况。英国的科学家和动物学家均指出，手机发出的电磁波是造成麻雀大量减少的罪魁祸首，电磁波不仅会干扰麻雀找路的能力，还可影响动物的精子数量和排卵功能。这些研究结果足以表明，手机辐射对生殖所带来的影响"宁可信其有、不可信其无"。

162 孕前要注意清洁自身的污染

人体在新陈代谢过程中，会产生大量的化学物质，共计 500 余种，其中从呼吸道排出的有 149 种，如二氧化碳、氨等。让 3 个人在门窗紧闭的 10 平方米的房间看书，3 小时后检测发现，二氧化碳增加了 3 倍，氨增加了 2 倍。故紧闭门窗的时间越长，室内二氧化碳浓度越高。高浓度的二氧化碳使人头昏脑涨、疲乏无力，恶心、胸闷，读书学习不能专心。

皮肤是人体最大的器官。经它排泄的废物多达 171 种。英国科学家曾对室内尘埃进行了测定，发现其中 90% 的成分竟是人体皮肤脱落的细胞。另外，经汗液蒸发的尿酸、尿素、盐分、皮脂腺的分泌物等，皆从皮肤散发到室内空气中。

即使是健康人，每天通过吐痰、咳嗽、打喷嚏等，会排出 400 亿个细胞、病菌等微生物，弥散在空气中造成污染。若是房间内有病人，则排出的病原微生物和有毒物质会更多。

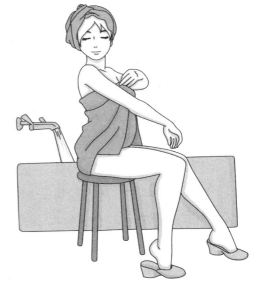

为防治这些污染，首先要注意个人卫生，勤洗澡理发，换洗衣服，晒被褥。室内经常扫地拖地板，对家具要用湿抹布擦洗，防止灰尘飞扬。床下亦经常清扫，不要堆积杂物。

另一重要措施是经常开门开窗，通风换气。在夏季，宜昼夜 24 小时开窗；冬天天气严寒，每天亦应开窗 2 ~ 4 次。在安排居室时，应把向阳的房间作为卧室。

163 孕前住宅宜选择依山傍水

环境医学家认为，住宅环境的好坏不仅关系到居住能否舒适，而且影响人体健康。影响人体健康的环境因素大致可分 3 类：①化学性因素：如有毒气体、重金属、农药等；②物理因素：如噪声和震动、放射性物质和射频辐射等；③生物性因素：如细菌、病毒、寄生虫等。当这些因素进入住宅环境，造成住宅污染时，就能对人体产生危害。

住宅环境保护的关键在于选择好建房地址。在南方农村，理想的建房地址是依山傍水的地方。依山，山中的树林，夏季可以减少阳光辐射，冬季能减低风速，有挡风避寒作用，还可以吸收噪声，使环境保持幽静。傍水，用水方便，尤其是那清澈甘洌的山泉水，终年不涸不竭，水的流动和蒸发作用又有利于调节空气湿度，清除污染。

充分利用依山傍水建房的有利条件，还要采取防污染措施，一是防潮湿。潮湿的住宅冬天阴冷，夏天闷热，容易滋生细菌、病毒和其他有害微生物。因此，房屋要建在土壤清洁，土质干燥的地方，要有一定的坡度。不宜建在山脚潮湿的地方。房屋位置坐北朝南或东南，保持一天内有3小时日照。不可将房屋直接建在大树下。建房安排以单家独户为好。如有多户，两幢住宅之间要留有足够的距离，以保证后幢有足够的日照和通风。房屋式样要改旧式封闭后墙不开后窗为新式开放式开前后大窗，以利日照、采光和空气流通。二是防污染，建房地址要远离有"三废"排出的乡镇工业，河流和小溪的上游必须无污染源。饮用水源要打井引流山泉水或使用过滤井水。厕所、猪牛栏要建在远离水井的地方，住宅前面如有小塘，可以把厕所、猪牛栏、沼气池和鱼塘结合起来，配套建造。住宅还不宜建在靠近公路的地方，以防公路上飞扬的尘埃和汽车排出的尾气及噪声的污染。

在树木过多的地方建房，要特别注意住房内的采光照明。一般要求采光系数为1：6～1：8（即窗户面积与地板面积之比）。天花板宜涂成白色，使房间显得明亮。

164 孕前宜到富含"空气负离子"的地方居住

春季，正是旅游季节，在树林绿荫丛中，瀑布、喷泉旁，或是在江河湖泊、水库池塘、大海之滨，都会使人倍觉惬意、心旷神怡。此时此刻，你会意识到这些"世外桃源"空气的清新，但却未必知晓有着"空气维生素"之美称的空气中的负离子对身体产生的神奇作用。

由于宇宙射线、某些放射性元素、阳光中的紫外线乃至雷电风雨的作用，地球表面和广阔空间不断产生的空气负离子可供人类享用不尽。这些带负电荷的空气离子，对人体健康非常有益。不少研究表明，空气负离子具有明显的镇静、催眠、安定、止痒、解汗、利尿、增强食欲、降低血压、治疗流行性感冒等功效，而且可以有效改善人体呼吸功能、血液循环、调节神经系统等，它对老年人的睡眠、胃纳、精神、肌力、呼吸差尤其有益。实验表明，小白鼠每天在没有空气负离子的空气中生活，数周后可发生疾病，甚至死亡；母鸡每天吸入较多的空气负离子，其体重和产蛋量都有明显增加。人体吸入空气负离子，大脑皮质功能调节良好，精神振奋，疲劳感很快消除，工作效率提高。空气负离子还可以促进人体中枢神经系统的兴奋和抑制过程趋于平衡，使气管黏膜上皮纤维运动加快，促进黏膜腺体的分泌功能，改善肺呼吸，帮助"吐故纳新"，改善心脏功能；另外，它还能刺激造血系统调整血液成分，增强人体免疫力，促进新陈代谢和生长发育。

在郊外或游览胜地。空气中负离子比其他地方高许多。因为这些地方空气污染轻微，负离子很少被悬浮物和夹杂物吸收。这样，空气中保持较高水平的负离子，无形中增加了人体的负离子吸收。据测定，大城市人们的居室内，每立方厘米空气有 50～70 个负离子，在街道为 100～200 个负离子，而在城市公园，空气负离子大幅度增多，在旷野、荒郊，每立方厘米空气中有负离子数量达 1500 个左右。

要充分发挥"空气维生素"负离子对人体的保健作用，设想人们都迁移到瀑布、喷泉、海滨、山溪等处居住，终身享受这种自然界的恩赐没有可能；但普遍采用空气负离子发生器也不现实。而只要人们稍加留心，加强各种公共场所的通风换气次数，保持居室门窗开敞通风经常化，同样可以改善这些场所中空气负离子的含量水平。另外，采取建造人工喷泉等方法，也可以弥补空气负离子水平偏低的不足。最重要的是，外出旅游，可享受天然"空气维生素"负离子。

165 忌不注意电脑对优生的影响

电脑已是非常普及的现代化办公设备。然而,它在给人们带来诸多好处的同时,也危害着人类的优生。日本"电脑劳动与健康调查委员会"最近对 250 名在从事电脑操作工作期间怀孕或生育的女性进行了一项调查,发现这些女性中有 18 人患妊娠高血压综合征,35 人流产,还有 67 人出现了早产和死胎等异常症状。研究者解释说,电脑的录像显示装置使用的都是高压静电,从荧光屏中释放的正离子会使操作者身体的代谢活动发生一系列的变化,降低了他们对疾病的抵抗力。长时间处于缺少负离子环境中的孕妇,会感到头痛、气闷、沮丧和食欲降低,还可能发生早产或流产,甚至造成胎儿畸形或死亡。

166 要慎用洗涤剂

日本学者曾经对孕卵发育障碍与环境因素的影响进行动物实验:用含有 2% 乙醇硫酸(AS)或直链烷基磺酸盐(LAS)涂抹已孕的小白鼠背部,每日 2 次,连涂 3 天,在妊娠第 3 天取出孕卵检查,发现多数孕卵在输卵管内极度变形或死亡。而未涂过 AS 或 LAS 剂的孕鼠,其孕卵已全部进入子宫且发育正常。由此揭示,含有 AS 或 LAS 之类的化学物质,可通过哺乳类动物的皮肤吸收到达输卵管。当孕妇体内此成分达到一定浓度时,可使刚刚受精的卵细胞变形,最后导致孕卵死亡。

据有关部门测定,目前市场上销售的洗涤剂之类物质中含 AS 或 LAS 的浓度为 20% 左右,是用于小白鼠实验的 2% 浓度的 10 倍。因此,人们必须对引起不孕的凶手——洗涤剂之类化学物质有足够的认识,对夫妻双方都查不出明显不孕症病因的人,女方应在月经周期的后半期尽量少用或不用此类物质,以免受精卵遭破坏引起不孕。

167 烦恼太多，影响生育

当某位女性朋友遇到不顺心的事时，人们会安慰她："不要自寻烦恼了。"可是，在医生们看来，如果她想生个孩子的话，还真要控制自己的情绪。

加州大学一个研究小组最近发现，那些要么忧虑医疗条件不好；要么忧虑生孩子费用太高的妇女，与那些很少烦恼的妇女相比，怀孕的成功率大大降低。这个研究小组对151名希望通过人工授精治疗不孕症的妇女进行了研究。这些妇女分别根据自己对治疗不良反应、手术、麻醉、伤口愈合、经济条件、担心失业以及怀孕等方面填写一份调查表。

研究人员在日前出版的《生育与不育》杂志上撰文指出，对生育过程感到忧虑的妇女与不怎么担心这方面的妇女相比，前者的排卵数量和受精卵的数量分别比后者减少了20%和19%。研究后发现，担心失业的妇女比不担心失业的妇女受精卵的数量减少了30%，而那些担心医疗费用的妇女则很有可能流产。

这是考虑到年龄、种族、吸烟、不孕类型、此前尝试怀孕的次数、已有孩子的数量等因素后得出的结论。美国生育医学协会主席玛利亚·达米伍德博士指出："尽管直到现在也没有人能够解释清楚妇女烦恼与她们辅助生育技术案例之间的生理关系，但我们都知道压力对身体有许多负面影响。对失业或有关医疗方法的担心确实是患者产生压力的诱因，因为在患者准备进行手术之前，她们在诊断、治疗和不孕给情感造成的痛苦等方面已经折腾了好几个月，甚至好几年时间。"

玛利亚表示，一些治疗不孕不育症的医疗机构应该采取更多的有效措施，缓解患者的紧张心情。

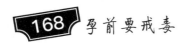

168 孕前要戒毒

一般的毒品是指鸦片、吗啡和海洛因；而广义的毒品还包括可可因、大麻、安非他命、麦角醋二乙胺。科学研究证实，吸毒对人的性功能损害极大。

据报道，嗜好海洛因的男性，约63%有性欲损害。其中52%有阳痿，大多数射精延迟。其原因是海洛因能产生一种内分泌活性效应，这种作用可致性功能障碍。

女性吸毒对性功能生育危害更大，据有关资料报道，在一个海洛因吸毒者中，有60%的女子性欲减退，45%闭经、90%不育、30%乳房变小。专家认为，海洛因造成女子闭经、不育和性欲低下，是毒品带来的直接后果。吸毒对女性性能力的损害，部分是吸毒者引起心理紊乱造成的。

安非他命的药效与剂量有关，若大剂量使用，会造成女性性冷淡和阴道润滑性降低；长期使用可造成男性性功能受损，甚至逐渐丧失阴茎勃起的能力。

169　孕前不宜睡电热毯

美国加州沙根博士的研究结果表明：生育畸形儿的妇女多喜欢使用电热毯。因为，电热毯通电后便产生一种磁场，这种磁场会影响胚胎细胞的正常分裂，导致胎儿畸形。对电磁场最敏感的是胎儿骨骼细胞，故胎儿出生后，其骨骼发生畸形。孕妇在怀孕初期受热，就会造成胎儿脑细胞死亡，影响其大脑的发育，使出生后的婴儿智力低下。电热毯越热，电磁场对胎儿的影响就越大。我国专家对2000名孕妇病例进行回顾性对照研究得出如下结论：孕早期使用电热毯是形成流产的危险原因之一。

另外，电热毯所产生的高温有影响睾丸产生精子的作用，导致男性不育。据统计，半数患精子稀少和不育原因未明的男子，都有过阴囊超高温的病史。

新婚夫妇睡电热毯不利于优生。生了畸形儿，将遗恨终生。因此，欲想生育健康宝宝的新婚夫妇，请不要睡电热毯。

170 孕前使用空调宜注意通风

　　夏季，有很多人认为，躲在有空调的房间舒服极了。目前上海约有50%的家庭装上了空调器，在当前连续不断的闷热天气里，人们大都天天使用空调，生活在极度凉爽的小环境里，心情十分舒畅。

　　然而，机器制造的凉爽其实并不干净。据一环保科研机构的检查表明，室内空气污染平均比室外高20倍以上，而长时间使用空调的房间，其污染程度更大。据有关部门提供的数字，医院治疗空调病的患者目前也已出现了上升的势头。目前，在上海某地段医院，仅一天时间就收治了不下10个有喉痛气急、胸闷头痛、晕眩体乏、鼻喉黏膜干燥等症状患者，他们因使用空调而患病，给正常的医院门诊带来了压力。

　　那么，这种室内污染究竟出自何种原因呢？有关专家解释说，这主要与人们对室内环境污染认识不足有关，以致出现室内吸烟的污染、装潢装饰材料、电炊具使用过程中而形成的辐射——放射性污染等。所有这些，都是由于室内建筑的极度讲究，过于密闭；再加之通风设施差，室内外空气交换能力的减弱，因此使这些本来对人体健康影响不大的污染因素，变得过于集中。还有那些吸附在地毯、窗帘等物品上的螨虫、肉眼看不见的真菌之类的微生物也形成了新的污染源，被牢牢封闭在室内。

　　有研究表明，目前大多数空调器不具有空气交换及负离子发生设备。因此，一般在运转过程中的空调所提供的是再循环空气，同室外空气相比，缺少人体不可少的负氧离子。所以，人体在室内吸收到的空气很不新鲜，降低了人体抵抗力。又由于室内外温差悬殊，如果人们频繁进出，忽冷忽热，也极易得病。

　　也有的人认为，自己多年来一直在这些空调房内生活和工作，从未出现过空调病，有的人之所以生病，很可能与大气候的影响有关。其实，这是一种误解。正是因为一些不易察觉的室内环境污染长期作用于人体，到一定程度时，根据各人的身体状况，有的人早发病，有的人迟发病，更有的人产生慢性中毒，潜伏期为几个月、几年甚至达数十年。由于这种病的病情进展不明显，往往被人所忽视，而当出现症状时，很可能造成无可挽回的结局。有资料显示，人类80％～90％的癌症是环境中化学致癌物引起的，这些致癌物主要通过呼吸系统和消化系统进入人体。

如何预防来自室内的环境污染？有识之士提出，首先必须做到，尽量减少封闭阳台、紧闭门窗等封闭建筑的做法，尤其是用过空调以后，要打开门窗，通风换气，保持室内空气流通。另外，厨房、卫生间与居室设门关闭，厨房里安装抽排油烟机，卫生间也要有排气扇，以减少生活燃料产生的二氧化硫、氮氧化合物、一氧化碳、悬浮颗粒等有害物质的污染。有条件的家庭，在安装空调的同时，最好能添台净化器。

171 孕前宜预防家庭中的无形杀手

1. 烟雾杀手　厨房中的油烟，是家庭中的第一个"杀手"。在烟雾中有毒物质种类多，浓度高，毒性大。因而安装抽油烟机，要经常开窗通风，尽量减少厨房劳动时间，是消除这种家庭污染的简单有效方法。

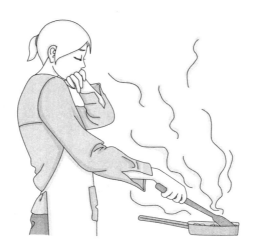

2. 燃气杀手　不管使用哪种燃气，都存在泄漏的可能，一旦发现室内有燃气泄漏，如是夜间，千万不要开关电灯等电器，因为电器开关会产生火花，如果室内燃气、空气的混合比正好在燃烧临界值上，就会发生爆炸。遇燃气泄漏，先关闭燃气总阀，打开窗户，再查泄漏原因。

3. 餐具杀手　使用不当的高压锅也会爆炸。因此，要经常检查高压排气是否通畅，隔3个月换一次易熔片。不要用碱性溶液洗不锈钢餐具。因为不锈钢里含有微量的有害金属，这些金属被溶解后，会被人体吸收，造成对您和您家人健康的威胁。

4. 热水杀手　现在，人们都愿用燃气热水器烧些热水，洗个热水澡。可您也许忽视了，那热气腾腾的水却似无情的"杀手"，损害着人体，原来热水在汽化时生成一种叫氯仿的致癌物质。预防的办法是：洗澡、洗衣时应尽量不要用温度较高的热水。

5. 油漆杀手　现代家庭种种时髦的家具为家庭增光添彩。而有些家具有油漆和其他有机物挥发的苯酚气体，其对人体有害。家具的装饰材料、人造纤维板以及一些泡沫绝缘材料制成的物品还能散发出甲醛气体，引起呼吸道炎症进而出现一系列症状。因而，应采用湿布拖地、湿布抹家具，减少家具对人体的危害。

6. 时装杀手　我们现在的许多时装习惯于干洗，而干洗时衣服接触了四氯乙烯，而四氯乙烯会引起动物癌症，对人体同样也有危害。所以干洗衣服取回后不要立即穿上，应在室外晾一晾。

7. 荧屏杀手　许多电视机和带有荧屏设备的如电脑，会产生一种叫"溴化二苯呋喃"的有毒气体。一台电视机连续使用3天后，在房间中测得毒气含量相当一个十字街口测得的溴化二苯呋喃的含量。因此，电视机经过几小时的使用后，要对房间进行通风。

172 孕前体格检查宜做的项目

夫妇双方应主动到设有男科和妇科的医疗保健机构或综合性医院进行孕前咨询，许多人孕前往往已患有某些疾病。因此，凡孕前咨询可疑有病者，全身体检重点内容如下。

1. 测量身高与体重　这项检查对疑有结核病等消耗性疾病的体态瘦弱者，或患糖尿病等的肥胖者有提示作用。

2. 测血压　可查出高血压，也可了解被检查者的基础血压水平，以后如收缩压增高 30 毫米汞柱，舒张压增高 15 毫米汞柱，就可确定妊高征诊断。

3. 体表检查　注意皮肤色泽、毛发分布，有无皮肤发黄、皮下结节或皮疹、全身淋巴结有无肿大等。

4. 五官检查　检查眼、耳、鼻、咽喉及口腔，有无视力、听力、发音等异常，必要时还须做眼底检查、听力测定、咽喉镜检查等，以利早期诊断。

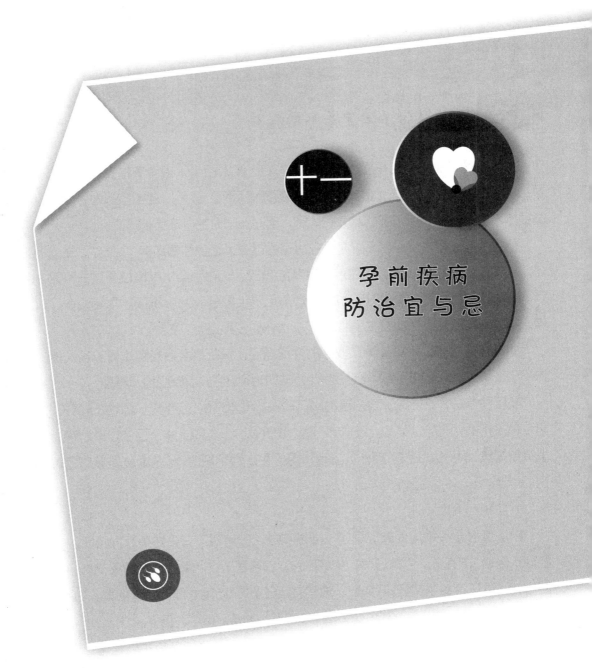

孕前疾病
防治宜与忌

173 孕前防治早泄宜采取的措施

绝大多数早泄的原因是心因性。追溯病史，发现不少人的首次性交都是匆忙进行的，其原因多种多样，但都伴有焦虑的情绪反应。国外一些学者认为，早泄的根本原因在于射精所需要的刺激阈太低，因此治疗时要设法提高阈值。

研究证实，早泄的原因多半是性的兴奋性过高，管理性活动的"中枢"，尤其是"射精中枢"过度兴奋，以致难以控制的缘故。长期手淫或纵欲过度是一种因素，还有外生殖器及泌尿道炎症也能引起早泄。如尿道有慢性炎症时，尿道过敏，传入神经冲动较多，也能发生早泄。

此病长久下去，会影响男女双方的性欲满足，有的甚至会影响生育。若长期得不到正确的治疗，可导致中枢性功能衰竭，出现阳痿，所以应当及时诊治。

我国医学认为，精液的藏泄，是由心、肝、肾协同管理的，若相火炽烈，扰动精关，可致精关不固，而发生早泄。或情志不遂，疏泄失常，约束无能，而致过早泄精。或纵欲竭精，阴亏火旺，精室受灼，致使固摄无权。过早婚育，肾气虚衰，封藏失固，也可早泄。

1. 中医药治疗

（1）肝经湿热型：临床以早泄、性欲亢进、口苦咽干、小便黄赤为特征。主要症状是：性欲亢进，泄精过早，头晕目眩，口苦咽干，心烦，小便黄赤或淋浊，阴痒，舌质红，苔黄或黄腻，脉弦数。治宜清肝经湿热，方用龙胆泻肝汤加减。药用：龙胆草、生地黄、当归、柴胡、泽泻、车前子、木通、黄芩、栀子。

（2）阴虚阳亢型：临床以早泄滑精，五心烦热为特征，病位主要是肾。主要症状是：虚烦不寐，阳事易举，早泄、滑精，腰膝酸软，五心烦热，潮热盗汗，舌红苔少，脉细数。治宜滋阴潜阳，用知柏地黄丸加减。药用：熟地黄、山茱萸、山药、牡丹皮、茯苓、泽泻、知母、黄柏。

（3）肾气不固型：临床以性欲减退、早泄、遗精、腰膝酸软、小便清长、夜尿多为特征，可见舌淡苔白，脉沉弱。治宜益肾固精，用金匮肾气丸加减。药用：干地黄、山药、山茱萸、泽泻、茯苓、牡丹皮、桂枝、附子、蜂蜜。

（4）心脾虚损型：临床以早泄伴有心脾气血不足为特征，病位主要在心脾。主要症状是：早泄，并见肢体倦怠，面色不华，形体消瘦，心悸气短，健忘多梦，或出虚汗，纳呆便溏，舌淡，脉细。治宜补益心脾。方用人参归脾汤。药用：人参、白术、黄花、茯苓、龙眼肉、当归、远志、酸枣仁、木香、炙甘草。

2. 心理治疗

（1）要帮助患者建立信心，增强意念控制，使患者心理状态稳定和心境良好，性交中的射精用意念的闸门来加以调整。

（2）当男方发生早泄时，女方要加以谅解，亲切帮助男方克服恐惧、紧张和内疚心理。

（3）在性交时避免过分激动，有意识地分散注意力，有助于克服早泄。

3. 提高射精阈值　这是因为早泄病人的射精阈值较低，即只需要很少的性刺激就能够达到射精的程度。通过下面的方法可以使他们达到一个能够接受较多性刺激而不致射精的水平。其具体方法是：妻子采取非性交方式刺激阴茎，当达到快要射精的程度时，即停止刺激，等到丈夫兴奋程度降低后，再次开始刺激阴茎，待到将要射精的水平，然后再停下来。用此种方法反复间歇刺激，当达到一定程度后，就可延长刺激的时间，缩短间歇时间，最终会达到可以不间断地接受相当程度的刺激而不致射精的水平，使得早泄得到改善。

4. 降低性敏感性　可采用各种措施，降低性敏感性，例如变更性交体位。因为，在夫妻之间往往有些体位男性比女性更受刺激，反之也有一些体位女性比男性更受刺激。因此，可以考虑选择女性最能感受到刺激与兴奋的体位和选取男性在局部最不易受到刺激的体位。如果是由于情绪过于激动而致的早泄，那么在进入阴道之后，可以稍候片刻或转变思想注意力，待心情稍微平静后再行动作，也可延迟射精时间。为了减轻对龟头的摩擦刺激，可以用戴安全套的办法来延长性交时间。

性交时常有这样的情况：第一次性交时射精过快，而在当晚第二次性交时射精时间则相对较长。采取这种重复性交法也是解决早泄的一种办法；但不宜作为常规办法使用，只可偶尔为之。也有人入睡前性交容易过快射精，而在后半夜睡醒之后进行性交射精时间较长，通过调整性交时间来纠正早泄。

174 夫妻同患性功能障碍宜采取的治疗方法

相当数量的夫妻是双方同时患有性功能障碍的，有时还具有明显的因果关系。如男子的早泄往往导致女性一定程度的性高潮障碍；而女子的阴道痉挛又可能是男子继发性阳痿的原因。

对此类病的治疗原则是循序渐进分阶段治疗，应先治疗预后更好的一方，但要求双方同时参加治疗，并预先与双方讨论和安排治疗计划。后接受治疗的一方对性治疗的全面赞同是十分重要的，因为性治疗技术有一定的相似性，所以在针对前者的治疗过程中往往已为后者打好基础。在首先全力治疗前者时，也可适当安排针对后者的一些初步练习，但这绝不应该以牺牲或干扰前者治疗为前提。

因男子早泄而导致妻子一定程度的高潮障碍，是否可通过成功地使丈夫获得

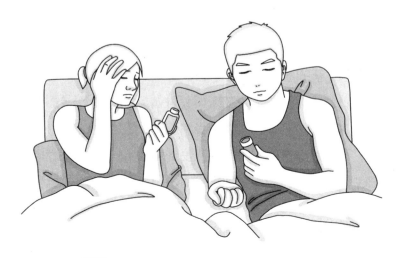

对射精的控制能力而使妻子成功地出现高潮反应呢？应该说这并非惯例，只不过是少数例外而已。因为妻子的问题主要并非由于丈夫的功能不全造成。其中不少妇女存在显著抑制她们正常性反应的种种忧虑，如儿童期接受的强烈抑制性性教育，或怕丈夫视其为"放荡的女人"。所以，还要安排针对她们的性治疗，并建议她们自己从"旁观者"的角色中摆脱出来，要"允许"她们"自私地"纵情自己的性经历，从而获得正常的性反应。经过这种精心安排后，双方的性反应能力都能得到提高，同时也改善了他们的婚姻质量。

实践中常常遇到的另一种夫妻同患性功能障碍是阳痿和阴道痉挛，其治疗策略有所不同。重要的是必须等到丈夫恢复勃起能力和妻子阴道口痉挛完全消失后才能试图性交。所以其治疗安排就要重新考虑。

另一个常见的合并的性功能障碍是女性高潮障碍和男性的阳痿。非常典型的情况是女性指责丈夫的阳痿导致了她自身的高潮障碍。实际问题是这些妇女往往坚持只接受阴道性交带来的高潮，而完全回避对阴蒂的刺激，这种对性交高潮的要求常常是造成阳痿的关键性的原因。因此，治疗的重点是针对女性"阴蒂高潮功能障碍"进行治疗工作，努力克服她的抵御心理，使她能接受任何可以产生高潮的性刺激方式。当然，这并不是说用其他形式的阴蒂刺激高潮代替性交高潮。但这样可以缓解丈夫对阴茎"操作焦虑"的压力，从而有助于丈夫轻装上阵，早日恢复勃起的信心。

175　防治不射精症宜采取的措施

不射精是指在正常性刺激下不能随意射精，也无情欲高潮。患者常因婚后妻子不能怀孕而被发现。

不射精症的类型很多。有的属于完全性不射精，即在任何情况下都不能射精；有的只是缺乏射精，这类病人虽然在性交时没有射精，但手淫时（包括女方协助），可有射精现象。还有一部分不射精的患者，实际上是逆行性射精，这类病人房事时所射出的精液倒流进入了膀胱，故从外观看，似乎未射精，而实际上是逆行射精症。

不射精的病因，多认为很少与生殖系统本身的器质性病变有关，大多数人都是因为缺乏性知识，夫妻生活时阴茎头接受刺激不够，未能达到射精反射所需要的阈值所致。少数病人可能与中枢神经系统病变、脊髓射精中枢病变或某些手术所致的第四腰椎交感神经纤维受损有关。

中医认为，不射精是由于肾阴或肾阳虚衰、精源缺损或情志失调引起的，其情况可因人因证而不同。

对于劳心伤神、心神不宁、脾虚不运、气血不足、血不生精、肾精亏乏、精液少而不射，而阴茎勃起正常。性欲亦好，但屡屡交合而不排精，且兼有食少纳欠、失眠多梦、腰酸腹胀、舌淡红、苔薄白、脉细弱，证属心脾虚、肾精亏的病人，治疗宜以健脾补气、养心益精为主。可用归脾养心汤，或选用炙芪、党参、白术、当归、远志、枣仁、巴戟天、山茱萸、补骨脂、菟丝子、广木香、生姜等。每药每剂用量 5 ～ 20 克不等，水煎，分 2 次服。

对淫欲过度、性事失节、手淫太甚或精失过多所致的肾阴虚、相火旺、心肾不调、精关固滞引起性欲亢进，阴茎挺举但不射精，兼见情绪急躁、心烦少眠、面黄少华、多梦遗泄、口渴、舌红苔黄或白、脉数弦细的肾阴虚衰型病人。治宜滋阴填精、壮水制火为主。可用知柏地黄丸，或选用知母、黄柏、熟地黄、枸杞，山茱萸、云苓、柴胡、牡丹皮、黄芩、淮山、菟丝子、枣仁等药。每药每剂用量 5 ～ 15 克不等，每日 1 剂，煎服 2 次。

对先天不足、素体阳虚，或房事过多、肾阳亏耗以致气化失调、无力射精，症见阴茎勃起功能正常，但性欲减退，房事时不能射精，兼见精神不振、头昏疲困、腰膝酸软、腰下冷感、面色晦暗、舌质淡红、舌苔薄白、脉象沉细或沉弱的肾阳不振型病人，治则温肾壮阳，可用金匮肾气丸（中成药），亦可选用附片、熟地黄、肉桂、山茱萸、牡丹皮、淮山药、泽泻、肉苁蓉、云苓、淫羊藿等药，每药每剂 5 ～ 20 克，水煎，日分 2 次服。

对由于郁怒伤肝、情志不调或肝郁化火、心火炽盛所致的精关失调，不能射精，病者性情急躁，性欲亢进，但每次性交均不能射精，兼见失眠多梦、心烦目眩、腰膝酸软、口苦口干、口舌生疮、舌质红、舌苔黄、脉弦细数的肝气郁、心火旺型病人，主治宜疏肝泻火、清心通窍。方用导赤散合龙胆泻肝汤加减，药可选龙胆草、山栀子、条芩、柴胡、生地黄、木通、竹叶、菖蒲、甘草梢等。每药每剂 5 ~ 15克，水煎，日服 2 次。

此外，如病须通窍者，可用麝香 0.3 克敷脐心，或用麝香、远志、菖蒲各适量，水煎服。

对不射精症，亦可辨证选用中极、曲骨、大赫、次骨、中骨、太冲、行间诸穴，每取双穴 2 ~ 3 个，留针 10 ~ 20 分钟（留针时有一次运针），4 次为 1 个疗程。

现代性医学治疗不射精有下列原则和方法。

（1）夫妻双方同时接受性知识教育。

（2）妻子可以按丈夫的要求，抚摸刺激阴茎。在女方的协助下，男方一般是能够产生射精反射的。

（3）为了使丈夫进一步加强性兴奋，妻子可以采取恰当的房事姿势（如侧卧位、坐位、立位等）。

（4）对完全不射精的病人，可采用借助震荡器的射精反射调练。据报道，经此调练后，有一半的病人可于第一次房事时即恢复射精。

（5）进一步采取措施，强壮身体和加强体育锻炼。有人建议于性交前半小时服适量麻黄碱，可增加肌肉张力，引起中枢神经兴奋，有助射精。

（6）对因夫妇情感不和等心理因素所致的不射精，则宜大力做好男女双方尤其是男方的心理疏导工作，协调夫妻感情，营造温馨的家庭气氛，这种努力对治愈本病也很重要。

176　防治射精疼痛宜采取的措施

射精是男子性高潮的一种表现，正常的射精过程不但不会出现疼痛，相反还会产生欣快感。但有些男子在性交过程中并无疼痛，而是在到达情欲高潮时却发生疼痛，这是为什么呢？

男子的射精过程一般有 3 个步骤：当性兴奋到达情欲高潮时，由于腰骶部射精中枢的兴奋，在神经的支配下首先出现输精管、射精管、精囊和前列腺等器官的平滑肌发生收缩，将精液排入到后尿道；紧接着膀胱颈部肌肉因收缩而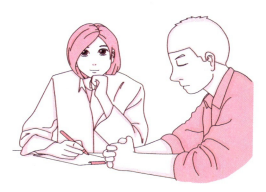关闭，使精液不会逆流入膀胱，这是第二步；第三步，随着尿道周围、阴茎根部及会阴部肌肉的阵发性有节律性的收缩，把尿道内的精液排出体外。因此，上述这些参与射精过程的器官与部位，如阴茎、尿道、会阴、阴囊及下腹部等发生异常时，都可能在相应部位发生射精疼痛。可以说，发生射精疼痛往往是参与射精过程的有关器官和组织发生疾病的重要信号，应引起重视。

首先，发生射精疼痛的原因，首当其冲的当属泌尿生殖器官炎症。如膀胱、尿道、精囊、精索、前列腺等炎症，由于炎症刺激，造成了这些器官的充血、水肿，射精时便会疼痛。尤其是位于射精管开口处附近的精阜，由于该处神经非常丰富，有控制性交时射精管开口的收缩、调节精液射出速度和力量的功能。因此，发炎后极易引起射精疼痛。尿道炎患者在射精时，常有下腹部或尿道部灼烧样疼痛，性交结束后这种疼痛还会持续一段时间，性交后第一次排尿时，尿道部的烧灼样刺痛会越发明显。精囊炎、前列腺炎患者往往是射精瞬间感到会阴部刺痛，射精结束后疼痛即缓解。精索炎患者通常是射精时一侧或双侧腹股沟部阵痛，并可向腰部或阴囊部放射。附睾炎也可引起射精疼痛，表现为一侧或双侧阴囊的酸痛，而且站立时阴囊明显坠胀不适。对于因炎症引起的射精疼痛，治疗方法须使用抗生素、理疗等，并应戒烟酒、忌辛辣，并暂停性生活，以减少局部充血及射精引起的疼痛刺激。

其次是泌尿生殖系统结石。膀胱结石如果不大，正好坠在膀胱颈部，射精瞬间为了防止精液逆流进入膀胱，膀胱颈部会收缩关闭，无疑会产生剧烈的疼痛。同样，尿道或前列腺结石时，因射精时尿道、前列腺必然收缩，疼痛也就随之发生。

小的结石嵌在后尿道，尤其是在射精管的开口部位，射精时疼痛十分明显。精囊结石在腺体收缩时也可引起射精疼痛。如果是属于结石引起，一旦诊断明确即可手术治疗。

再次是泌尿生殖器官的其他病变。如附睾、精囊、输精管、前列腺或后尿道等处的肿瘤，射精时由于其管道被肿瘤阻塞，可引起局部疼痛，这种疼痛多是隐痛或酸痛；尿道狭窄，尤其是外伤引起的尿道狭窄，因阻碍精液的排出，射精时则会引起会阴和阴茎的胀痛；阴茎硬结症，即阴茎里面有硬性小块造成局限性纤维组织增生硬化，不但导致阴茎勃起时弯曲，有时还会造成勃起时疼痛和射精时疼痛；严重的包茎患者，阴茎勃起时会有不适或包皮牵拉痛，射精时会因阴茎的跳动与尿道的收缩而疼痛。对于上述这些病变引起的射精疼痛，只要及时予以相应的治疗处理，其疼痛便会逐渐消失，切不可随意滥用药物。

此外，性交次数过频，特别是新婚青年由于纵欲过度，使生殖器官长期处于充血状态引起局部肿胀疼痛。性交过频还往往引起输精管、精囊腺以及尿道等部位产生无菌性炎症，致使这些器官充血、水肿。射精时平滑肌收缩，因刺激了这些充血、水肿的器官，结果自然会导致射精疼痛。对于由此而致的射精疼痛，其对策自然是注意调整性生活频率，切忌过频。

177 防治精索静脉曲张宜采取的措施

睾丸和附睾依靠睾丸动脉供给营养物质和氧，而代谢后的废物和二氧化碳则经睾丸和附睾的静脉运走。睾丸和附睾的静脉与连接睾丸的精索相伴而行，故名精索静脉。

精索静脉因某种原因造成血液回流受阻，发生蔓状盘曲扩张时，即称为精索静脉曲张。轻微者只有在站立时，屏气加大腹压，方可在阴囊处扪及曲张的静脉；较重者不需屏气就可直接扪及；而严重者可以清楚地看见突出在阴囊皮肤表面的曲张静脉团。患者常有阴囊坠痛、下腹不适感，尤以长时间行走和站立时显著。

男少年患精索静脉曲张的很少。到了青春发育期，患精索静脉曲张者迅速增多，达到成年人的发病率。经统计，在 15—40 岁的男子中，约有 16％患精索静脉曲张。精索静脉曲张与不育症有密切的关系，不育男性中精索静脉曲张的发病率高达 37％，比普通人群高得多。有精索静脉曲张的病人，50％～80％在化验精液时可见异常，主要表现为精子数目的减少和精子活动力的降低，如果进行睾丸活检更可见双侧睾丸精子生成受影响。

精索静脉曲张影响生育的原因，主要是由于静脉曲张使血液循环不畅通，导致睾丸局部温度增高，缺乏营养供给，而且代谢废物不能排出，使睾丸内的生精细胞受到损害。与此同时，睾丸的内分泌功能也可能受到影响，最终导致睾丸生精功能障碍而影响生育力。

由于精索静脉曲张到成年后有造成不育的潜在危险，而且与曲张的轻重程度不成比例。所以，青少年在发现精索静脉曲张后最好不要因为没有症状而犹豫不决，因为随着时间的推移，睾丸受损的程度会逐渐加重，所以还是及早做手术为好。也许有的人认为年纪还轻，想等结婚后看看究竟能否生育，若不能生育再治疗。实际上这是不明智的，他们应该先检查一下精液，若精液中精子数目和精子活动力都正常，那么还可等待；如果精子数及活动力都已明显低下，应当及早做手术。

178 孕前宜防孕产妇耻离症

耻离症是怎么回事呢？原来人体的骨盆是由一块骶骨、一块尾骨和两块髋骨（包括髂骨、耻骨和坐骨）所构成，骶骨与两侧髂骨构成骶髂关节、两侧耻骨需借助纤维软骨板联结，构成耻骨联合。耻骨联合把两块髂骨连接在一起。一般来说阴阜以下的耻骨联合部有坚强的韧带保护，承受能力强，单纯的外力作用不易造成耻骨联合分离。

女子在妊娠 7～10 周时，卵巢开始分泌一种松弛素，并随着妊娠时间的增加，分泌量也相应地增多。松弛素使骨盆的骶髂关节及耻骨间纤维软骨和韧带变得松弛。尤其是到了妊娠晚期，耻骨联合平均增宽 0.3～0.4 厘米，以适应逐渐增大的子宫和便于分娩。当胎儿生出后，产妇体内的松弛素水平迅速下降，一天后就消失了。这时候松弛的耻骨间纤维软骨及韧带等，逐渐恢复原有的张力，耻骨联合和骶髂关节也随之恢复到正常位置。

但是，如果产妇骨盆的某个关节患有结核、风湿症、骨软化症，产褥期内骨盆某个关节损伤，或产程过长、胎儿过大、产时用力不当、姿势不正以及腰骶部受寒等原因，都可造成孕产期骨盆关节周围软组织张力平衡失调，而导致耻骨联合分离和骶髂关节错位。另外，由于关节韧带的松弛，孕产妇可因下蹲或起立时用力过猛，且两腿用力不均匀，或侧卧时过度前屈大腿等外力作用，导致耻离症发生。

孕产妇一旦发生耻离症，在阴阜的耻骨联合部有持续疼痛、按压痛，走路时由于两侧髋关节轮番上升，使分离的两侧耻骨上下活动，产生剪切刀，引起疼痛加重，X 线片可显示耻骨联合间隙大于正常。耻离症不但给孕产妇带来极大痛苦和不便，也影响以后性生活。

耻离症的预防应从孕前开始，妇女在平时应积极参加适宜的体育活动，尤其是腰腿部的锻炼，以增强肌肉韧带的弹性张力。患有结核、风湿症、骨软化症等疾病的妇女，在孕前应先接受医生治疗，等病愈后再妊娠。孕妇在妊娠期间，可适当多吃些含钙的食物，如鱼虾、乳类、豆类、豆腐等，以维护骨骼、韧带、神经及肌肉的正常功能。孕妇在妊娠后期，不要终日躺卧，要适当活动。日常可采取侧卧位姿势睡眠，做一些伸屈大腿的练习，但要注意避免做腰部、臀部的大幅度运动或急剧动作。婴儿出生后，产妇不可过早在床上扭动腰臀部，因产后短时间内关节结构还不稳固，稍有不慎易引起耻离症发生。此外，有些女性在分娩后，用布紧裹腰身，以使腰围、臀围保持孕前状态，其结果操作时用力不当或裹得过于紧板，引起耻骨联合分离的发生。孕产妇发生耻离症后，应绝对卧床休息。睡木板床，侧卧和仰卧相交替。骨盆可用宽 15 厘米、长 30 厘米的宽布带做环形包扎。包扎不要过紧，以免影响血液循环。布带包扎 3 周后，疼痛症状可逐渐减轻。

同时，要防止局部感染，可在医生指导下，服用消炎镇痛药，或在患处用"七厘散"与白酒调配外敷。

179 育龄妇女宜防卵巢癌

卵巢是好发肿瘤的器官，不但卵巢本身可发生各种原发性肿瘤，而且由其他器官转移来的癌肿也不少见。

卵巢肿瘤可发生于任何年龄，但以 25—50 岁的育龄妇女最为常见。卵巢癌占女性生殖道恶性肿瘤的第二位，但其死亡率却居首位，达 70% 左右，成为妇科恶性肿瘤中威胁最大的疾患。由于卵巢位于盆腔内，早期病变时几乎无任何症状，当患者出现某些症状疑及卵巢癌时，往往已属晚期病变。

早期卵巢癌虽无明显症状，但部分患者自觉下腹不适，有下坠感、腰骶部钝痛，有些病人还可有阴道异常流血；有些病人下腹部可触及肿块，但肿块生长迅速，短期内增大，出现腹胀、腹水、下肢水肿，一般情况下也很快恶化。若发现稍迟，则进入晚期，常致手术不能完全切除肿瘤。

目前，诊断早期卵巢肿瘤主要靠妇科检查和 B 超。B 超可发现盆腔肿瘤，同时能较准确地探出肿块是囊性还是实质性。因此，育龄妇女应定期做妇科检查，以便早期发现无症状的卵巢癌。对发现的肿块应予以重视，下列几种情况应考虑手术：①育龄妇女，卵巢囊性肿块直径大于 5 厘米，观察 2 ~ 3 个月未缩小反而增大者；②月经初潮前或绝经后妇女以及服用避孕药时发现的肿块；③卵巢实质性肿块或囊性肿块内有乳头者。此外，绝经期妇女卵巢萎缩，如在妇检时触及卵巢也应视为异常。

对卵巢癌一般主张以手术为主的综合治疗，即以手术切除为主，辅以化疗及放疗。一旦发现卵巢癌后，则应正确对待，积极配合治疗，大部分早期患者是能够治愈的；即使是晚期患者，如能积极治疗，也有部分能够获得完全缓解而长期存活。

180　防治不孕不育宜采取的措施

育龄夫妇同居 2 年无避孕而不孕育者为原发性不孕；若曾经孕育（包括流产）后同居 2 年无避孕而不再受孕者，称继发性不孕。倘未足 2 年者，尚不称为不孕症。

不孕、不育的原因较复杂，其原因在于女方者约占 40%，存于男方者约占 30%，双方均有缺点者约占 25%，暂时查不出原因者约占 5%。

不孕、不育症有虚有实，不一定全属虚证，应详加分析病情，有针对性地加以调治，才能收效。兹分别阐述如下。

1. 女性不孕　女性不孕的原因最常见者为月经不调，其中包括先后无定期、月经过少、月经过多、崩漏、闭经、痛经等。因月经病多由内分泌失调，影响正常排卵。有月经病者应首先治好月经病，所谓"经调然后子嗣"。月经能正常来潮（包括周期、经量、经色、经质），一般表示有排卵。排卵期多在正常周期两次月经之间，古称"氤氲的候"，是受孕的良机。但除有排卵外，尚需输卵管通畅，才能使卵子与精子在输卵管中结合然后到达子宫腔着床。故输卵管不通，往往成为妇女不孕症原因之一，这多由急慢性输卵管炎、盆腔炎等所造成。此外，滴虫性阴道炎、真菌性阴道炎、宫颈炎等所致之带下病，也往往影响受孕，亦须先加以治愈。若因子宫发育不良、子宫畸形、子宫肌瘤、卵巢囊肿、多囊性卵巢等器质性病变，或精神因素如心情过于紧张、忧郁等，均足以影响受孕。

2. 男性不育　男性不育，主要有性功能不全，如阳痿、早泄、不排精等，或精液不正常，如精液过少（每次排出量不足 2.5 毫升）；精子数量不足（每毫升少于 6000 万）甚或无精子；精子活动率低（不到 60%）；或异形精子超过 20% 等，这均难于孕育，即或偶能受孕，亦往往胚胎发育不良，容易导致早期流产。中医书过去有"精气清冷"的描述，可能属于此类。但亦有精液液化时间过长，超过 1 小时仍不液化甚或 24 小时仍不液化者，也足以影响受孕。这多属阴虚内热，调治时不宜用温补。此外，男性不育亦有由于生殖器官器质性病变者，如睾丸或阳具发育不良、畸形、包皮过长等，也会影响生育。

3. 不孕、不育症的调治

（1）心情愉快：有的妇女久婚不孕，多方治疗无效，因此整日闷闷不乐，一旦收养一个孩子，思想包袱一解除，精神愉快后，不久便怀孕了。这是什么原因呢？原来，妇女排卵是受精神因素影响的。如果心情不愉快，精神紧张，便可导致内分泌紊乱，抑制排卵；一旦心情畅快了，又会恢复排卵。所以，不孕妇女不宜忧虑重重，怨这怪那，要心平气和，保持乐观，这是怀孕的基本条件。

（2）维持适当的体重：美国密西西比医学中心大学的惠特沃教授发现，妇女体重比标准体重低2.3～4.5千克，就有可能引起不孕。所以，妇女在准备怀孕期间，一定不要节食，要注意营养，以维持适当的体重。

（3）减少颠簸：法国妇产科专家贝茨和其他教授发现，过度颠簸会影响激素的产生，女子每周平均跑动48千米以上者，月经周期和排卵的规律就要发生变化，影响受孕。因此，在受孕期间，妇女要减少剧烈活动；男性要少骑自行车，骑车过久，使睾丸不断振荡，有可能影响生精功能。

（4）灌洗阴道法：夫妇同房前先用小苏打液灌洗阴道。这种方法是针对子宫颈黏液异常的。当代的医学家们在电子显微镜下发现：妇女的宫颈黏液如同一张有许多微孔的网，这些微孔通常在月经周期的某些阶段是张开的，以便允许精子通过；但有些妇女的宫颈黏液中，这些微孔始终是封闭的，因而精子便不能进入子宫。针对这种情况，美国著名生殖生物学家肯尼斯·古尔特发现，在宫颈黏液中加入带一个以上负电荷的离子，就能使黏液的微孔扩张。于是，他观察并指导了90名妇女，让她们在同房前用小苏打溶液灌洗阴道，结果有1/3的人怀孕了。笔者也曾用此法指导过50名妇女，结果29人怀孕了。此法简便易行，安全可靠，即取1%小苏打液500毫升于盆中，坐浴或灌入阴道，不再用清水冲洗。

（5）分居颐养法：夫妇短期分居，各自清心寡欲，以期精充血盈，交媾即孕。这是我国医学提倡的一种助孕方法。有些夫妇因难以孕育，故便性生活频繁。其实，性生活愈频，愈难孕育。中医认为，男女双方肾气旺盛才能孕育，而房事过度最易暗耗肾气，故不能孕育。从现代医学的观点看，男子性交过频，其排精量明显减少，精子数目与活动能力也明显降低；女子性交过频，不但身体的内分泌功能会发生失调，而且卵泡的发育也会受到一定影响，这都是不利于孕育的。因此，性生活过频的夫妇，倘能短期分居（1～3个月为宜），清心寡欲，有规律地生活，并注重身体的锻炼和营养的搭配，那么，当再度同房时，女方就大有受孕的可能。

（6）中药调经法：用中药给不孕妇女调理月经，是助孕的有效方法。大凡不孕妇女尽管生理上没有异常，但仔细观察一下的话，大都或轻或重有月经不调的现象，或经期不准，或经量不足，或经色不正，或经质不佳，或经前乳胀，或行经腹痛，或经闭不潮，或暴崩漏下，等等，这些明显的或微妙的月经不调现象，均有碍孕育。中药调经，方法独到，效果显著，经调即能自然孕育。因此，不孕妇女应密切观察自己的月经情况，并应及时找有经验的中医诊治。近来，笔者单纯用中药调经法治疗不孕妇女100例，81例在3个月内怀孕。

（7）偏方助孕法：有些不孕夫妇在大医院里怎么也治不好，后来用了个偏方，却意外受孕了。这样的偏方在民间流传不少，其中无害而可能有一定疗效者，不妨一试。现向读者推荐几个。

①鸽子蛋2个，煮熟，睡前一次吃下，连吃20天（适用于男方）。

②麻雀3～5只，去毛煮熟，一次吃下，连吃30天（适用于男方）。

③黑豆47粒，煮熟，妇女经后一次吃下，每天1次，连用6天。

④取中药菟丝子、覆盆子、女贞子、枸杞子、沙苑子各15克，水煎，妇女经后每天1剂，连服6天。

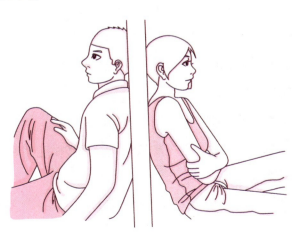

（8）祛除嫉妒受孕法：一些嫉妒心重的女人，由于不良心理的作用，对人往往好猜疑，怀有敌意，喜欢冷嘲热讽，脾气暴躁古怪。这样，年深日久就容易使生殖器官、内分泌系统功能失调，影响卵细胞正常的发育和受精，从而导致不孕。据统计，有5%的女子不孕是由于悲愁、抑郁、焦虑或嫉妒等不良精神因素所造成。

中医学认为，妇人怀抱素恶，不易得子，乃肝气郁结所致。肝木不舒，必致心肾不交，上克脾土，造成腰腹力弱、妊带气塞、胞胎门闭，终致不孕。

为预防嫉妒性不孕症，已婚女子应心胸开阔，保持良好的心理状态与愉快的情绪。嫉妒心重的女子则应努力克服自己的不良心态，必要时可在医生指导下服用疏肝解郁的中药，调整气机，以助受孕。

（9）超声波受孕法：伦敦皇家医学院附属医院的医生，已经完善了利用超声波使不孕妇女受孕的技术。现在伦敦皇家医学院和首都私人诊所里约有25名病人，在用这种方法进行每周1次的治疗。

斯图尔特·坎贝尔教授领导的研究机构，使用超声波扫描，在屏幕上显示出成熟卵泡的位置，从而指导医生将一根纤细的针管刺过腹部到达卵泡，吸取泡内的卵子。

这种方法比用腹腔镜——较常用的取卵法，具有更多的优越性。

斯图尔特·坎贝尔说："使用超声波技术，仅需局部麻醉，病人能看到卵子放回子宫。使用超声波无危害，记录观察也无粘连现象发生。"

一年半时间里，在利用超声波技术进行的治疗中，有121例试管授精，怀胎率达25%～30%。

（10）服芍药甘草汤受孕法：根据日本报道，许多医疗机构证实，中药"芍药甘草汤"对排卵障碍的不孕症妇女有明显疗效。

芍药甘草汤本用于治疗部分肌肉痉挛和腹部绞痛。日本医科大学对因血中雄性激素浓度过高引起无月经、不孕的患者7人，采取排卵诱发剂和芍药甘草汤并用治疗，均已怀孕分娩。

实验者指出，血液中雄性激素浓度和催乳素浓度过高，卵子不易从卵巢排出，造成不孕。单纯服用芍药甘草汤，也能使雄性激素和催乳素值下降，易于妊娠。有关方面均认为中药"芍药甘草汤"是既有效又安全可靠的药物，为不孕症患者及其家属解除了痛苦，消除了疑难。

4. 灌肠治疗输卵管炎性不孕

输卵管炎是导致不孕的一个常见原因。哈尔滨医科大学附属第四医院妇产科蔡雁副主任医师，采用程序化中西医结合方法治疗输卵管炎性不孕取得良好效果。29 岁的王女士，婚前 1 年因"早孕"进行过一次人工流产。婚后 4 年未孕，未避孕，未分居，曾在多家医院就诊过。最后被诊断为继发不孕症、盆腔炎。经程序化中西医结合方法治疗 3 个月后怀孕，次年分娩一男婴。

现代医学认为，慢性输卵管炎症所致输卵管阻塞，主要原因在于细菌、病毒感染引起炎症的病变。炎症不仅能引起输卵管阻塞，还可能因瘢痕的形成使管壁僵硬和输卵管周围粘连，影响输卵管蠕动。同时输卵管内膜因炎症破坏，可影响纤毛运动。所有这些都能妨碍精子、卵子的通过、结合、移植等，从而造成不孕不育。

慢性输卵管炎属中医学的"带下""通经""癥瘕""不孕"等范畴。中医学认为：该病的基本病理是"湿、热、滞、瘀"的变化，日久之后，又可出现"虚、寒"。对输卵管感染后所致的不孕症，中医采用活血化瘀、清热利湿治疗为主，包括内服方、外治方。为避免内服方苦寒药对胃肠刺激，增加肝脏负担以及对药力的影响，使患者更利于坚持疗程，蔡雁在临床中通过灌肠保留给药，使药物直达病所，药效不受消化道诸多因素的影响，促使局部血液循环加速，痉挛缓解，改善营养，提高新陈代谢以利炎症吸收和消退。中药灌肠的同时进行微波物理理疗，更能加快局部血液循环，改善组织营养状态，提高新陈代谢，以促进炎症的吸收和消退。中药灌肠和微波治疗 10 ~ 14 天后，肌内注射胎盘组织液和口服桂枝茯苓胶囊等中成药直至月经来潮，以巩固、增强疗效。

对既有输卵管阻塞又无排卵的患者，医生主张先治疗输卵管阻塞，治愈后再促排卵，以避免在输卵管通而不畅的情况下发生宫外孕。

医生自拟的抗炎通管汤基础方剂是：蒲公英、地丁、紫草、败酱草、莪术、牡丹皮、赤芍、黄芪、海藻、昆布、黄柏等各一定剂量，随证加减。每日1剂，水煎2次，将药汁合并后，再浓煎至100毫升灌肠。之后嘱患者卧床，行微波治疗30分钟。蒲公英、地丁消痈散结，清热解毒；紫草清热凉血，化斑解毒；败酱草清热解毒，排脓破瘀；莪术行气、破血、消积、止痛；牡丹皮、赤芍活血行瘀，通经活络；黄芪补气升阳，益气固表，托毒生肌，利水退肿；海藻、昆布软坚散结；黄柏清热燥湿，泻火除蒸，解毒疗疮。

医生的临床体会是：输卵管炎性不孕症的治疗重点应以活血化瘀、疏通经络为主，并佐以清热解毒、软坚散结、温经散寒、利湿除痰之品。自拟抗炎通管汤具有活血化瘀、理气行滞、疏通经络、清热解毒、软坚散结之功效，并可抑菌、抗炎、松解粘连、疏通管腔。

5. 男子精液液化异常所致不育症的防治　男子精液液化异常是指在射精后至少半小时精液不能完全液化或超过1小时开始液化的现象，它包括精液不液化迟缓。

（1）西医治疗

①精液不液化者：首先口服四环素500毫克，每日4次，多西环素100毫克，每日1次口服。复方新诺明每日2次，每次2片，连服15天。另用普鲁本辛15克，每日3次；或颠茄合剂10毫升，每日3次口服，共用15天。

②注射用药：采用玻璃质酸酶1500单位，每天1次，肌内注射，连用20天为1个疗程，有效者可继续使用。

（2）中医治疗：采用辨证施治，分为4种证型。

①肾阳不足，寒邪凝滞，气化不利。治则温经助阳散寒，以助气化，选用少腹逐瘀汤加减，小茴香6克，干姜3克，玄胡素8克，没药5克，川芎8克，官桂3克，赤芍10克，蒲黄10克，五灵脂6克，当归12克，仙茅12克，仙灵脾12克，水煎服用，连服15天。

②肾阳不足，湿浊内停，气化不利。治则温肾通利化浊，选用萆薢分清饮加味。萆薢15克，益智仁10克，石菖蒲10克，台乌药10克，车前子15克，猪苓15克，泽泻1克，茯苓15克，桂枝10克，附子8克，水煎服用，经净第四天开始，

连服 10 天。

③阴虚火旺，热灼津液不化。治则滋阴清热，选用知柏地黄汤加减。知母 10 克，黄柏 10 克，熟地黄 20 克，山药 20 克，丹皮 10 克，茯苓 10 克，水煎服用 15 剂，有效者续服。

④湿热内蕴，熏灼津液不化。治则清利湿热，分清化浊，选用萆薢分饮加减。萆薢 20 克，石菖蒲 10 克，车前子 10 克，莲子芯 30 克，茯苓 25 克，黄芩 10 克，黄柏 5 克，白茅根 30 克，赤芍 12 克，水煎服 15 剂。

另外选用液化生精汤、巴戟二仙汤。加用针灸辅助治疗艾条灸治 5 分钟疗法。

（3）针灸治疗

取穴：关元、中极、肾俞、三阴交。阴虚火旺者加太溪、照海、神门。湿热下注者加次髎、会阴（或凸骨）、阴陵泉、丰隆。

操作：刺关元、中极、曲骨时，针尖向下斜刺 1.5 ～ 2 寸，采用捻转手法，使针感向下传导至阴茎或会阴部为止。针肾俞、三阴交时，要求局部有酸胀或麻热感；针次髎与会阴时，要求会阴部产生较强针感。

疗程：隔日 1 次，10 次为 1 个疗程。疗程结束后复查精液常规，伴前列腺炎者再复查前列腺常规，与治疗前对照。若转为正常，应再复查 1 次；若未正常，休息 1 周后，继续治疗。

6. 宜注意因免疫因素所致的不育　在过去很长一段时间里，医生对已婚不孕的夫妇进行多种检查，仍有约 20% 的患者查不出女方不孕的原因，被称为"原因不明性不孕"。近年来随着对生殖免疫学研究的深入，发现这类患者的病因多由免疫因素引起，故称为"免疫性不孕。"

免疫性不孕主要是由夫妇双方或一方体内含有抗精子抗体所致。抗精子抗体是分子水平大小的一种免疫物质。在正常情况下，男性的精液进入女性生殖道并不发挥抗原作用，因为生殖道与免疫系统是隔离的。但当有外伤、手术、炎症等情况下，精子穿入生殖道周围组织，或免疫细胞进入生殖道，都会把信息传递给免疫系统，引起女性体内的免疫反应，产生抗精子抗体而杀害精子，这是异体免疫反应。男性体内产生抗精子抗体是机体免疫系统判断错误所致。因为，人的生精系统与免疫系统生来就是被血生精小管屏障隔开的，就是说免疫细胞见不到生殖道中的精子。一旦生殖道壁或血生精小管屏障被破坏，免疫细胞进入生殖道内或精子的成分进入组织中，免疫系统就会错误地把精子当成异己物质引起免疫反应，产生抗精子抗体，所以在男性体内发生的是自身免疫反应。

明白了上述原理后，婚后长期不孕的夫妻除做一般检查外还应进行有关免疫学的检查诊断。检查前，1周内停止夫妻性生活，然后留取精液于清洁玻璃瓶中，检查时夫妻双方都要抽取1毫升左右的血液，以检查有无抗精子抗体。如果不孕原因确系双方或一方体内存在有抗精子抗体，也不必犯愁，大部分人是可以治疗而恢复生育的。

首先，找出引起免疫性不孕的疾病，如男性睾丸炎、附睾炎、输精管不畅、淋球菌感染等，女性子宫内膜炎、附件炎等，进行相应对症治疗。与此同时，还应避免经期性交。

其次，试用免疫抑制药治疗，如有些男子睾丸曾受过损伤，或者青少年时期患过腮腺炎，由此引起的免疫性不孕，可用地塞米松、倍他米松等免疫抑制药，效果较好，但应在医生指导下用药。

再次，中医中药治疗。某些中药也有抑制免疫反应，减少抗精子抗体生成的效果。如用丹参、马鞭草、炙鳖甲、蚕沙、防风、牡丹皮、白花蛇舌草、牛膝、龙葵、黄柏、生地黄等适量煎服，每日1剂，连服半月，复查精液，以观疗效。民间有用王不留行6克研末，加黄酒调湿敷脐，外用纱布或胶布覆盖，每天换药1次，半个月为1个疗程。

最后，采取安全套疗法。若是女性产生精子抗体，而男方正常，采用此法，以不让精子进入生殖道，女方的抗体滴度就会下降，俟半年至一年除去安全套，选择女方排卵期同房，精子可以"乘虚而入"，使受孕成功。不过要求每次同房都坚持使用安全套，否则会前功尽弃。

7. 宜知不孕与女性子宫颈黏液有关　女性子宫颈的内膜和子宫内膜一样，都会受到卵巢激素的影响，作为宫颈内的分泌物——宫颈黏液，也因此而随之出现周期性的变化。宫颈黏液是由宫颈分泌细胞分泌而来的，为可溶性及不溶性物质构成的混合物。可溶性物质包括血浆、无机盐、糖类、脂类、蛋白和酶类物质，不溶性部分是以糖蛋白为主的黏蛋白组成的微胶粒集合而成的纤维网状物质。大量的临床实践证明，医生通过检查妇女的宫颈黏液，可以了解其身体很多方面的情况。尤其是根据宫颈黏液的性状、色泽、分泌量、黏稠度及黏液涂片结晶类型等方面的状况进行综合分析，对妇女不孕症的诊断和治疗会有很大的帮助。因而宫颈黏液在临床上有不孕妇女的"晴雨表"之称。

8. 防治焦虑所致不孕的措施 《大众健康》杂志曾刊登一篇秦雨苗同志写的一篇文章，主要内容：她是中学教师，他是工厂技术员，当他们喜结良缘之际，也正是两人热衷于各自的事业之时，故从蜜月开始他便戴上了安全套。婚后两年多，在双方老人的唠叨声中，将近而立之年的他们也逐渐产生了强烈的盼子愿望。但是，"解套"几年了，她的腹内依然空空。经不住无数次的相互抱怨和越来越焦虑的情绪困扰，两人只好面带着色地迈进了医院，可检查的结果却是双方正常。那么，既然正常为什么会长期不孕呢？是不是有什么问题尚未发现？或者是问题严重得使医生不忍直言相告？若如此，他这根"独苗"岂不是要断根了？这些问题犹如身影似的日夜紧随着他们，以至于她原本极规律的月经也变得杂乱无章了，他则觉得那"劳而无功"的性生活索然无味。在无可奈何的情况下，两人只好抱养了亲戚家的一个孩子来"延续香火"。孩子给他们带来的既有繁忙，也有愉悦，更重要的是使双方终于心安理得地放下了几年来越背越重的精神包袱，摆脱了生育重负的性生活也重新恢复了乐趣。在抱养孩子一年多时，她的腹内竟孕育了亲骨肉。

您看，上述的她和他在抱养孩子之前，正是钻入了不孕与焦虑组成的恶性循环中而不能自拔。这是因为，不孕引起的长期过分焦虑等不良情绪，极易导致女性脑垂体分泌促卵泡成熟激素和促黄体生成激素的功能失调，使卵巢排卵功能紊乱甚至停止，同时也会程度不同地影响男性生成精子的数量和质量。这样，自然就会造成"有心栽花花不开"的局面了。而在抱养了孩子以后，夫妻俩由于不必再为不孕而焦虑烦恼了，以上的恶性循环也随之不攻自破，曾经紊乱的内分泌功能也重新恢复了正常。这便是他们"无意插柳柳成荫"的奥秘所在。

我想，您的不孕有可能像"他们"那样完全受心理因素影响，也有可能心理因素仅是不孕的原因之一。但无论如何，不孕与焦虑这对孪生姐妹都会相伴着困扰您的。因此，您在求助于医生，寻找或治疗造成不孕的疾患的同时，积极主动地克服极度焦虑等不良情绪，也是十分重要的。至于如何克服，则方法多种多样，其中最重要的，恐怕还在于加强夫妻感情，与丈夫相互鼓励，避免彼此抱怨和猜忌，尽可能地将受孕与否置于"有意无意"之间。此外，在性生活前听听轻松愉快的音乐，将房事主要安排在您的排卵期（月经后 14 天左右），多看看有关性生理和性心理方面的科普书刊，以及常向心理医生吐露心迹求得帮助等，也都是有益的做法。

9. **子宫发育不良所致不孕宜采取的措施**　助孕汤是湖北医科大学第一附属医院李学爽等教授的临床验方，其主要治疗经验如下。

子宫发育不良往往是导致婚后多年不孕的原因之一，属于中医学"不孕"的范畴。子宫是产生月经、孕育胎儿的主要器官，受精卵着床需要一个发育正常的子宫；如果子宫发育不良，则受精卵难以着床成胚胎。本病的病因病机主要是由于先天肾气虚弱，冲任不足而影响胞宫发育不良所致。肾气就女性生理而言，包括现代医学的大脑皮质控制下的丘脑——垂体——卵巢轴的神经内分泌调节功能。这种功能失调，就会影响卵巢及子宫发育，不能产生正常的卵子，即肾虚不孕。因此，治疗重在补肾，调整肾、天癸、冲任、胞宫的生理功能，促使胞宫的发育，使月经正常，排卵有规律，提高受孕率，达到治病求本的目的。

助孕汤方药组成：熟地黄、何首乌、紫河车各 30 克，菟丝子、当归、巴戟天、肉苁蓉、锁阳、淫羊藿各 20 克；蛇床子、香附、柴胡、川芎、鹿茸各 10 克。

服法与剂量：每日 1 剂，水煎取汁 500 毫升，每次口服 250 毫升，早晚各 1 次，连服 30 剂为 1 个疗程。

助孕汤方中，用鹿茸、淫羊藿、巴戟天、肉苁蓉、锁阳、菟丝子、紫河车、蛇床子补肾填精，温肾暖宫，以鼓动肾气，促使雌激素水平升高，促进性腺功能及子宫的发育，从而增加受孕的机会。现代药理学研究认为鹿茸、淫羊藿、紫河车、蛇床子等具有性激素样作用，能兴奋性腺，促进发育不良性卵巢成熟排卵，促进子宫的发育，调整妇女生殖功能。陈氏认为紫河车含有雌激素，有促进子宫和卵巢发育的作用，用于治疗子宫发育不良有一定的疗效；久病不孕，抑郁伤肝，影响排卵功能，故疏肝极为重要，方中用柴胡、香附疏肝理气。现代药理研究发现这些药都有不同程度抑制子宫收缩和弛缓紧张的作用，这就为子宫受精卵的着床创造了有利条件。方中用熟地黄、何首乌养血，补充物质基础，促进卵泡的发育；当归、川芎活血调经，促使正常行经，提高排卵率。全方具有兴奋性腺、促进卵巢和子宫的发育、促进排卵及月经正常行经、改善子宫着床环境、提高受孕率的良好作用。

10. 子宫后倾所致不孕的防治 众所周知，正常子宫大小约 7.5 厘米 ×5.0厘米 ×2.5 厘米，正常子宫位置是前倾、前屈的。由于男方射精后精液储存于阴道穹窿处，所以这种前倾、前屈的子宫位置使子宫颈口浸泡在精液中，有利于精子沿着子宫颈口向子宫腔内游动。如果子宫宫体位置朝后倾倒（即向肛门方向后倒），这就叫子宫后倾。由于杠杆作用，这种子宫位置的子宫颈就上翘，子宫颈口不易浸泡在精液中，不利于精子进入子宫内，所以不容易怀孕。

上海龙华医院李祥云针对子宫后倾所致的不孕提出了四点助孕法。

（1）房事后在臀下垫一个枕头，将臀部抬高 20 分钟左右，防精液沿阴道外流，并帮助精子游到子宫腔里去。

（2）为使阴道后穹窿储存精液多一些，做爱姿势取男上女下，女方两腿截屈最好。

（3）为能助孕，女方性满足也是很重要的一环，女性达到性高潮时，阴道、子宫收缩，能形成一个负压吸力，而将精子吸入子宫腔内。

（4）经常做"胸卧式"操，有助于纠正子宫后倾的位置，每天可做 2 次。

11. 不孕症宜采用哪些先进生殖技术

（1）采用人工显微生殖技术：所谓人工显微生殖技术，即是通过显微镜下观察的技术，将单个或多个精子直接输注进女方的卵子里面，让它受精成为早期胚胎。此类技术难度高，尚处于起步阶段，适用于精子不活动，严重少精症，精子穿透卵子能力很差，以及多因素生育力低下的病人。

（2）人工授精：此指将精液人工地输注进女方的生殖道，多数采用的是将精液低压缓缓推注进子宫颈外口及其周围的方式。人工授精又可分为两种：非配偶间人工授精和配偶间人工授精。前者适用于男性不育患者，特别是精液质量不佳或存在严重遗传性疾病，自己的精液无法利用，只能采用别的志愿男子的精液；后者适用于丈夫精液严重，但有难以矫治的性质障碍，如重度勃起障碍。

（3）配子腹腔内移植术：此方法适用于各种不明原因的不育症，精子过少，重度性不育等情况，也需要女方至少有一条输卵管畅通无阻。此种方法是将称为配子的精子与卵子，分别同时采用特殊技术，注入女方腹腔的最佳部位，即子宫直肠凹陷内。如果输卵管通畅和卵巢功能良好，配子之间在腹腔内受精后成为的受精卵，会被输卵管伞端捕捉进输卵管再受精，然后再转入子宫里成长为胎儿。

181 孕前要避免性传播疾病

性传播疾病除了给患者带来痛苦外，对孕妇和胎儿又将带来什么样的灾难呢？

1. **性传播疾病的母婴传播**　现在用"性传播疾病"的称谓，取代了从前习用的"性病""花柳病"。以往"性病"，主要指梅毒、淋病、软性下疳和性病性肉芽肿4种；而性传播疾病除上面的4种之外，还包括非淋菌性尿道炎、生殖器疱疹、尖锐湿疣、疥疮、艾滋病等。性传播疾病的患者，大多是青年男女，正处于生育年龄。一旦感染，就会将这种病传给配偶及下一代人。由于在性传播疾病的早期，症状比较轻微，加之病人又羞于启齿，迟迟不愿就医，或是没有自觉症状，遂可以经母体胎盘感染胎儿，也可经产道或其他途径使婴儿感染。

梅毒螺旋体侵入胎盘以后，胎盘绒毛上皮中的合体细胞逐渐退化，在此形成病灶，损坏的绒毛进入胎儿体内。病原体还可沿着脐静脉及周围淋巴间隙，到达胎儿循环系统而发生梅毒病变。受感染胎盘常发生多发性小动脉炎，形成闭塞、坏死，使胎儿发育受到严重影响。有的孕妇发生流产、早产或死胎，即使出生也是足月梅毒胎儿，而梅毒胎儿的命运是很可悲的，往往内脏常有多种病变，很难长久活在人世。

淋病和梅毒一样，是危害很大的一种性传播疾病。这种病是由淋球菌感染引起的，通过性交传播，主要影响泌尿生殖器官，可累及输卵管，造成输卵管阻塞导致不孕。如果输卵管阻塞不全发生狭窄，则可形成输卵管妊娠。当胚胎长到一定程度，输卵管破裂引起腹腔内出血，可严重危及孕妇的生命。对胎儿来说，如果母亲在孕期感染了淋病，在婴儿出生经过产道时，感染婴儿的眼睛，会发展成淋菌性结膜炎，治疗不及时，可使婴儿失明。

目前发病较多的还有尖锐湿疣。阴道尖锐湿疣是由人类乳头瘤病毒引起的一种常见的性传播疾病，患病者多有不洁性乱史。20—24 岁发病率最高，传染性很强。与患有尖锐湿疣的人发生性关系后，约有 2/3 的性伴侣可受感染，两性的性伴侣均可发病。这种病在性交后 2 周至 8 个月内受感染。初期可无症状，仅见有阴道或外阴黏膜、皮肤处少数微小淡红色丘疹，阴道分泌物增多，伴有痒感，以后病灶逐渐增大、增多。妊娠时容易发生本病。因疣块增大较快，局部症状明显，可通过血行或分娩时经产道传染给胎儿。更有甚者，大块湿疣还可阻挡阴道，影响胎儿分娩。也有的新生儿因母婴传播，致使发生喉部的乳头状瘤。胎儿生出后，可因喉疣阻塞呼吸道而发生窒息死亡。有尖锐湿疣的妇女如不马上治疗，会对健康带来严重威胁。有人统计，长期有尖锐湿疣的人可以发展成癌变，特别是巨大湿疣或久治不愈者发生癌变的比例较高。

2. 性传播疾病与婚育　有人担心，得了性病后会产生并发症或留下后遗症，使人致残、畸形和终生不育。这种担心不是没有道理的。但是，性传播疾病的病原体侵入人体之后，如果能及时进行彻底治疗，在炎症尚未扩散或刚开始扩散时即被控制，就可以防止转为慢性及组织器官的堵塞、瘢痕等后遗症。生殖器官的生理功能不会受到侵害，结婚和生育自然也就没有妨碍了。

有人说："性病治愈后也会带菌。"这种说法不妥。性病彻底治愈后，体内不会再有存活的病原体，也不会再有感染性。如果说有的人经过"治愈"后仍将性病传染给他人，那是因为没有做彻底治疗，或虽然治愈而又再次感染的缘故。一般说来，早期和初次感染的病人，经彻底治愈后，除梅毒患者要观察 1 年左右以外，其他性病患者观察数月无异常者，均可以结婚。当然，性传播疾病还未彻底治愈时，不可草率结婚；不然，不只是有碍本人的健康，还会将病传给配偶及下一代人，其后果往往不好。有一名男青年，婚前得了淋病，他与未婚妻发生了性关系。而这位女性因无症状，并不知道自己染上了淋病。结果，虽然男方治愈了淋病，但婚后又受到女方的传染，致使男方再次发病，并出现了并发症，给婚后的性生活和健康带来不幸。因此，患性病的人与恋人有过性行为，除自己接受治疗外，还应动员对方也到医院检查，只有双方都经医生检查证明确已治愈方可结婚。

对患有性传播疾病的妇女，必须在怀孕以前完成治疗，避免殃及胎儿。如在怀孕以后患病，应尽快做全程治疗，尽可能减少对胎儿的影响。同时，根据不同情况，采取不同的处理方法。如对患有尖锐湿疣的孕妇，足月妊娠时分娩方式以采取剖宫产为好。婴儿出生后也应做检查和细心观察，看是否患有性传播疾病。

3. 宜了解性病的症状及传播途径

（1）症状：性病的种类有别，症状表现不一，但也有其共同之处，在外生殖器官区域常出现的症状如下。

①外生殖器官、肛门周围的红肿、疹、溃疡、瘙痒、疼痛。

②女子阴道、男子尿道的异常分泌物。

③尿痛或烧灼感。

④腹股沟淋巴结肿大。

⑤在头部及身体其他部位可能出现的症状，口（有时在鼻）部红肿、疹、溃疡。眼部感染，头发斑状脱光，皮疹，皮肤皱褶区域（如乳房下）红肿。腋窝淋巴结肿大。手、手指红肿、疹、溃疡。

⑥感染已扩散到生殖器官以外，可能有的表现恶心、腰背痛、腹痛、性交痛、发烧等。

当然，上述这些症状并不都是性病所独具的，某些其他疾病也可以引起。症候的消失也不意味着病症的离去，都可能是仍在自然进展中，并可传染给别人。

（2）性病传播：约有95％的病人是性交传染的，即健康人与患性病的异性或同性恋者发生性行为时，可以通过性器官摩擦，造成细小的皮肤或黏膜损伤。

性病过去又叫花柳病，原因是这种病多由寻花问柳（指嫖娼妓、乱搞男女关系）而得。性病是人类古老的疾病之一，早在古希腊医学文献及圣经中就有过类似淋病的描述。过去国际上列入的性病，只是梅毒、淋病、软下疳和性病性淋巴肉芽肿（也叫第四性病）。现在把这四种病称为传统的性病，或经典性病。

随着医学微生物学与临床医学的发展和进步，对性行为在疾病的传播中的认识不断加深，1975年世界卫生组织决定，把可以通过性交和类似性行为传播的疾病统称为性传播性疾病（简称STD），这一类病包括的范围比原来广得多，除了4种传统性病外，还有非淋菌性尿道炎、腹股沟淋巴肉芽肿、生殖器疱疹、尖锐湿疣、阴虱、疥疮、股癣、乙型肝炎、艾滋病等。但是由于我国的国情、人们卫生状况、生活方式、性行为习惯等，与国外有明显区别，如果把疥疮、肝炎、股癣、传染性软疣等常见病都作为性病对待，显然有些人不易接受。所以，我们现在所讲的性病还是以4种传统性病为主。另外，非淋菌性尿道炎、尖锐湿疣、生殖器疱疹、艾滋病等发病率不断增高，而且也主要是通过性接触传播，所以就把这些病统称为性传播疾病。

4. 预防性病应采取哪些方法　　性传播疾病是一类特殊的传染病，其病原体经特定途径扩散，使人染病。性传播疾病较以往性病的种类多，蔓延很快，在全世界已成为一个严重问题。

性传播疾病不仅包含医学问题，也关系到社会问题。社会因素包括社会制度、经济、风俗、性卫生教育等。新中国成立前，由于不洁性交所致的"花柳病"在我国流行很广。新中国成立后，在党和政府领导下，封闭妓院，取缔暗娼，基本上消灭了性病。但近年来，由于我国旅游人数的增多，不少外籍旅游者把性传播疾病病原带入我国，导致了性病的死灰复燃及性传播疾病的增多。因此，性病的防治在我国又成为一项新的迫切任务，人们必须重视对性病的预防，具体措施如下。

（1）注意性生活的清洁卫生：每次性交前男方应擦洗阴茎和阴囊表面，最好用肥皂和水清洗阴茎头。女方也用温水清洗外阴，尤其要洗净大小阴唇和阴蒂附近的污垢。性交后应立即排尿，因为女性尿道短，易发生上行感染机会，而排尿可将尿道内细菌冲洗出来。

（2）避免不洁性交：一些人认识不到性病的危害或抱有侥幸心理，常因一夜欢娱而染病在身。因此，对于有不正常的性接触史或曾经感染过某种性传播疾病的人，虽然没有发病，但体内却带有病原体。如单纯疱疹、尖锐湿疣等，可通过性交或接吻，将病毒传给对方。尤其在接触外国人时，更要洁身自好，把握分寸。

（3）勿采用不正常的性交方式：一些人为了追求性高潮的到来，采取各种不正常、不卫生的性交，如口交、肛交等，以强烈的刺激达到满足。调查表明，同性恋、异性乱伦、应用毒品或采取不正常性交方式者，常常容易受到感染。一些人为了满足自己的性欲，使男女之间的性接触完全失去了情感色彩，还原为一种性的本能的欲望，于是采用各种不卫生的性刺激。如尽人皆知的艾滋病，主要由同性恋传播，法国医学界称为"男性同性恋者的癌症"，实际上要比癌症更可怕。

（4）加强公共卫生管理：随着性病的蔓延，已涉及公共卫生的问题，无辜的性病患者在不断增多，因此有必要加强公共场所的管理与卫生监督。加强对公共浴室、托儿所、血站、血库等单位的卫生监督。为避免梅毒的血源性感染，有必要恢复对献血者进行梅毒血清检测制度，并尽快恢复新生儿硝酸银点眼常规，以减少误、漏诊，避免对后代、家庭、社会造成危害。

（5）其他措施：安全套是值得推广的工具，它对防止性病传播有独到之功。在性交前最好检查一下阴茎有无红肿、疹、溃疡、破损，挤压尿道有无乳白分泌物。如果有上述表现，则应暂停房事。

5. **防治生殖器疱疹宜采取的措施**　生殖器疱疹是发生于泌尿生殖器的性传播疾病，主要由单纯疱疹病毒2型（HSV-2）感染引起，少数患者也可由单纯疱疹1型（HSV-1）引起。它容易反复发作，在女性对妊娠有严重影响，并可引起宫颈癌。本病属于中医热疮、阴疮等范畴，认为主要由于湿热毒邪蕴结于肝胆二经，下注二经而生疱疹，日久则热邪伤阴，气阴两亏。

本病主要经性接触传播，传染源为患者和无症状病毒携带者，经摩擦而致轻微破损的生殖器黏膜和皮肤侵入。部分病人感染后，呈无症状病毒携带状态，但可作为传染源经性接触传染给性伙伴。女性较男性易感。原发感染消退后，HSV并未被马上清除，而是潜伏于局部皮肤、黏膜、特别是局部神经节内（骶神经节），神经细胞缺乏 HSV 繁殖所需的转录酶。因此，HSV 在神经节内保持静止状态。一旦机体抵抗力降低，如过劳、精神紧张、性生活过度、月经、感染等，处于潜伏状态的病毒被再度激活，并沿神经干下行至相应受累部位的皮肤黏膜，而引起复发性生殖器疱疹。

根据接触传染史、病史，患者外生殖器部位簇集的小水疱，点状破溃、糜烂、溃疡或结痂，具有复发性，一般不难诊断。必要时结合实验室检查。

（1）中医中药：本病属肝胆二经湿热下注，日久热灼津伤，气阴两亏。分二型施治：

①湿热下注：外阴出现成群小水疱，破溃后有糜烂渗液，疼痛。心烦纳差，便秘溲黄，舌质红，苔黄，脉滑。治以清热利湿，龙胆泻肝汤加减。龙胆草，黄芩，车前子，栀子，泽泻，川楝子，板蓝根，延胡索，生地黄，黄柏，茯苓。外阴疼痛明显者加钩藤，珍珠母；口干渴者加知母。

②气阴两虚：皮疹反复发作，迁延日久不愈。伴气短乏力，口渴唇干，舌质红，苔少或无苔，脉细。治以益气养阴，祛湿解毒。黄芪，党参，沙参，生地黄，麦冬，生薏苡仁，板蓝根，金银花，土茯苓，龙胆草，车前子，白蔹，白薇。

（2）局部处理：保持患处干燥，清洁，防止继发感染。可用 0.1% 依沙吖啶（雷佛奴尔）溶液清洁，或外用阿昔洛韦霜。

预防：皮损期患者应禁止性生活，无皮损时虽不一定完全禁止性生活，但必须使用安全套。患者应增强体质，避免过度劳累、精神刺激、上呼吸道感染及其他各种感染。避免饮酒和各种刺激性食物。月经期间应注意休息。

6. 防治淋病宜采取的措施　　包皮不宜过长。根据国外学者调查，阴茎包皮过长的人，淋球菌感染的机会较多。我国学者同样也发现有包皮过长者，不仅发病率明显高于非包皮过长者，而且症状也重。据观察有毒力的淋球菌能吸附并嵌入人类泌尿生殖器上皮细胞上，这也与淋球菌构造中有菌毛有关，并有黏附作用。电镜检查发现，淋球菌与上皮细胞有黏附区，菌毛与黏附有关；而且发现淋球菌黏附于上皮细胞后，引起上皮细胞发出伪装样突起来吞噬淋球菌。因此，推测包皮过长者不洁性交后，可能在包皮囊及冠状沟内积存有较多带有淋菌的分泌物，又未及时清洁，因而有利于有毒力的淋球菌在局部的吸附及嵌入，这可能是包皮过长而易感染的原因。

淋病，是由淋病双球菌引起的一种古老的性病，近年来，已成为我国主要的性病之一，据统计，其占性病总数的80%以上。有不少人患病后，在治疗中的一些错误认识及做法，使病情迁延不愈，衍变成为慢性淋病，且较长时间成为本病的传染源，危害极大。因此，淋病患者要走出治疗误区。

淋病绝大多数是通过不洁性生活感染，如男性不洁性生活后，有尿急、尿频、尿痛、尿道口有脓性分泌物等；女性出现脓性白带或尿急、尿频、尿痛等症状。不敢面对现实，害怕丑事败露，迟迟不去医院检查治疗，使淋病未得到及时诊断治疗，使病情发展、加重，出现并发症，或衍变成慢性病，给治愈带来困难，而引起严重后果。

部分淋病患者会求治于那些在电线杆上张贴"专治性病"广告的江湖郎中。在那些个体诊所，使用的多为伪劣药品，而治疗方法很不规范，多数病人在此未经系统治疗，使病情隐蔽化，衍变成慢性，不但身体继续遭受病菌的损害，而且遗留后患，仍然成为淋病的传染病，贻害性伴侣及家人。

有的淋病患者，由于尿频、尿急、尿痛，尤其是男性患者，在小便时尿道刺痛难忍，以致不少病人企图以限制饮水，减少排尿来缓解和减轻这一症状，实际上这样做是有害无益的。因为，不少病人有畏寒发热等全身症状，多饮水可以补充丢失的水分和促进体内毒素的排泄；同时多饮水可以稀释尿液，降低尿液的酸度，减轻尿液对充血、水肿的尿道黏膜的刺激；特别是多饮水，使尿量增加，可以起到冲洗尿道，使淋球菌在尿道内"无立足之地"，可达到清洁尿路、辅助治疗的作用。因此，淋病患者在接受有效抗菌药物治疗的同时，要多饮水，每天一般不少于2000～3000毫升，有发热者还可增加一些，这将有利于病情早日痊愈。

有的病人在治疗中，满足症状的暂时缓解，一旦尿路刺激症状消失或减轻，则以为"万事大吉"，随即停止治疗，这样做是有害的。而应遵照医嘱系统治疗，消除体内病源菌。正确的做法是，在症状完全消失后1～2天检查1次，男性尿液中已不含淋球菌，尿道分泌物涂片检查及培养均为阴性；男性患慢性淋病者则应检查前列腺按摩液涂片及培养均为阴性；女性则做子宫颈拭子涂片及培养均为阴性，才能算是已经治愈。

在淋病治疗中，有的病人往往只顾自己，而忽视性伴侣对淋病的预防和治疗。因本病的传染性是很强的，男女间任何一方患本病，性交1次，对方患病的概率为20%，4次则高达80%。这不仅可以引起淋病的相互传播，治愈后再感染，而且病人因性冲动，可引起生殖器官充血水肿加重，使病情加重影响疗效，故病人在治疗期应禁止同房，更不可忽视的是，要对已患病的性伴侣进行有效的治疗，才能达到彻底治愈的目的。同时患者在30天内有过性接触，其性伴侣即使未发病，亦应做淋球菌检查，并进行预防性治疗。

7. 淋病传播宜注意游泳池　　医学已经证实，性病的传播主要通过性接触传染，非性接触传染的很少。而由淋球菌引起的淋病是可以通过非性接触而传播，可以通过患者的手、裤、便桶、浴盆、毛巾感染他人。不过淋球菌对外界的抵抗力很弱，在人体外容易死亡。游泳池水通过氯的消毒，其含氯量要求达每升中0.5毫克，在这样的情况下淋球菌会很快死亡。因此，在游泳池游泳一般来说是安全的。

但是，危险因素也是存在的。一是有些带菌者（可无明显症状），到公共游泳池游泳，就成为"危险分子"；二是游泳池水消毒不严，给淋球菌有机可乘。

因此，要做到游泳池水安全，必须消除以上两个危险因素。首先要做好宣传，使一些初有症状者自觉停止游泳。游泳者要求讲究个人卫生，不互穿游泳裤、互用毛巾，游后及时冲洗，在淋冲时要将游泳裤脱去。泳后最好及时解小便，冲洗尿道。最主要的是加强池水的消毒管理，做到每天早、晚2次测池水的含氯量，如含氯不足应及时添加，池水不洁及时换水。

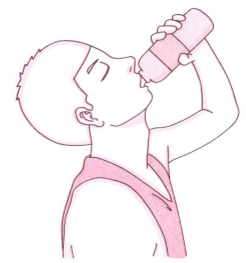

8. 优生宜防艾滋病　　目前，艾滋病在我国流行有以下几个特点。

（1）以沿边、沿海和大陆城市为主：

在大城市，主要集中于性乱者中；在沿海地区，主要是出国探亲人员；在内陆省市，主要是出国劳务人员；在西南边境地区，主要是静脉吸毒者。

（2）感染者以青壮年为主：80％以上感染者处于20—49岁的劳动最佳年龄。

（3）感染人群涉及面广：有工、农、商、学、兵、干部，其中民工数量较大，占70％以上。在出入境人员中，以探亲、劳务人员和海员感染数量居多。

（4）性乱逐步成为主要传染途径：尽管目前报道的感染者以西南边境地区静脉吸毒为主，但其上升速度平稳，而性接触感染艾滋病的人数随年急增。据统计，1991年为5.6％，1993年为15.7％。除云南外，其他省（市）大都是通过性接触感染的。

（5）近年从入、出境人员中发现的感染者数量急剧增加：卫生部卫生检疫总所报道，1985—1991年，从入、出境人员中发现艾滋病病毒感染者150例；1992年发现115例，1993年发现71例，2年加起来超过前7年的总和。

值得注意的是，近年来，我国大批农村剩余劳动力涌向城市。一些涌入城市的民工缺乏基本卫生知识，自我防护能力低，往往游离于现行卫生预防管理体制之外，很容易感染艾滋病病毒。他们流动性大，易把艾滋病病毒播散到其他地方，造成艾滋病病毒远距离大面积传播。

另外，卖淫、嫖娼、性病逐年增多，将成为今后艾滋病流行的首要危险因素。在一些公路沿线的饭馆、出租房，时有暗娼活动。她们多数来自农村，而旅客、长途汽车司机等又有很大的流动性，构成了城市与农村、沿海与内地往返扩散艾滋病的渠道。艾滋病病毒感染主要是通过以下4个途径：①与一个艾滋病病毒携带者发生性关系；②使用被艾滋病病毒感染过的针头进行静脉吸毒；③输入感染过艾滋病病毒的血浆及其制品；④已经感染艾滋病病毒的母亲将病毒传给她的孩子。

1994年12月1日，是世界第一个艾滋病日。世界卫生组织给它定的主题是：家庭与艾滋病。强调家庭与个人要加强预防观念。要求我们做到：①洁身自爱，不搞婚外性乱、婚前性乱、同性恋和卖淫嫖娼。②不吸毒。③不到消毒得不到保证的诊所去打针、拔牙、针灸或手术；不用不消毒的针穿耳；不到消毒不彻底的理发店去理发或美容。④儿童打预防针必须一人一针一管。⑤刮脸刀、剃须刀必须每个人自备专用，牙刷也必须每人专用。⑥在救护流血伤员时，要防止血液沾在自己的皮肤和黏膜上。⑦已受艾滋病病毒感染的妇女不要怀孕。

1985年初，中国设立了边境艾滋病卫生检疫机构。自1985年年初到1993年8月，有307人因携带艾滋病病毒而被卡在国境线之外。在国内，设立了艾滋病监测网，仅到1993年5月，卫生部就在13个省建立了艾滋病病毒监测中心，在全国设立了161个监测哨点，各省（市、区）也相继建立了约200个艾滋病病毒初筛实验室，由这个监测网检查出来的艾滋病病毒感染者将受到秘密保护，使他（她）不殃及别人。

艾滋病虽是一种极危险的传染病，但还是可以预防的。只要我们每个人都掌握预防艾滋病的知识，提高全民自我保护意识，增强自我防护能力，是可以控制艾滋病蔓延的。

9. 使用尼龙搓澡巾宜注意传染性软疣　　传染性软疣是由软疣病毒引起的一种传染性皮肤病。多见于儿童及青年女性，以躯干、四肢、肩胛部位较多，为粟米至黄豆大小的半球形丘疹，呈灰白、乳白或正常皮肤色，中央有脐窝，表面有蜡样光泽，可从中挤出乳膏样物质，数目不等，分散在或密集，互不融合，自觉微痒。愈后不留瘢痕。本病可通过接触传染，也可因搔抓而自体接种。往往在公共浴室或游泳池中被传染。

尼龙搓澡巾为细的合成纤维织物，经水浸湿后变硬，在搓洗皮肤时极易破坏皮肤的防护层，使软疣病毒侵入人体。目前，治疗传染性软疣，主要采用挤疣、冷冻或外涂肽丁胺膏、30％三氯醋酸等方法。其中挤疣法是最简便有效的方法，但因操作时的疼痛，常使一些成人患者望而却步，儿童患者哭闹、挣扎，以致影响治疗。如何更好地预防该病的发生和减轻治疗时的痛苦，具有积极的意义。预防的办法是，提倡以淋浴代替池浴，以普通针织搓澡巾取代尼龙搓澡巾，并做到浴巾专人专用，以防接触传染。

10. 防治梅毒宜采取的措施　　梅毒是一种由梅毒螺旋体所致的慢性传染病，主要通过直接的性接触而传染。本病症状比较复杂，可以侵犯身体许多脏器，早期主要侵犯皮肤黏膜，晚期易侵犯心脏与中枢神经系统。其损害多种多样，时隐时现。梅毒不但可以通过性交传染对方，而且可以通过胎盘传染下一代，出现死胎、早产或先天性梅毒患儿。

（1）检测：梅毒血清反应阳性；病原体检查可查到梅毒螺旋体。

（2）治疗

①中医治疗：肺脾蕴毒者，用羌活、防风、蝉蜕、白芷、威灵仙、皂角刺、穿山甲（代）各10克，金银花20克，土茯苓30克，大黄8克，炙麻黄3克，水煎服，每日1剂。肝经湿毒者，用萆薢18克，银花、赤茯苓各15克，牡丹皮、赤芍各12克，土茯苓30克，薏苡仁20克，黄柏、栀子、木通各10克，水煎服，每日1剂。

②西医治疗：主要用青霉素治疗。青霉素过敏者可用四环素、红霉素。普鲁卡因青霉素溶解度小，在体内吸收排泄缓慢，且药物浓度稳定，可每日肌内注射1次。苄星青霉素吸收更缓慢，1次肌内注射240万单位，血中有效浓度可维持10天。

各期梅毒如何治疗，药品的选择及疗程的长短，应到有条件的医院去由专科医师指导治疗，不可自行随意用药或找游医乱治。

（3）治愈标准

①早期梅毒：各组织器官的活动性病变完全消退，功能恢复，梅毒螺旋体检查阴性，血清反应素试验转阴。

②晚期梅毒：各受累器官的活动性病变消退，功能恢复或大部分恢复，有的可能遗留一些后遗症，某些功能可能终身不能恢复。螺旋体检查阴性，血清反应素试验大部分病人转阴，但有些病人不一定能转阴，复治后仍不能转阴者可判为血清固定或血清抵抗。

（4）积极治疗梅毒患者：应切断传染源，患者的性伴侣也要做严密跟踪随访和积极治疗。患病期间禁止性生活，注意个人物品的隔离和使用。提倡洁身自爱，杜绝嫖娼卖淫行为。加强婚前和孕期检查。妊娠期间患梅毒者，更应尽早积极治疗，以防发生宫内传染，胎儿出生后亦应严密检查跟踪。

11. 防治腹股沟肉芽肿宜采取的防治措施　　腹股沟肉芽肿又称杜诺万病或称性病性肉芽肿，是一种侵犯外生殖器及其附近皮肤黏膜，使其发生进行性无痛性呈匍行状溃疡的慢性进行性传播疾病。

（1）传染途径：本病确切的传染途径尚未肯定。有学者认为本病有两种可能的传播途径：①通过肛交的直接接触；②通过粪便或粪便微生物污染的阴道间接接触。

（2）临床表现：一般潜伏期为 2 天 ~ 3 个月。常在外生殖器、腹股沟及肛门周围等处，极少数人可发生在唇、鼻、四肢等非生殖器部位。初起为坚硬的丘疹或结节，逐渐破溃后形成溃疡，或呈溃疡肉芽肿，边界清楚，表面呈牛肉红色，流出恶臭的浆性脓液，溃疡表面覆盖污灰色的肉芽组织，溃疡可向周围扩大，呈卫星分布。病程长者可出现持久性瘘管，硬化性瘢痕，局部淋巴结不肿大。亦无触痛，由于腹股沟处皮下肉芽肿组织形成而非肿大的淋巴结，称为"假性横痃"。

（3）诊断：①生殖器部位坚硬的丘疹或结节，逐渐形成溃疡和侵蚀性损害并逐渐扩大，皮损无触痛。②腹肌沟部位假性横痃。③若组织病理学检查发现杜诺万小体，即可明确诊断。

（4）治疗：阿奇霉素 500 毫克，每日 1 次，口服，连用 3 周；或四环素每日 2 克口服，连用 3 周；或环丙沙星 750 毫克，每日 2 次口服，连用 3 周，直至皮损痊愈。重者可连续治疗 4 周。对瘢痕畸形，形成象皮肿而导致功能障碍的病人可施行外科手术治疗。皮损消退即为治愈。

（5）预防：①进行积极的健康教育宣传，宣传性乱行为导致生殖器溃疡的危害性。②由于本病潜伏期长，必须对患者的性伴侣或配偶进行观察，给予预防性治疗或早发现早治疗。③用消毒剂或肥皂清洗患者的用具，避免与患者性接触，降低性传播的危险。

12. 防治阴虱病宜采取的措施　阴虱病是由于寄生在阴毛部的阴虱咬伤皮肤后引起的瘙痒性皮肤病，因为阴虱的活动范围较小，多由于性交传染，故属于性传播疾病，中医称阴虱为八角虫。

（1）临床表现：阴虱常贴伏皮面或吸附于阴毛上不动，叮咬皮肤后出现丘疹，血痂，搔抓后出现表皮剥蚀，有时继发湿疹或毛囊炎。自觉不同程度的瘙痒。

（2）治疗：发现阴虱可将阴毛完全剃去并烧掉或用中药百部煎汤外洗即可。

（3）预防：避免接触患病的性伴侣或配偶，将患者的衣物清洗煮沸消毒。

13. 宜注意区分似是而非的性病　有些人认为，外生殖器部位发生皮肤损害就是性病。其实，外生殖器的皮肤病变，有很大一部分不属于性病。

（1）外伤性皮损：昆虫咬伤外生殖器，可引起红肿水疱；性交不慎，可发生外生殖器擦伤和水肿；有些人性交后，因淋巴管暂时阻闭，可引起阴茎背部或冠状沟出现软骨样硬索；有些人因包茎的包皮翻转后不能复位，可引起包皮及阴茎末端严重水肿。

（2）过敏性皮损：有些人服用磺胺类或解热镇痛类药物后，发生过敏现象，外生殖器皮肤出现一个或数个圆形或椭圆形红斑，这种红斑一般不痛不痒，停药后可逐渐自行消退，再次服药后可复发。有些人服用某些药或合用某些食物后，龟头包皮出现水肿，这种现象称血管神经性水肿，停药或停食后，水肿即可自行消退。有些人外生殖器接触刺激性较大的外用药，或避孕药具，或尿布，或油漆等，局部皮肤可出现红斑、丘疹、水疱、糜烂或溃疡，称为接触性皮炎。个别妇女对精液也会发生过敏现象，性交后可出现阴道奇痒或出现荨麻疹等现象。

（3）非性病性感染：葡萄球菌感染，可引起外生殖器毛囊炎、疖肿或汗腺炎等；不洁性交可引起包垢杆菌性糜烂性包皮龟头炎；另外，外生殖器可发生阿米巴、结核性病炎症。正常妇女生殖器下段的腐物寄生粗大杆菌，在抵抗力低下时，可引起急性女性阴道溃疡。

（4）良性肿瘤的赘生物：外生殖器部位还可见到一些发展缓慢，持久存在的黑色、黄色、红色或皮肤色的丘疹、斑块或小结。它们可能是珍珠状阴茎丘疹病、粟丘疹、色素痣、浅表脂肪瘤样痣、前庭大腺囊肿、皮脂腺囊肿、多发性脂囊瘤、脂肪瘤、血管瘤和纤维瘤等。

（5）癌前期疾病和恶性肿瘤：外生殖器部位发生的白斑、肥厚红斑，尤其是表现为角化粗糙、脱屑、疣状增生和顽固性溃疡者，可能是癌前疾病或恶性肿瘤，需要提高警惕。

（6）其他皮肤疾病：如阴茎海绵体硬结症、浆细胞龟头炎、丝虫病性外生殖器损伤、闭塞性干燥性龟头炎、女阴萎缩、阴茎干枯、硬化性萎缩性苔藓、扁平苔藓、湿疹、脂溢性皮炎、浅表性真菌性皮肤病。